肿瘤科护士一本通

北京护理学会肿瘤专业委员会组织编写

陆宇晗　张　红　主　编

中国健康传媒集团

中国医药科技出版社

内 容 提 要

　　本书由从事多年肿瘤护理工作的护理人员结合丰富的临床经验和国内外最新的理念、政策和指南精心编写而成，将肿瘤护理中常见的问题以问答形式呈现，涵盖了肿瘤预防、化疗职业防护、化疗安全管理、静脉管理、放疗护理、介入治疗护理、症状护理、并发症管理、围手术期护理、营养支持、造口护理、皮肤管理、肿瘤急症、终末期护理等十七篇，内容丰富、形式直观、具体实用。本书不仅适用于肿瘤科护士，同样适用于在各医疗单元为肿瘤患者提供照护的护理人员。

图书在版编目（CIP）数据

　　肿瘤科护士一本通/陆宇晗，张红主编. —北京：中国医药科技出版社，2018.4
　　ISBN 978 - 7 - 5214 - 0065 - 6

　　Ⅰ. ①肿… 　Ⅱ. ①陆… 　②张… 　Ⅲ. ①肿瘤学—护理学 　Ⅳ. ①R473.73

　　中国版本图书馆 CIP 数据核字（2018）第 051906 号

美术编辑　　陈君杞
版式设计　　郭小平

出版　**中国健康传媒集团** | **中国医药科技出版社**
地址　北京市海淀区文慧园北路甲 22 号
邮编　100082
电话　发行：010 - 62227427　邮购：010 - 62236938
网址　www.cmstp.com
规格　710 × 1000mm ¹⁄₁₆
印张　20
字数　294 千字
版次　2018 年 4 月第 1 版
印次　2021 年 9 月第 2 次印刷
印刷　三河市万龙印装有限公司
经销　全国各地新华书店
书号　ISBN 978 - 7 - 5214 - 0065 - 6
定价　**58.00 元**

获取新书信息、投稿、为图书纠错，请扫码联系我们。

编 委 会

前　言

近年来我国恶性肿瘤的发病率呈逐年上升趋势，2015 年数据显示我国新发恶性肿瘤病例达 429.2 万，死亡病例 281.4 万，在部分地区已居重大疾病发病率首位。恶性肿瘤症状隐匿、疾病进展快、治疗周期长、治疗方案复杂、预后不确定等特点，给肿瘤护理带来诸多挑战。

早在 2006 年，世界卫生组织就将恶性肿瘤定义为可防可治的慢性疾病，护士从预防、早期诊断、治疗、康复到临终的疾病全程中发挥着重要作用。

恶性肿瘤治疗手段发展迅速，手术、化疗、放疗、介入治疗、生物靶向治疗、姑息治疗等成为肿瘤综合治疗的重要手段。护士需了解各种治疗方法在抗肿瘤治疗中的地位和作用，熟悉常用治疗方案、药物副作用等，才能正确配合治疗，安全给药，提供专业指导，以保证治疗顺利进行。

恶性肿瘤患者症状复杂，疼痛、恶心、呕吐、疲乏等严重影响生活质量。护士在症状评估、护理、教育、随访及居家症状管理中发挥着作用。同时，在疾病过程中，由于疾病本身或（和）治疗可能带来病理性骨折、淋巴水肿、深静脉血栓形成等并发症，护士应能够熟悉其高危因素，识别高危人群，及早预防，正确处理。

虽然抗肿瘤治疗手段发展迅速，但恶性肿瘤死亡率仍较高。许多患者进入临终阶段后，医护人员仍缺乏以舒适为导向的护理理念和专业的实践能力，面对患者的躯体痛苦不知如何帮助，面对患者对疾病进展和对死亡的顾虑和担忧等精神痛苦不知如何应对，面对即将失去亲人和处于居丧期的家属不知如何抚慰，这些都给肿瘤科护士带来了很大的压力。

当前，肿瘤循证护理相关实践指导仍非常有限，部分内容在一些专业书籍的疾病诊疗中虽有提及，但内容较为分散和泛泛，不够明确和深入。现应广大肿瘤护理工作者的要求，编写团队参考国内外大量文献，并结合自身丰富的临床经验，历时一年余完成本书的编写工作。本书将肿瘤护理中常见的问题以问答形式呈现，简明实用，便于查阅、应用和记忆，内容涵盖了恶性肿瘤的预防和早诊、围手术期护理、化疗安全给药、静脉管理、放疗护理、症状管理、并发症管理、营养支持、造口和皮肤护理、急症护理、终末护理及家属支持等，共十七篇。本书内容不仅适用于肿瘤科护士，同样适用于在其他护理单元为恶性肿瘤患者提供照护的护理人员。

本书的编写得到北京护理学会肿瘤专业委员会的大力支持和积极参与，在此表示衷心的感谢！希望本书的出版能够为从事肿瘤护理的医护人员提供具体实用的实践指引，从而让更多的肿瘤患者从中受益。由于编者水平有限，再加上编写时间仓促，书中难免存在一些不足或疏漏之处，敬请各位专家学者批评指正。

编者

2018 年 2 月

目　录

第 ① 篇 预 防 篇

1.1　常见恶性肿瘤有哪些

恶性肿瘤包括起源于上皮组织的癌症如肺癌、肝细胞癌和结直肠癌等以及起源于中胚层的肉瘤和血液病等恶性疾病。

恶性肿瘤发病率位居前五位的肿瘤依次为肺癌、胃癌、肝癌、结直肠癌、女性乳腺癌。男性和女性恶性肿瘤发病率略有不同，男性发病前五位的肿瘤依次为肺癌、胃癌、肝癌、结直肠癌和食管癌，女性发病前五位的肿瘤依次为乳腺癌、肺癌、结直肠癌、胃癌和甲状腺癌。

1.2　恶性肿瘤的发病机制是什么

目前恶性肿瘤的发病机制尚未完全清楚，普遍认为恶性肿瘤发病机制是遗传因素与环境因素共同作用的结果。致癌的环境因素包括物理、化学及生物因素，其致癌效应依赖于作用时间、剂量和持续性。

1.3　恶性肿瘤的相关危险因素有哪些

1. 肿瘤家族史　一个家族在几代中有多个成员发生同一器官或不同器官的恶性肿瘤就是所谓的癌家族。有肿瘤家族史者较无肿瘤家族史者罹患肿瘤的风险明显增加。

2. 行为危险因素

（1）吸烟：吸烟与肿瘤的发生相关，是非常明确的肺癌相关危险因素之一。多项研究证实吸烟人群发生肿瘤的风险是非吸烟人群的 2~3 倍。

（2）饮酒：大量研究表明，中等量饮酒（1~2 杯/天）增加乳腺癌的发病风险。国外两个队列研究表明，每天饮酒大于 10g 的妇女，乳腺癌发病风险增加 10%。

（3）膳食营养：越来越多的研究证实，恶性肿瘤的发生与膳食营养有关。蔬菜水果的摄入可降低恶性肿瘤的发生风险，而脂肪的摄入可增加恶性肿瘤的发生风险。另外，进食快、进食热烫饮食可增加食管癌和胃癌的发生风险。

（4）超重或肥胖：依据原卫生部发布的《中国成人超重和肥胖症预防控制指南》，BMI 界于 24.0~27.9kg/m^2 为超重、BMI≥28.0kg/m^2 为肥胖。多项研究证实，肥胖可增加恶性肿瘤的发生风险。男性超重或肥胖会增加患结肠癌的风险，女性肥胖者乳腺癌的发病风险增加。另有研究指出，BMI≥25kg/m² 会增加罹患胃癌的风险，分层分析提示肥胖会增加贲门部胃癌及非亚洲人的发病风险。

（5）缺乏体育锻炼：体育锻炼可降低肿瘤的发生风险。有研究证实，每天锻炼时间小于 15 分钟的人群患肿瘤的风险是每天锻炼时间大于等于 30 分钟的 3.1 倍。运动可降低结直肠癌、乳腺癌等肿瘤的发病风险。

3. 环境危险因素　环境因素与肿瘤的发生风险存在相关性。世界卫生组织对"环境"的定义为：人类外部的所有物理、化学和生物因素，以及所有相关行为，但不包括不可被合理改造的自然环境。大量研究证实，环境污染与肺癌的发生相关，主要包括：职业环境、室内微小环境、大气污染。职业环境如接触石棉粉；室内微小环境中污染物包括烟草加热产物、装修材料及厨房油烟；大气污染如工业排放等。

1.4　恶性肿瘤的基本预防依据是什么

1. 发病率及死亡率高，危害大。
2. 疾病所致经济损失及社会影响严重。
3. 病因及相关危险因素比较明确。
4. 具有符合成本 – 效益原则的防治措施。

1.5　哪些恶性肿瘤具有防治的意义

依据重点防治疾病原则，具有防治意义的恶性肿瘤包括：肺癌、肝癌、胃癌、食管癌、结直肠癌、乳腺癌、宫颈癌及鼻咽癌等。

1.6　恶性肿瘤的一级预防包括哪些内容

1. 保持健康的生活方式　《世界公共卫生建议及健康促进活动》向全世界推荐的三项行之有效的肿瘤预防措施分别为：饮食调整、控制烟草、体力活动。健康饮食推荐参考"中国居民膳食指南（2016）"。控制烟草则有赖于一些公共卫生政策的制定。体力活动也被证实是一项行之有效的肿瘤一级预防措施。研究证实健康人群的体力活动对乳腺癌、结肠癌、前列腺癌、肺癌、胰腺癌、子宫内膜癌、卵巢癌等均具有明确的预防作用。美国国家综合癌症网络（NCCN）指南推荐患者从低强度、短时间的运动开始，逐步过渡到推荐的运动强度及运动时间，并根据患者的情况随时调整运动计划。开始运动最少要求 20～30 分钟，每周 3～5 次。2010 年美国运动医学学院推荐肿瘤患者每周至少 5 次中强度至高强度体力活动，每次 30～60 分钟。中强度体力活动时心跳、呼吸比平时加快，出汗，如快走（≥4.8 千米/小时）、骑自行车（＜16 千米/小时）、跳舞、骑马、瑜伽、太极拳、乒乓球、网球等；高强度体力活动时心跳更快，呼吸困难，出汗更多，如竞走、跳绳、跑步、快骑自行车（＞16 千米/小时）、足球、篮球等。

2. 疫苗注射

（1）控制乙肝病毒感染：现在确认肝癌发病的危险因素之一是乙型肝炎病毒，通过乙型肝炎疫苗控制乙型肝炎病毒的感染，是肝癌一级预防的有效措施。

（2）人乳头状瘤病毒疫苗预防宫颈癌：现在已经明确人乳头状瘤病毒（human papillomavirus，HPV）持续感染史是引起宫颈癌的必要因素。HPV - 16、HPV - 18 亚型是最常见的 HPV 致癌亚型，中国妇女宫颈癌中由这两种亚型导致的宫颈癌占 85%。WHO 推荐各国将 HPV 疫苗接种纳入各国计划免疫系统，以预防宫颈癌及其他 HPV 相关疾病，推荐 9～13 岁青少年女性接种 HPV 疫苗，在条件允许的情况下，可将接种范围扩大至青少年女性和年轻妇女。

3. 加强环境保护和职业防护　环境保护和职业防护方面的一级预防措施是指减少和消除已确定风险因素的暴露来预防疾病的发生。主要通过政策的制定，虽近期效果难以见到，但往往远期效益显著，如消除芳香胺暴露后，染料工人中膀胱癌发病减少；减少木屑暴露后，1940 年后首批聘用的家具工人中鼻癌发病减少；20 世纪 70 年代中期瑞典成为首批限制石棉暴露的国家后，90 年代瑞典胸膜间皮瘤的发病率稳定。

1.7　常见恶性肿瘤的预防

1.7.1　肺癌的预防措施有哪些

1. 控制吸烟　研究证明戒烟能明显降低肺癌的发生率，且戒烟越早肺癌发病率降低越明显。因此，戒烟是预防肺癌最有效的途径。

2. 控制大气污染　有研究证明大气污染、沉降指数、烟雾指数、苯并芘等暴露剂量与肺癌的发生率成正相关，保护环境、减少大气污染是降低肺癌发病率的重要措施。

3. 职业因素的预防　许多职业致癌物增加肺癌发病率已经得到公认，例如：石棉、砷和砷化合物等，减少职业致癌物的暴露能降低肺癌发病率。

4. 防治肺结核和慢性支气管炎　有数据表明肺结核和慢性支气管炎患者的肺癌发病率高于无患病者，所以积极防治肺结核和慢性支气管炎对预防肺癌有一定意义。

5. 合理饮食　有研究表明增加饮食中蔬菜、水果等可以预防肺癌。

1.7.2　肝癌的预防措施有哪些

1. 预防肝炎　乙型、丙型和丁型肝炎病毒已被证实为肝癌诱发因子，慢性病毒性肝炎能直接促使肝细胞的癌变。因此，有效地预防病毒性肝炎，是预防肝癌发生的最主要手段。

2. 饮食搭配合理

（1）饮食多样化，保证营养物质的平衡。

（2）饮食要富于营养，食物要粗细粮搭配。

（3）忌食霉变腐烂的食物：花生、玉米等霉变食物中含有的黄曲霉素是致癌物质；腐烂的鱼、肉中含有大量的胺，腐烂的水果、蔬菜中含有大量的亚硝酸盐，亚硝酸盐极易与胺结合生成致癌物亚硝胺。

（4）不宜食用陈腐油：陈腐油类中含丙二醛，它可生成聚合物，并与人体内的蛋白质和 DNA 发生反应，促进蛋白质结构变异，细胞失去正常功能并向初期癌细胞转化。

（5）保证饮水卫生：不洁的水中含有的微囊藻、节球藻等毒素有致癌促癌作用。生活中应不饮生水、反复煮开的水。

（6）尽量少吃炸、熏、烤、腌的食物，不吃含防腐剂、合成色素、各种人工香精的食品。

（7）米糠纤维的防癌作用：米糠中不仅含丰富的 B 族维生素，能够保护肝脏，而且米糠纤维能很好地吸附致癌有害物。

（8）饮食保健：科学研究表明，五谷杂粮、绿茶等对肝癌的发生有一定的抑制作用。

（9）补充微量元素：目前在微量元素与肝癌关系的研究中发现，肝癌死亡率与环境中硒含量呈负相关，与居民血硒水平呈负相关。适当补硒，针对低硒人群采用富硒酵母、硒多糖、富硒盐补充硒元素，提高血硒水平。

3. 不滥用致肝损害或有致癌性质的药物　长期服用激素类免疫抑制剂以及避孕药物是导致肝损害甚至肝癌的主要毒性药物。此外，治疗银屑病的乙双吗啉也可能引发肝癌。常见可致肝损害的中药有：雷公藤、苍耳子等；西药有：酮康唑、异烟肼、利福平、对乙酰氨基酚、卡马西平、拉贝洛尔等。

4. 戒烟限酒　吸烟可以增加慢性肝病患者肝组织的炎症程度，有研究表明开始吸烟年龄越早，日后发生肝癌危险性越大。酒主要在肝脏内代谢，在此过程中所产生的乙醛对肝脏有着极大的损伤，长期喝酒很可能导致酒精肝、肝硬化，最后形成肝癌。

5. 定期检查　肝病患者日常应注意定期到医院复查肝功能、B超、甲胎蛋白等，以便随时了解病情变化，从而及时调整治疗方案，提高治疗效果，防止肝癌发生。

6. 适当锻炼，保持情绪乐观　保持精神愉快、乐观向上，避免过度抑郁和脾气暴躁，能有效提高人体各器官的免疫功能，进而避免肝细胞的癌变，预防肝癌。

1.7.3　胃癌的预防措施有哪些?

1. 清除幽门螺杆菌　幽门螺杆菌（helicobacter pylori，HP）感染已被认为是胃癌发病的危险因素。对于消化性溃疡、胃黏膜相关淋巴瘤、慢性胃炎伴消化不良症状、慢性胃炎伴黏膜糜烂、胃癌家族史、长期服用非甾体抗炎药的患者如同时伴有HP感染，需要进行清除幽门螺杆菌治疗。

2. 积极治疗癌前病变　萎缩性胃炎与胃癌有较密切的关系，是癌前病变，所以患萎缩性胃炎的人，必须定期到医院检查治疗，消除癌前病变，预防胃癌的发生。

3. 合理饮食

（1）注意饮食卫生，营养均衡，低盐饮食，少食腌制、油炸和熏烤食品。

（2）多食用富含维生素、纤维素、微量元素的食物。

（3）规律饮食，避免饥饱无度。

4. 不吸烟、不酗酒。

5. 保持健康心态。

1.7.4 食管癌的预防措施有哪些

1. 戒烟、适量饮酒或不饮酒。

2. 吃饭时细嚼慢咽，不吃热烫和高盐食物。

3. 多吃新鲜粮食、蔬菜和水果，保证肉蛋类食品的适量摄入。生吃大蒜、洋葱类食物，其中的丙基硫化物、硒等成分可在癌变过程的启动、促进阶段阻止肿瘤形成。

4. 适当补充维生素 C、维生素 D、胡萝卜素、维生素 E、核黄素和硒复方营养素可以降低食管癌发病风险。

5. 改善食物储存和加工方法，防止粮食发霉。

6. 减少腌制、熟食等红肉加工类含亚硝酸盐类物质较多的食品比例。

1.7.5 结直肠癌的预防措施有哪些

1. 合理的饮食结构　多食用含纤维素多的蔬菜（如菠菜、芹菜）、水果等，以保持大便通畅，减少粪便中致癌物与结肠黏膜的接触时间；减少食物中的脂肪和动物蛋白的摄入，可减少其分解产物中致癌物的产生及致癌作用，以减少结直肠癌发病的潜在危险。

2. 合理运动　过少的运动会导致肠蠕动减慢，大便通过肠道时间延长，以致使粪便中协同致癌物浓度提高。有动物研究结果表明，有氧运动可以预防结肠癌发生。

3. 戒烟限酒，控制体重防止肥胖。

4. 积极治疗癌前病变　结直肠癌癌前病变较为明确，主要有腺瘤、家族性腺瘤性息肉病、溃疡性结肠炎，早期去除这些病变，有望大大减少结直肠癌的发生。

5. 定期筛查。

1.7.6 乳腺癌的预防措施有哪些

1. 乳腺癌筛查　乳腺癌筛查是一项以预防为主的健康干预措施，其适合对象是所有适龄平均风险女性。平均风险是指筛查对象无乳腺癌个人患病史、无可疑的或已被证实的已知与乳腺癌发病风险增高相关的基因（如乳腺癌易感基因）遗传突变或无接受胸部放射治疗的既往史。2017年版国家综合癌症网络（NCCN）指南（中国版）指南推荐40岁及以上平均风险女性应每年进行1次乳腺钼靶检查，乳腺钼靶检查是目前唯一已被证实可降低乳腺癌死亡率的筛查方法。

2. 乳腺癌化学预防　NCCN指南推荐乳腺癌化学预防仅适用于≥35岁的女性。相关药物包括：选择性雌激素受体调节剂（selective estrogen receptor modulator，SERM）和芳香化酶抑制剂（aromatase inhibitor，AI）。其中，SERM包括他莫昔芬、雷洛昔芬，AI包括阿那曲唑、依西美坦。SERM适用于≥35岁绝经前和绝经后健康女性，且满足：①预期寿命≥10年妇女；②修改后Gail模型5年乳腺癌危险预测值≥1.7%；③有小叶原位癌史。AI适用于≥35岁绝经后女性，且满足：Gail模型5年乳腺癌危险预测值≥1.66%或伴有小叶原位癌史者。

3. 乳腺癌减危手术　NCCN指南乳腺癌减危专家组建议，减危手术的使用应慎重，它仅适用于乳腺癌高危女性且她们要求应用这种干预方法时。适用于携带乳腺癌相关基因（BRCA1/2、TP53、PTEN、CDH1或STK11等基因）突变者或可能适用于有乳腺小叶原位癌既往史者。尽管NCCN乳腺癌减危专家组一致认为，减危手术是有乳腺小叶原位癌既往史且不伴有其他风险因素女性的一个选择，但是对于这些女性中的大部分人来说，并不是一种推荐方法。

4. 乳腺癌风险评估　明确乳腺癌风险因素，建立风险评估模型，筛出高危人群，进行早期干预，是预防乳腺癌的有效方法之一。常用于乳腺癌风险预测的模型有Gail模型和Claus模型。Gail模型应考虑到年龄（仅35岁以上妇女有效）、初潮年龄、乳腺活检次数、不典型增生史、患乳腺癌的一级亲属（母亲、姐妹、女儿）人数、第一次生育年龄及人种。Gail模型得分在1.7%及以上视为高风险。Gail模型在预测人群患病绝对风险方面较佳，个体风险预测结果欠佳，同时不适用于有乳腺癌病史者。Claus模型主要适用于具有乳腺癌家族史的女性。它应考虑受影响个体的年龄、患乳腺癌的一级和二级亲属人数及其发病年龄，并考虑是从母亲还是从父亲遗传还是两者皆有。

5. 保持良好的生活方式　多项研究证实，不良的生活方式，如吸烟、饮酒、肥胖会增加罹患乳腺癌的风险，而运动、控制体重则是乳腺癌的保护因素。Hardefeldt等研究显示，运动可使绝经前后乳腺癌风险分别降低

25% 和 20%，减肥可使乳腺癌风险降低 19%。Nyante 等研究提示吸烟、饮酒会增加罹患乳腺癌的风险。NCCN 指南指出，绝经后激素治疗亦是乳腺癌相关危险因素，因此，绝经后女性在接受激素疗法之前要慎重，建议咨询相关专业医生。

1.7.7 宫颈癌的预防措施有哪些

1. HPV 预防及治疗：HPV 疫苗注射。
2. 生活方式预防：避免不洁性交，使用避孕套等。
3. 定期接受防癌普查，已婚妇女每年一次。
4. 积极治疗宫颈炎及阴道炎。
5. 积极治疗宫颈上皮内瘤变，并密切随访。

1.7.8 鼻咽癌的预防措施有哪些

目前，已有大量流行病学调查证实：环境因素对鼻咽癌发生、发展的影响作用不容忽视，如吸烟、厨房与居室未分开、室内烟尘污染、新鲜蔬菜摄入少、多食腌制菜（含硝酸盐、亚硝酸盐）等与鼻咽癌的发生有显著的关联。因此，增强机体抵抗力，注意保持鼻吸咽喉卫生，防止 EB 病毒感染，积极治疗鼻腔及鼻咽部炎性疾病，多食蔬菜、水果、可在一定程度上预防鼻咽癌的发生。

1.8 常见恶性肿瘤的临床症状

1.8.1 肺癌的常见症状有哪些

早期症状常较轻微，可无任何不适。出现症状大致分为：局部症状、全身症状、肺外症状、浸润和转移症状。

1. 局部症状　由肿瘤本身在局部生长时刺激、阻塞、浸润和压迫组织所引起的症状。包括：咳嗽、痰中带血或咯血、胸痛、胸闷、气急、声音嘶哑等。

2. 全身症状

（1）发热　肺癌所致的发热原因有两种：一为炎性发热，二为癌性发热。

（2）消瘦和恶病质　肺癌晚期由于感染、疼痛所致食欲减退，肿瘤生长和毒素引起消耗增加，以及体内 TNF、Leptin 等细胞因子水平增高，可引起严重的消瘦、贫血、恶病质。

3. 肺外症状　由于肺癌所产生的某些特殊活性物质（包括激素、抗原、酶等），患者可出现一种或多种肺外症状，常可出现在其他症状之前，并且可随肿瘤的消长而消退或出现，临床上以肺源性骨关节增生症较多见。

1.8.2　肝癌的常见症状有哪些

早期肝癌常无症状或症状无特异性，中晚期肝癌的症状则较多。主要症状如下。

1. 肝区疼痛　最为常见，疼痛多为持续性隐痛、胀痛或刺痛，以夜间或劳累后加重。

2. 消化道症状　如食欲减退、腹胀、恶心、呕吐、腹泻等，由于这些症状缺乏特异性，易被忽视。

3. 乏力、消瘦　早期常不明显，随着病情发展而日益加重，体重也日渐下降。

4. 发热　多为 37.5～38.0℃的低热。

5. 下肢水肿　肝癌伴腹水的患者，常有下肢水肿，轻者发生在踝部，严重者可蔓延至整个下肢。

6. 出血倾向　肝癌患者常有牙龈出血、皮下瘀斑等出血倾向，主要是由于肝功能受损、凝血功能异常所致，在肝癌合并肝硬化的患者中尤为多见。

7. 旁癌综合征　主要表现为内分泌或免疫系统功能异常，这类患者往往在其他疾病的检查时发现肝癌的存在。常见的旁癌综合征有：低血糖、红细胞增多症、高血钙和高胆固醇血症。

1.8.3　胃癌的常见症状有哪些

胃癌临床早期症状不显著，无明显特异性。上腹胀痛是胃癌最常见的症状，但无特异性，易被忽视，该症状出现较早，是大部分胃癌患者出现的症状。初起时仅感上腹不适，或有腹胀感，有时心窝部隐痛，常常被认为是饮食不洁、胃炎、消化性溃疡等，给予对症治疗，症状可暂时缓解。

1.8.4 食管癌的常见症状有哪些

早期症状常不明显，但在吞咽粗硬食物时可能有不同程度的不适感觉，包括咽下食物哽噎感，胸骨后烧灼样、针刺样或牵拉摩擦样疼痛。食物通过缓慢，并有停滞感或异物感。哽噎停滞感常通过吞咽水后缓解或消失。症状时轻时重，进展缓慢。

1.8.5 结肠癌的常见症状有哪些

排便习惯与粪便性状的改变。如便频，腹泻或便秘，有时便秘和腹泻交替，里急后重，肛门坠胀，常有腹部隐痛。

1.8.6 直肠癌的常见症状有哪些

直肠癌的症状以便血和排便习惯改变常见。如大便次数增多，里急后重，肛门坠胀等多见。

1.8.7 乳腺癌的常见症状有哪些

1. 乳房肿块　早期常表现为患侧乳房无痛性、单发小肿块。肿块往往表现质硬，表面不甚光滑，与周围组织分界不清。

2. 乳房外形改变　乳房肿块增大可致乳房局部表面隆起；若肿瘤累及乳房 Cooper 韧带，可使其缩短而致肿瘤表面皮肤凹陷，即出现酒窝征；邻近乳头或乳晕的癌肿因侵及乳管使之缩短，将乳头牵向癌肿一侧，可使乳头扁平、回缩、内陷；若皮下淋巴管被癌细胞堵塞，可引起淋巴回流障碍，出现真皮水肿，乳房皮肤呈橘皮样改变。

3. 乳头溢液　乳头溢液是某些乳腺癌，特别是导管内癌较早期的临床表现，而且在未形成明显肿块之前即可单独存在。

1.8.8 宫颈癌的常见症状有哪些

1. 阴道流血　当癌肿侵及间质内血管时出现流血，出血量与病灶大小、侵及间质内血管情况有关。早期表现为性交后或双合诊检查后有少量出血，称为接触性出血。年轻患者也可表现为经期延长、周期缩短、经量增多等；老年患者常表现为绝经后不规则阴道流血。

2. 阴道排液　多发生在阴道流血之后，患者有白色或血性稀薄如水样或米泔样排液，伴有腥臭味。晚期癌组织坏死继发感染时，则出现大量脓性或米汤样恶臭白带。

1.8.9 鼻咽癌的常见早期症状有哪些

1. 颈淋巴结肿大　有40%～80%的患者首先以此为首要症状。

2. 鼻出血及回缩性涕血　多为鼻咽癌的早期症状，患者多于晨起时发现回吸至口腔中的鼻腔分泌物带血丝，常误认为呼吸道炎症而不加重视，随肿块增大、溃烂，涕中血量增加。

3. 耳鸣或听力下降　也是鼻咽癌的早期症状，因肿瘤生长于咽鼓管附近，其压迫咽鼓管引起单侧耳闷、耳鸣，耳鸣多为间断、低调嗡鸣声。

4. 脑神经受累症状　偏头痛、面部麻木、复视、上睑下垂、视力下降、饮水呛咳、声嘶、伸舌偏斜等。

第 ② 篇　化疗职业防护

2.1 什么是职业暴露

职业暴露是指个体由于职业因素而暴露于危害健康甚至生命的危险因素中。医务人员职业暴露是指医务人员在从事诊疗护理活动过程中接触有毒有害物质或传染病病原体从而损害健康或危及生命的一类职业暴露。

2.2 护士常见的职业危害有哪些

国际劳工组织职业安全与卫生信息中心归纳了5类护士职业危害因素：事故性危害、物理性危害、化学性危害、生物性危害以及工作环境心理和组织危害。

2.3 什么是护理职业防护

护理职业防护是指在护理工作中针对有害因素采取有效措施，以保护护理工作者免受有害因素的损伤，或将损伤降低至最低程度。

2.4 化疗药物的职业危害有哪些

化疗药物的职业危害包括生理危害和心理危害。

1. 生理危害　主要包括骨髓抑制、生殖系统危害（月经紊乱、流产、胎儿畸形等）、头晕、脱发、乏力、皮肤黏膜刺激、过敏反应、胃肠道反应、肝损伤等。

2. 心理危害　主要体现在焦虑、抑郁和躯体化等健康问题上。

2.5 化疗药物暴露的来源有哪些

化疗药物暴露的环节主要涉及8种途径。

1. 玻璃安瓿在转运或操作时不慎打破，药液外溢。

2. 粉剂安瓿打开和瓶装药液抽取后拔出针头时，可出现肉眼看不见的溢液形成。

3. 因操作不当导致的胶皮塞药瓶内压力增加，以致拔出针头时有含抗肿瘤药物微粒的气溶胶和气雾喷出。

4. 抽取抗肿瘤药物的注射器进行排气时，药液散发到空气中。

5. 安瓿中未被使用完的药液被放置在操作台上。

6. 操作过程中注射器针栓意外脱落，药液溢出。

7. 用过的安瓿（通常剩有药液）或瓶盖投入垃圾中或注射器内多余的药液被挤出，都可能导致药液散发到空气中。

8. 患者排泄物（包括尿、便、呕吐物等）中含有小剂量的抗肿瘤药物。

2.6　化疗药物暴露的途径有哪些

1. 经呼吸道吸收　抗肿瘤药物在配药及排气等过程中，形成药物颗粒散发到空气中，随医护人员的呼吸吸收。

2. 经皮肤或组织吸收　皮肤吸收的速度和量取决于与抗肿瘤药物接触的皮肤位置、接触时间、局部皮肤的血液循环和皮下脂肪的厚度等。

3. 经消化道吸收　抗肿瘤药物污染操作人员双手或者食物时，可经口通过消化道进入护士体内。

4. 其他途径　如被抗肿瘤药物污染的针或利器刺伤，可直接通过血液进入护士体内。

2.7　化疗防护的基本原则是什么

1. 尽量减少抗肿瘤药物对环境的污染，以减少经呼吸道和消化道吸收的概率。

2. 尽量减少不必要的化疗药物接触，以减少经皮肤黏膜和消化道吸收的概率。

3. 加强化疗职业防护的教育培训，提高医务人员个人防护意识以及化疗药物外溢应急处理能力。

2.8　配置化疗药物时对环境及设备的要求有哪些

1. 药物配置区域的环境要求　抗肿瘤药物配置区域的环境影响配药的安全和质量，主要要求如下。

（1）配置抗肿瘤药物的区域应为相对独立的空间，有条件的情况下建议在层流环境下进行。

（2）配置区域应尽量避免频繁的物流及人员的进出，以避免将生物安全柜中的药物带入周围环境。

（3）在药物配置区域应设有水池，有条件时配备冲眼器，可选择性地准备一些包括 0.9% 氯化钠注射液在内的溶液以备紧急冲洗眼睛用。

（4）在药物配置区域不允许进食、喝水和储存物品。

（5）在配置区域建议张贴处理药物外溢以及皮肤或眼睛意外接触的处理流程。

2. 生物安全柜　建议使用Ⅱ级或Ⅲ级垂直层流安全柜，目前使用较多的是二级 B2 型生物安全柜。按照生物安全柜的使用说明，对设备进行安装、定期检测和保养。每日操作完成后用 75% 乙醇对安全柜的表面进行擦拭消毒，每月对生物安全柜内和配置间的空气进行细菌培养，确保配置环境的安全性。

2.9　配置化疗药物时医务人员的个人防护有哪些

1. 需戴帽子、口罩　帽子遮盖头发，减少皮肤外露；口罩可避免面部被喷溅。当配置雾化的抗肿瘤药物或处理药物外溢时，建议佩戴面罩及护目镜。

2. 穿防护衣　建议穿防水、由无絮状物材料制成的前部完全封闭的隔离衣或者连体防护衣。袖口必须束紧，尽量减少皮肤暴露。

3. 戴双层手套　内层为 PVC 手套，外层为乳胶手套，内层手套套在防护衣袖口下，外层手套需完全盖住防护衣的袖口。手套出现破损时及时更换，更换时要用流动水洗手。研究显示，手套的通透性随时间的延长而增大，建议每小时更换一次手套。

2.10　配置化疗药物的操作要点有哪些

1. 掰开安瓿前应轻弹其颈部，使附着的粉剂降至瓶底。

2. 安瓿打开应用纱布包好，注溶酶时应沿瓶壁缓慢注入，以防粉末溢出。

3. 使用一次性注射器时确保各部件连接紧密，抽药不超过容器 3/4，防止针筒滑落。

4. 瓶装药物稀释及抽取药液时，应插入双针头以排除瓶内压力，防止针栓脱出造成污染。

5. 抽药注射器排气时，建议垫无菌纱布或带针帽操作，以免药液外流污染。

6. 操作台应覆以一次性防护垫，减少污染，一旦破损、污染或操作完毕，立即更换。

7. 一次性锐器物使用后放置于生物安全柜内的一次性锐器盒中，要求有"细胞毒性药物"标识。

8. 接触抗肿瘤药物的其他用物放于污物袋中密封，并标记。台面及操作柜内部用 75% 乙醇擦拭。

9. 操作完毕脱手套后用肥皂、流动水彻底清洗。

2.11 化疗药物给药时的注意事项有哪些

1. 做好个人防护，戴双层手套。
2. 使用全密闭输液系统，选择软包装溶媒，减少排气管的使用。
3. 确保输液器各部件之间连接紧密，避免松脱发生化疗药物外溢。
4. 小壶给药时推注速度切忌过猛，以免小壶内压力过大，拔针时造成药液喷溅。

2.12 什么是化疗药物外溢

药物外溢是指在药物配置及使用过程中，药物意外溢出暴露于环境中，如皮肤表面、台面、地面等。

2.13 化疗药物外溢紧急处理包应包含哪些物品

化疗药物外溢紧急处理包应包含防护服、手套（PVC 手套和乳胶手套各一副）、口罩或面罩、护目镜、纱布、棉垫、黄色医用垃圾袋 2 个、警示牌等物品。

2.14 化疗药物外溢的紧急处理措施包括哪些

1. 药物溢出，立即标明污染区，防止他人接触，同时做好个人防护。
2. 清除溢出物的人员必须穿好防护服，戴好双层手套、口罩和帽子，必要时戴好护目镜；如外溢药物会产生气化，则需要戴上呼吸器。

3. 液体溢出药物应用吸收性的棉垫吸干并擦去，粉剂溢出药物可用湿的纱布块覆盖在药物上，防止药物进入空气中，然后再将药物除去。如有玻璃碎片，应小心处理置于锐器桶中。

4. 当溢出物被完全除去以后，被污染的地方必须先用清水冲洗，再用清洁剂清洗 3 遍，最后用 75% 乙醇擦拭 3 次。清理时从污染边界开始，逐渐向污染中心进行反复冲洗、擦拭等处理。

5. 所有被溢出物污染的物料和废弃物必须丢弃在双层密封的医疗垃圾袋，标明"细胞毒性废弃物"。

6. 在操作过程中如皮肤不慎接触化疗药物应立即用肥皂及流动清水彻底清洗；如眼睛内溅入化疗药物应用大量清水或 0.9% 氯化钠注射液持续冲洗 5 分钟。

7. 脱手套后认真洗手和暴露的皮肤。

8. 记录药物名称、溢出量、溢出原因及暴露人员。

9. 开窗通风。

2.15 化疗用医疗废弃物的处理原则有哪些

化疗废弃物的管理是化疗防护的重要环节，《卫生保健废弃物的安全处理》中明确指出：细胞毒性废弃物应按规定收集，标识清楚。

1. 废弃物必须放置于封闭的防渗漏的专用容器中，使用中容器加盖。

2. 所有锐器和易碎的废弃物应放于锐器桶中，建议针头与注射器完整丢弃。

3. 化疗患者的污染物应分开放置，使用双层医用垃圾袋封闭处理，并标明"细胞毒性废弃物"。

4. 细胞毒性废弃物不能机械压缩，所有污染物需经过 1000℃ 高温焚烧处理。

2.16 如何处理化疗患者的排泄物

1. 化疗患者排泄物需安全处理的标准时间为化疗后 48 小时，在此期间可能会对人体造成不同程度的伤害。

2. 指导或协助患者及时处理排泄物，做好个人防护。

3. 指导化疗患者及时、反复冲洗马桶，至少两次。

2.17 职业防护的教育与培训应包括哪些方面

1. 抗肿瘤药物相关知识，包括抗肿瘤药物的种类、作用机制、危害及危害途径等。

2. 抗肿瘤药物配置及使用相关护理操作规范。

3. 职业防护及能力培养，包括抗肿瘤药物配置中的个人防护及防护用具的正确使用、抗肿瘤药物相关废弃物的处理规范以及生物安全柜的操作规程及维护方法等。

4. 医疗废弃物管理相关知识。

第 **3** 篇　化疗安全管理

3.1 化疗概述

3.1.1 什么是化疗

1. 广义的化疗是指对病原微生物、寄生虫所引起的感染性疾病以及肿瘤采用化学药物治疗的方法。理想的化疗药物应对病原体、寄生虫和肿瘤有高度选择性，而对机体的毒性很小。

2. 狭义上讲，化疗是应用细胞毒性药物对肿瘤的化学治疗。

3.1.2 化疗在肿瘤综合治疗中的作用有哪些

1. 根治性化疗　用于化疗敏感的肿瘤治疗，通过药物最大限度地杀灭患者体内的肿瘤细胞。

2. 辅助化疗　手术和放疗消除原发灶或主要病灶后，针对可能已存在的微转移灶，为防止复发转移而进行化疗。

3. 新辅助化疗　即术前化疗，可降低临床分期，缩小肿瘤，减少手术对身体器官的损伤，减少手术过程中的肿瘤细胞播散机会，为进一步药物治疗提供指导。

4. 姑息性化疗　部分晚期肿瘤治疗中起到姑息性的作用，可延长患者生命、减轻症状。

5. 同步放疗、化疗　同时进行放疗和化疗，增强放疗和化疗的作用。

3.1.3 化疗的常用给药途径有哪些

1. 静脉给药　常用给药途径，吸收快。

2. 口服给药　服用方便。

3. 肌内注射　采用深部肌内注射，以利于药物吸收。

4. 腔内给药　局部浓度高，全身毒性小。包括胸腔内、腹腔内、心包腔内。

5. 鞘内注射给药　可通过腰椎穿刺给药。

6. 动脉给药　包括直接动脉注射（如肝动脉直接注入抗癌药物）和通过导管动脉注射（如肝癌介入疗法）。

7. 肿瘤内注射　如宫颈癌的局部注射。

8. 局部涂抹　如氟尿嘧啶软膏可以用于皮肤癌、乳腺癌的胸壁转移等，目前较少使用。

3.1.4　化疗药物的应用原则有哪些

1. 联合化疗　是肿瘤内科治疗最重要的原则之一。

2. 多周期化疗　定期给予多周期用药，使肿瘤细胞数目逐渐减少，提高疗效。

3. 合适的用药剂量　在患者能耐受的前提下，给予足够的治疗剂量。

4. 合适的用药时间　化疗给药的时间间隔、持续时间会影响药物的疗效和毒性。

5. 合适的给药顺序　先用细胞周期非特异性药物，再用细胞周期特异性药物。

6. 合适的给药途径　根据药物的毒副作用和疾病的种类选择合适的用药途径。

3.1.5　什么是联合化疗

联合化疗是指应用两种或两种以上的药物治疗肿瘤性疾病，其目的为增加疗效，不增加毒性，减少耐药性或延缓耐药的出现，并可达到最大药效能力。

3.1.6　联合化疗的注意事项有哪些

1. 组成方案的各种药物均有效。

2. 作用机制、作用时相不同的药物联合，以便更好地发挥协同作用。

3. 毒性作用不重叠，以免毒副作用叠加，使患者难以耐受化疗。

4. 每种药物均给予最大剂量。

5. 化疗应有一定的间期，保证正常组织得以修复。

6. 方案应经过临床试验验证有效。

3.1.7　联合化疗的给药顺序有哪些要求

1. 对生长较慢的肿瘤（G_0 期细胞较多）：先用周期非特异性药物杀灭

增殖期及部分 G_0 期细胞。驱动 G_0 期细胞进入增殖周期，再用周期特异性药物杀灭，即"募集作用"。

2. 对生长较快的肿瘤（增殖期细胞较多）：先用周期特异性药物杀灭大量处于增殖周期的细胞，随后用周期非特异性药物杀灭残存的肿瘤细胞。

3. 先用一种细胞周期特异性药物将肿瘤细胞阻滞于某一周期，待药物作用消失后，细胞同化进入下一周期，再用此周期特异性药物消灭较多肿瘤细胞，而较少杀伤正常细胞，即"同步化作用"。

4. 使用非顺序依赖性化疗药物时，应先用对组织刺激性较强的药物，后用刺激性小的药物。

3.1.8 接受化疗患者需具备哪些条件

1. 活检或手术切除病理证实为恶性肿瘤，即病理证据。
2. 有可见的症状、体征。
3. 患者具有令人满意的活动状况评分（ECOG≤2 分）。
4. 骨髓、肝、肾、心、肺功能无化疗禁忌。
5. 签署知情同意书，取得患者的配合。

3.1.9 输注化疗药物前需评估患者哪些内容

化疗前需评估患者的年龄、生命体征、营养状况、脏器功能、机体功能状态、有无化疗禁忌证、肿瘤合并症、既往的治疗史及不良反应状况、血管状况等因素。

3.1.10 化疗药物的常见不良反应有哪些

化疗药物在杀死肿瘤细胞的同时，也会杀死体内的部分正常细胞，主要不良反应包括：局部毒副反应（静脉炎、化学性蜂窝织炎、渗出性坏死）、胃肠道毒副反应（恶心、呕吐、黏膜炎等）、骨髓抑制、心脏毒性、泌尿系统毒性、肝脏毒性、肺毒性、神经系统毒性及其他重要毒副反应（过敏反应、皮肤毒性、脱发等）。

3.1.11 化疗药物常见不良反应分级标准是什么

根据 CTCAE4.0 不良事件评价标准，常见化疗药物不良反应分级见下表。

不良反应	1级	2级	3级	4级	5级
贫血	血红蛋白 < 100g/L	血红蛋白 80 – 100g/L	血红蛋白 < 80g/L，需要输血治疗	危及生命，需紧急治疗	死亡
白细胞数降低	$(3.0 – 4.0) \times 10^9/L$	$(2.0 – 3.0) \times 10^9/L$	$(1.0 – 2.0) \times 10^9/L$	$< 1.0 \times 10^9/L$	—
血小板计数降低	$(75 – 100) \times 10^9/L$	$(50 – 75) \times 10^9/L$	$(25 – 50) \times 10^9/L$	$< 25 \times 10^9/L$	—
心悸	轻度：无须治疗	需要治疗	—	—	—
窦性心动过速	无症状，无须治疗	非紧急医学干预	需要内科治疗	危及生命，需紧急治疗	死亡
腹胀	肠道功能或经口进食未改变	有症状：经口进食减少，肠道功能改变	—	—	—
腹痛	轻度疼痛	中度疼痛：影响工具性日常生活活动	重度疼痛：影响个人日常生活活动	—	—
便秘	偶尔或间断性出现，偶尔使用粪便软化剂、缓泻剂，饮食习惯调整或灌肠	持续性使用缓泻剂或灌肠，影响工具性日常生活活动	需手工疏通的顽固性便秘，影响个人日常生活活动	危及生命，需紧急治疗	死亡
腹泻	与基线相比，大便次数增加每天 < 4 次，造瘘口排出物轻度增加	与基线相比，大便次数增加每天 4～6 次，静脉补液 < 24 小时，造瘘口排出物中度增加	与基线相比，大便次数增加每天 ≥ 7 次，大便失禁，需住院治疗，造瘘口排出物重度增加，影响个人日常生活活动	危及生命，需紧急治疗	死亡
肠梗阻	—	有症状：胃肠道功能改变，禁食	胃肠道功能重度改变：需要全肠外营养	危及生命，需紧急治疗	死亡
口腔黏膜炎	无症状或轻症：无须治疗	中度疼痛：不影响经口进食，需要调整饮食	重度疼痛：影响经口进食	危及生命，需紧急治疗	死亡
恶心	食欲降低，不伴进食习惯改变	经口摄食减少，不伴明显的体重下降、脱水或营养不足	经口摄入能量和水分不足：需要鼻饲，全肠外营养或者住院	—	—

不良反应	1	2	3	4	5
呕吐	24小时内1~2次发作（间隔5分钟）	24小时内3~5次发作（间隔5分钟）	24小时内发作≥6次（间隔5分钟）	危及生命，需紧急治疗	死亡
输液部位渗漏	—	红斑，伴相关症状（例如：水肿，疼痛，硬结，静脉炎）	溃疡形成或坏死，严重的组织损伤；需要手术治疗	危及生命，需紧急治疗	死亡
过敏反应	—	—	有症状的支气管痉挛伴或不伴有荨麻疹，血管性水肿/水肿，过敏性低血压	危及生命，需紧急治疗	死亡
外周神经病变	无症状或轻微症状，仅在临床和诊断中发现，无须治疗	中度症状：影响工具性日常生活活动	严重症状：个人自理活动受限	—	—
肾脏和泌尿系统疾病	无症状，仅在临床和诊断中发现，无须治疗	中度症状：需要局部的或非侵入性干预，影响工具性日常生活活动	重度或医学上明显但不会立即危及生命，需住院治疗或延长住院时间，个人自理能力受限	危及生命，需紧急治疗	死亡
脱发	头发丢失少于50%，远看没有区别，但近看能看出，需要改变发型来掩饰头发丢失，但不需要假发来掩饰	头发丢失大于50%，症状明显，需要假发，心理有影响	—	—	—

3.1.12 化疗患者健康指导主要包括哪些方面

1. 向患者讲解化疗基本知识，减少其对化疗的焦虑、恐惧。

2. 指导患者合理选择静脉通路，以保护静脉血管，减少局部并发症。

3. 指导患者完善化疗前相关检查，保证化疗安全性。

4. 嘱患者进食清淡、易消化、营养丰富的食物，避免辛辣刺激。

5. 指导患者选择正确的进食方法及时机，避免加重胃肠道反应。

6. 指导患者化疗期间进行适当休息与活动，避免长时间卧床或过度劳累。

7. 嘱患者尽量不去人员聚集的地方，定期佩戴口罩，防止感染。

8. 教会患者观察及应对化疗药物不良反应，如脱发、恶心、呕吐、骨髓抑制、便秘、腹泻等。

9. 指导患者遵医嘱定期复查，出现不适症状时及时就诊。

3.2 抗肿瘤药物分类

3.2.1 根据分子水平作用机制抗肿瘤药物的分类及代表药物有哪些

1. 干扰核酸生物合成的药物 包括抗叶酸代谢药物如甲氨蝶呤，抗嘧啶代谢药物如氟尿嘧啶、阿糖胞苷，抗嘌呤代谢药物如巯嘌呤和硫鸟嘌呤。

2. 直接影响 DNA 结构和功能的药物 包括烷化剂如氮芥、环磷酰胺、异环磷酰胺、卡莫司汀、塞替派、达卡巴嗪，铂类如顺铂、卡铂和奥沙利铂，抗生素类如丝裂霉素、博来霉素，拓扑异构酶抑制剂如拓扑替康、伊立替康、依托泊苷和替尼泊苷。

3. 干扰转录过程和阻止 RNA 合成的药物 包括放线菌素 D，蒽环类药物如多柔比星、表柔比星、柔红霉素等。

4. 抑制蛋白质合成与功能的药物 包括抑制微管蛋白活性的药物如长春碱类和紫杉类，影响氨基酸供应的药物如左旋天冬酰胺酶。

5. 调节体内激素平衡的药物 包括雌激素、雄激素、孕激素和甲状腺激素，雄激素抑制药物。

6. 分子靶向药物 包括利妥昔单抗、曲妥珠单抗、贝伐珠单抗等。

3.2.2 根据来源和作用机制抗肿瘤药物的分类及代表药物有哪些

1. 烷化剂 氮芥类及衍生物如环磷酰胺、异环磷酰胺、美法仑、苯丁酸氮芥，亚硝脲类如卡莫司汀、洛莫司汀、司莫司汀，塞替派，白消安，二溴甘露醇。

2. 抗代谢药物 甲氨蝶呤、5 – FU、6 – MP、阿糖胞苷、吉西他滨。

3. 抗生素　蒽环类如阿霉素、柔红霉素、表阿霉素、吡柔比星，丝裂霉素，博来霉素，放线菌素 D。

4. 植物类药物　长春花碱、长春新碱、去甲长春碱、长春地辛。

5. 激素及内分泌药物　雄激素，抗雄激素类如氟他胺、尼鲁他胺，雌激素，他莫昔芬，瑞宁得，甲地孕酮，孕酮。

6. 杂类　左旋门冬酰胺酶、甲基苄肼、达卡巴嗪、顺铂、卡铂、草酸铂等。

3.2.3　常用靶向药物分类及代表药物有哪些

1. 单克隆抗体类药物　西妥昔单抗、帕尼单抗、曲妥珠单抗、贝伐珠单抗、利妥昔单抗等。

2. 小分子络氨酸激酶抑制剂　伊马替尼、厄洛替尼等。

3. 多靶点小分子靶向药物　索拉非尼、拉帕替尼、凡德他尼、舒尼替尼等。

4. 抗血管生成类药物　如血管内皮抑制素、沙利度胺、PTK787 等。

5. 其他小分子靶向药物　如 CCI - 779 等。

3.2.4　根据药物刺激性，化疗药物的分类及代表药物有哪些

1. 发疱性药物：能够引起皮肤或者黏膜起疱的化学药物，如阿霉素、表阿霉素、长春新碱、多西他赛、紫杉醇、顺铂（>0.5mg/ml）等。

2. 非发疱性药物

（1）刺激性药物：指能够引起刺激性或炎性反应的药物，如顺铂（<0.5mg/ml）、足叶乙甙、多柔比星脂质体、伊立替康、米托蒽醌、奥沙利铂等。

（2）无明显刺激性药物：环磷酰胺、甲氨蝶呤、博来霉素、吉西他滨、利妥昔单抗、曲妥珠单抗等。

3.2.5　根据细胞分裂周期，化疗药物分类及代表药物有哪些

1. 细胞周期非特异性药物　抗肿瘤抗生素如多柔比星、表柔比星、柔红霉素、放线菌素 D，亚硝脲类如司莫司汀、洛莫司汀、卡莫司汀，烷化剂如环磷酰胺、白消安、氮芥，杂类如顺铂、卡铂、达卡巴嗪。

2. 细胞周期特异性药物　拓扑异构酶 I 抑制剂如喜树碱类，抗代谢类如甲氨蝶呤、氟尿嘧啶、羟基脲等，高三尖杉酯碱。

3.3 安全给药原则

3.3.1 抗肿瘤药物安全给药原则包括哪些

1. 化疗前了解患者血常规、肝肾功能及心功能状态等，询问患者既往化疗副反应发生情况。

2. 根据治疗方案、治疗周期、患者血管的完整性、意愿以及输液装置的现有资源选择适宜的输液工具。

3. 熟悉各种化疗方案常规给药剂量、给药方式及给药顺序，核对医嘱的正确性，准确给药。

4. 熟悉常用化疗药物的药理作用、注意事项及主要副反应，正确贮存、配置与使用药物，及时有效地观察患者的用药反应。

5. 做好个人防护，给药时戴双层手套，出现化疗药物外溢时，给予及时正确处置。

3.3.2 需要2~8℃冰箱贮存的抗肿瘤药物有哪些

需要2~8℃冰箱贮存的抗肿瘤药物主要包括阿糖胞苷、长春地辛、长春瑞滨、长春新碱、达卡巴嗪、多柔比星脂质体、多西他赛、福莫司汀、卡莫司汀、马法兰、异环磷酰胺（国产）、培门冬酶、左旋门冬酰胺酶等。

3.3.3 需要避光贮存的抗肿瘤药物有哪些

需要避光贮存的抗肿瘤药物主要包括长春地辛、长春新碱、长春瑞滨、表柔比星、多柔比星、多柔比星脂质体、达卡巴嗪、氟尿嘧啶、甲氨蝶呤、奈达铂、顺铂、尼莫司汀、培美曲塞二钠、柔红霉素、盐酸托泊替康、依托泊苷、异环磷酰胺、紫杉醇等。

3.3.4 需要避光输注的抗肿瘤药物有哪些

抗肿瘤药物输注时均应避免阳光直晒，部分药物需严格避光输注，包括达卡巴嗪、放线菌素D、福莫司汀、卡莫司汀、奈达铂、顺铂。

3.3.5 配置后药物性质不稳定，需要现用现配的抗肿瘤药物有哪些

配置后药物性质不稳定，需要现用现配的抗肿瘤药物主要包括博来霉

素、达卡巴嗪、多西他赛、福莫司汀、环磷酰胺、卡莫司汀、马法兰、丝裂霉素、伊立替康、依托泊苷等。

3.3.6 输注抗肿瘤药物时应如何选择静脉通路

1. 根据治疗方案、治疗周期、患者的疾病特点、血管的完整性和意愿以及输液装置的现有资源等因素选择适宜的静脉通路。

2. 在满足输液治疗需要的前提下，选择穿刺次数最少、留置时间最长、对患者损伤最小、医疗风险最小的静脉通路。

3. 刺激性及发疱性化疗药物建议使用中心静脉管路给药。

4. 持续化疗药物输注如 5-FU 持续泵入患者建议选择中心静脉管路输注。

5. 选择静脉留置针输注化疗药物时，应避免同一部位的血管连续输注，建议每日更换穿刺部位，减少对同一血管的持续刺激，减轻对血管的损伤。

6. 对于血管条件差、输注发疱类化疗药物，但存在血栓高风险的患者，也可选择留置中心静脉管路，化疗结束及时拔除。

7. 禁止使用一次性钢针进行化疗药物输注。

3.4 常用抗肿瘤药物使用规范

3.4.1 顺铂使用的注意事项有哪些

1. 配制好的溶液在室温避光条件下可稳定 24 小时。

2. 给药时需要严格避光。

3. 给药前后 24 小时内，必须进行充分的水化治疗，保证每日尿量 2000~3000ml。

3.4.2 顺铂常见的不良反应及护理要点有哪些

1. 消化道反应　多表现为恶心、呕吐，为剂量限制性毒性，可持续至用药后一周。做好解释工作，减轻患者的焦虑；指导患者按时服用止吐药物；保持室内无异味，减少不良刺激。

2. 电解质紊乱　低血镁、低血钙。定期查血生化检查，及时发现异常。

3. 肾脏毒性　可表现为血尿，严重时出现肾功能障碍。指导患者多饮水，增加尿量，以减轻药物对肾脏的毒性。

4. 骨髓抑制　一般与用药剂量有关，骨髓抑制一般在 3 周左右达高峰。治疗后每周查 1～2 次血常规，及时发现异常，进行处理；避免到公共场合，减少感染机会，必要时戴口罩；室内定时开窗通风，注意保暖。

5. 神经毒性　可表现为运动失调、肌痛、上下肢感觉异常等。指导患者注意安全。

6. 耳毒性　可出现耳鸣和高频听力减低，多为可逆性，不须特殊处理。

7. 过敏反应　如心率加快、血压降低、呼吸困难、面部水肿等。密切观察患者用药后反应，如有异常能够及时发现和处理。

3.4.3　卡铂配置和使用的注意事项有哪些

1. CBP、伯尔定（进口）、卡铂（国产）在配置和贮存上有所不同。

2. 伯尔定可用 5% 葡萄糖注射液或 0.9% 氯化钠注射液稀释。国产卡铂需用 5% 葡萄糖注射液溶解稀释。

3. 溶解后的卡铂、伯尔定室温中可保存 8 小时，冷藏 4℃ 可保存 24 小时。

4. 滴注时不需避光但应避免日光直晒。

3.4.4　奈达铂使用的注意事项有哪些

1. 使用 0.9% 氯化钠注射液溶解，不宜使用 pH＜5 的溶液，如电解质溶液、5% 葡萄糖注射液或葡萄糖氯化钠注射液等。

2. 静脉滴注，滴注时间不应少于 1 小时，滴完后需继续静脉输液 1000ml 以上。

3. 本药在存放及滴注时应避免日光直晒。

3.4.5　奥沙利铂配置和使用的注意事项有哪些

1. 溶于 5% 葡萄糖注射液 250～500ml 中，禁用碱性溶液或氯化钠注射液配制。

2. 稀释后的溶液 2～8℃ 可保存不超过 24 小时。

3. 稀释后的溶液应在 2～6 小时内输完。

4. 与 5 - 氟尿嘧啶合用时，奥沙利铂应先于 5 - 氟尿嘧啶使用。

3.4.6 奥沙利铂常见的不良反应及护理要点有哪些

1. 骨髓抑制　中性粒细胞减少、血小板减少。

2. 胃肠道反应　可表现为恶心、呕吐、腹泻及黏膜炎。

3. 神经系统反应　急性、剂量累积性毒性，主要为外周感觉神经病变。

4. 使用本品过程中应注意保暖，以减轻感觉神经毒性。

5. 因本品低温可致喉痉挛，故不得进食冰冷食物或用冰水漱口。

6. 如出现药物外渗，忌冷敷。

3.4.7 吡柔比星配置和使用的注意事项有哪些

1. 溶解本药只能用 5% 葡萄糖注射液或注射用水。

2. 现用现配，溶解后药液需及时用完，室温下放置不得超过 6 小时。

3. 本药为发疱性药物，建议经中心静脉给药。

3.4.8 吡柔比星常见的不良反应及护理要点有哪些

1. 骨髓抑制　为剂量限制性毒性，主要表现为粒细胞减少。

2. 心脏毒性　急性心脏毒性表现为可逆性心电图变化，慢性心脏毒性呈剂量累积性。输液过程中予心电监护，及时发现异常情况。

3. 脱发　发生率约为 40%。与患者沟通做好解释工作，减轻焦虑，推荐患者选择合适的假发。

4. 胃肠道反应　恶心、呕吐、食欲不振、口腔黏膜炎、偶尔有腹泻。

5. 其他　膀胱内注药可出现尿频、排尿痛、血尿等膀胱刺激征，严重者会出现膀胱萎缩。治疗时观察患者排尿情况，输注本品的患者尿液可呈淡红色，做好患者解释工作。

6. 本药为发疱性药物，避免注射时渗漏至血管外，建议经中心静脉给药。

3.4.9 表柔比星使用的注意事项有哪些

1. 注射用水溶解后，0.9% 氯化钠注射液稀释，终末浓度不超过 2mg/ml。

2. 本药为发疱性药物，避免注射时渗漏至血管外，建议经中心静脉给药。

3. 本药与肝素有配伍禁忌，不可与肝素混合注射。

4. 不可肌内注射和鞘内注射。

3.4.10 多柔比星使用的注意事项有哪些

1. 注射用水溶解后，0.9%氯化钠注射液或5%葡萄糖注射液或氯化钠葡萄糖注射液稀释。

2. 本药为发疱性药物，避免注射时渗漏至血管外，建议经中心静脉给药。

3. 本药与肝素有配伍禁忌，不可与肝素混合注射。

4. 禁止用于鞘内注射。

3.4.11 多柔比星脂质体配置和使用的注意事项有哪些

1. 本品只能溶于5%葡萄糖注射液中，药品剂量<90mg：用5%葡萄糖注射液250ml稀释；药品剂量≥90mg；用5%葡萄糖注射液500ml稀释。给药前后只能用5%葡萄糖注射液冲洗静脉管路。

2. 输注时间30分钟以上。为减少滴注反应，输注开始15分钟内给药速率应不大于1mg/min。如无滴注反应，250ml的药液可于60分钟内输完。

3. 禁用于皮下和肌内注射。

4. 本药为发疱性药物，避免注射时渗漏至血管外，建议经中心静脉给药。

3.4.12 柔红霉素使用的注意事项有哪些

1. 用0.9%氯化钠注射液250ml溶解稀释。

2. 静脉滴注一般1小时内滴完。

3. 本药为发疱性药物，避免注射时渗漏至血管外，建议经中心静脉给药。

4. 本药与肝素钠不相容，可产生沉淀物，与地塞米松注射液、安曲南、别嘌醇钠、氟达拉滨、哌拉西林/三唑巴坦和氨茶碱等混合不相容。

3.4.13 放线菌素 D 使用的注意事项有哪些

1. 用 0.9% 氯化钠注射液溶解稀释。

2. 本品为发疱性药物，建议经中心静脉给药。

3. 当本药漏出血管外时，应立即用 1% 普鲁卡因局部封闭，或用 50～100mg 氢化可的松局部注射，同时做冷、湿敷。

4. 维生素 K 可降低其效价，故用本药时慎用维生素 K 类药物。

3.4.14 丝裂霉素使用的注意事项有哪些

1. 给药时避免药物外渗，以免发生组织坏死或局部反应，建议经中心静脉给药。

2. 为保证药品效价，溶解后尽快使用为宜。

3.4.15 丝裂霉素常见的不良反应及护理要点有哪些

1. 骨髓抑制是最严重的毒性，可致白细胞及血小板减少，应定期查血常规，发现异常及时处理。

2. 恶心、呕吐多发生于给药后 1～2 小时。按时给予止吐药物，减轻恶心、呕吐症状。

3. 对局部组织有较强的刺激性，若药物漏出血管外，可引起局部疼痛、坏死和溃疡，建议经中心静脉给药。如使用外周静脉治疗，选择前臂粗、直、有弹性的血管进行输液，随时观察输液时外周静脉情况，及时发现异常，给予处理。

3.4.16 博来霉素使用的注意事项及不良反应有哪些

1. 注射本药前 30 分钟给予抗过敏药物预处理，以减轻发热反应。

2. 静脉注射可引起血管疼痛，应注意注射速度，尽可能缓慢给药，每次时间不少于 10 分钟。

3. 深部肌内注射局部出现硬结时应及时更换注射部位，并予以外敷减轻硬结。

4. 淋巴瘤患者易引起高热、过敏甚至休克，用药前做好充分准备。

5. 用药后避免日晒。

6. 常见不良反应有发热、过敏反应、肺纤维化或间质性肺炎。

33

3.4.17　长春地辛使用的注意事项有哪些

1. 静脉注射时溶解于 0.9% 氯化钠注射液溶解，静脉滴注时溶解于5% 葡萄糖注射液。

2. 药物溶解后应在 6 小时内使用。

3. 本药为发疱性药物，避免注射时渗漏至血管外，建议经中心静脉给药。

4. 药物漏出血管外可造成患者疼痛、皮肤坏死或溃疡，一旦发生药物渗漏，遵医嘱进行封闭处理，临床常用 2% 利多卡因 2ml + 地塞米松 5mg + 0.9% 氯化钠注射液稀释至 20ml，于外渗穿刺点下方进行扇形注射，注射范围要大于外渗范围。同时可进行冷敷。

3.4.18　长春新碱使用的注意事项及常见不良反应有哪些

1. 本药仅用于静脉注射。

2. 静脉给药时避免日光直接照射。

3. 本药为发疱性药物，建议经中心静脉输注。

4. 药液入眼，立即用大量 0.9% 氯化钠注射液冲洗，并外涂地塞米松眼膏。

5. 主要不良反应为神经系统毒性，表现为外周神经症状，如指端、趾端、手掌麻木，腱反射迟钝或消失，偶见麻痹性肠梗阻。

3.4.19　长春瑞滨使用的注意事项、常见不良反应及护理要点有哪些

1. 药物溶于 0.9% 氯化钠注射液并于短时间（15 ~ 20 分钟）静脉输注，滴注后应使用 0.9% 氯化钠注射液冲洗静脉。

2. 药物开启后或配制后的稀释液，室温下可保存 24 小时。

3. 操作时，谨防药物污染眼球引起严重刺激。

4. 注意药物相互作用：勿用碱性溶液稀释，以免引起沉淀；不宜与伊曲康唑、泊沙康唑、酮康唑合用，因其可使抗有丝分裂药物的肝脏代谢减少，从而增加神经毒性；与丝裂霉素合用时，丝裂霉素的肺毒性会增加。

5. 本药为发疱性药物，经外周静脉输注可出现静脉炎，注射部位疼痛、麻木感，重者可出现局部红肿、水疱，甚至局部组织坏死或溃疡，建议经中心静脉给药。

6. 骨髓抑制主要表现为中性粒细胞减少，也可出现贫血和血小板减少，定期监测血常规变化。

7. 自主神经毒性表现为小肠麻痹引起的便秘，观察有无排便习惯的改变，及时发现肠麻痹的发生。

3.4.20 紫杉醇使用的注意事项及常见不良反应有哪些

1. 已经配制好的紫杉醇溶液室温下可保存 24 小时。

2. 使用带有过滤装置的非聚氯乙烯输液器输注。

3. 紫杉醇治疗前遵医嘱给予预处理，预防过敏反应。

4. 一般静脉滴注时间为 3 小时。

5. 联合铂类给药时，应先用紫杉醇后用铂类，减轻骨髓抑制。

6. 输注本品期间应密切监测生命体征，尤其是给药开始的 15 分钟内。

7. 常见不良反应

（1）过敏反应：脸红、皮疹、低血压、呼吸困难、心动过速、高血压、胸痛等，输液过程中密切观察病情变化。

（2）骨髓抑制：中性粒细胞减少、贫血。

（3）神经毒性：会出现肢端麻木，观察患者肢端温、痛觉的变化，给予安全指导。

（4）关节痛/肌痛：紫杉醇治疗后 2～3 天出现，几天后恢复。

3.4.21 多西他赛使用的注意事项及常见不良反应有哪些

1. 配置好的多西他赛注射用溶液，应在室温及正常光线下，可保存 4 小时，静脉滴注 1 小时。

2. 不良反应

（1）过敏反应：大多发生在多西他赛开始输注的最初几分钟内，常出现面部潮红、伴有或不伴有瘙痒的皮疹、胸闷、背痛、呼吸困难及发热或寒战。重度反应包括低血压和/或支气管痉挛或全身皮疹/红斑，停止输液并进行对症治疗后即可恢复。

（2）皮肤及皮下组织类疾病：通常为轻至中度可逆转的皮肤反应，常表现为皮疹，常见于手、足，或发生臂部、脸部及胸部的局部皮疹，常伴有瘙痒。多发生在药物输注后一周内。

（3）体液潴留：包括外周水肿，通常开始于下肢并可能发展至全身伴体重增加 3kg 或以上。

3.4.22 紫杉醇（白蛋白结合型）配置和使用的注意事项有哪些

1. 配置方法　在无菌操作下，每瓶用 0.9% 氯化钠注射液 20ml 沿瓶内壁缓慢注入，时间不应该少于 1 分钟，将药瓶静置至少 5 分钟，以保证冻干粉完全浸透，如果产生泡沫，静置 15 分钟直至泡沫消退。稀释后的紫杉醇白蛋白结合型可以在室温和室内光照条件下保存 8 小时。

2. 溶解后的紫杉醇白蛋白结合型可以在避光 2~8℃ 保存 8 小时。

3. 配制及滴注时不需要使用特殊材质的无增塑剂输液装置，不可使用孔径小于 15μm 滤器的输液器。

4. 静脉滴注 30 分钟，以减少与滴注相关的反应。

3.4.23 依托泊苷使用的注意事项有哪些

1. 不宜静脉注射，一般滴注时间不应少于 30 分钟，如滴速过快可出现低血压、喉痉挛等过敏反应。

2. 本药稀释后立即使用，若有沉淀产生严禁使用。

3. 禁止用于胸腔、腹腔和鞘内注射。

4. 禁止用于儿童肌内注射。

3.4.24 替尼泊苷使用的注意事项有哪些

1. 卫萌（进口）可溶于 0.9% 氯化钠注射液或 5% 葡萄糖注射液，邦莱（国产）只能溶于 0.9% 氯化钠注射液中。

2. 配制好的终浓度为 0.1~0.4mg/ml 的药液室温可保存 24 小时，终浓度为 1mg/ml 的药液其稳定性稍差，建议 4 小时内输完以减少发生沉淀的可能性。

3. 本品不应静脉注射或静脉快速输注，滴注时间不少于 30 分钟。

3.4.25 伊立替康使用的注意事项、常见不良反应及护理要点有哪些

1. 现用现配，通常滴注时间为 30~90 分钟。

2. 进口伊立替康：配制好的溶液室温条件下（25℃）贮藏时间不超过 6 小时。

3. 常见不良反应有迟发性腹泻、骨髓抑制（中性粒细胞减少）、急性胆碱能综合征、脱发。

4. 迟发性腹泻通常在用药 24 小时后发生，持续时间可能较长，可能会导

致脱水、电解质紊乱，甚至危及生命。遵医嘱指导患者正确服用止泻药物，出现腹泻首次服用易蒙停 4mg，随后每 2 小时服用易蒙停 2mg，直至腹泻停止后 12 小时。密切观察排便性状，必要时查血电解质发现异常及时处理。

5. 急性胆碱能综合征给药后即刻或 24 小时内出现，表现为腹泻、出汗、流泪、视物模糊等症状，应给予阿托品 0.5 ~ 1mg 皮下注射。

3.4.26 盐酸托泊替康使用的注意事项有哪些

1. 先用注射用水溶解，再加 0.9% 氯化钠注射液或 5% 葡萄糖注射液稀释。

2. 配制后的溶液应立即使用，不避光 30℃ （奥罗那为 20 ~ 25℃） 可保存 24 小时。

3. 静脉滴注时间通常不超过 30 分钟。

3.4.27 环磷酰胺使用注意事项及常见不良反应有哪些

1. 环磷酰胺水溶液仅能稳定 2 ~ 3 小时，最好现用现配。

2. 本药的代谢产物对尿路有刺激性，应鼓励患者多饮水，大剂量应用时应进行水化、利尿，同时给予尿路保护剂美司钠进行解救。

3. 常见不良反应有泌尿系反应（出血性膀胱炎）、骨髓抑制、消化道反应。

3.4.28 异环磷酰胺使用注意事项及常见不良反应有哪些

1. 本药水溶液不稳定，现用现配。

2. 本药可能诱发突变甚至致癌，应避免接触皮肤及黏膜。

3. 本药的代谢产物对尿路有刺激性，应用时应鼓励患者多饮水，大剂量应用时应水化、利尿，同时给予尿路保护剂美司钠进行解救。

4. 由于西柚中有某种物质可能影响异环磷酰胺的活化而减弱其治疗效果，因此患者须避免食用西柚和饮用西柚汁。

5. 常见不良反应有泌尿系反应（出血性膀胱炎）、骨髓抑制、中枢神经系统毒性。

3.4.29 达卡巴嗪配置和使用的注意事项有哪些

1. 用 0.9% 氯化钠注射液 10 ~ 15ml 溶解，用 5% 葡萄糖注射液 250 ~ 500ml 稀释后滴注。

2. 对光和热不稳定，遇光或热易变红，需现配现用，避光输注。

3. 输注不宜太快，防止药物外渗，避免对局部组织刺激。

3.4.30 达卡巴嗪常见的不良反应有哪些

1. 消化道反应 如食欲不振、恶心、呕吐、腹泻等。

2. 骨髓抑制可致白细胞和血小板下降、贫血。

3. 少数患者可出现"流感"样症状，如全身不适、发热、肌肉疼痛，也可有面部麻木、脱发。

4. 局部反应 注射部位可有血管刺激反应。

3.4.31 卡莫司汀使用的注意事项及常见不良反应有哪些

1. 现用现配，配制好的药液应快速静脉滴注。

2. 常见不良反应有骨髓抑制，消化道反应，肝、肾脏毒性。

3.4.32 福莫司汀配置和使用的注意事项有哪些

1. 使用自带的乙醇溶液溶解，用5%葡萄糖注射液250ml稀释。

2. 现用现配，配制好的溶液需避光输注，静脉输注时间应在1小时以上。

3.4.33 尼莫司汀使用的注意事项及常见不良反应有哪些

1. 溶解后尽快使用。

2. 禁止皮下及肌内注射。

3. 输注时不可使药液外漏，以免局部硬结坏死。

4. 常见不良反应有骨髓抑制、间质性肺炎及肺纤维化。

3.4.34 氟尿嘧啶使用的注意事项及常见不良反应有哪些

1. 持续静脉滴注给药易发生静脉炎，建议中心静脉给药。

2. 与四氢叶酸合用时，先用四氢叶酸后用氟尿嘧啶可增加其疗效。

3. 与甲氨蝶呤合用时，应先给甲氨蝶呤，4~6小时后再给氟尿嘧啶，否则会减效。

4. 常见不良反应有黏膜炎、骨髓抑制、手足综合征、脱发。

5. 保持口腔清洁，用漱口液漱口，避免口腔黏膜炎的发生。

3.4.35 甲氨蝶呤使用的注意事项及常见不良反应有哪些

1. 甲氨蝶呤静脉滴注后应按时给予亚叶酸钙解救。大剂量甲氨蝶呤治疗除给予亚叶酸钙解救外，需进行大剂量水化和碱化尿液。

2. 持续监测毒性反应和甲氨蝶呤清除情况，按时监测甲氨蝶呤血药浓度。

3. 常见不良反应有口腔黏膜溃疡、白细胞减少、恶心和胃部不适。

3.4.36 阿糖胞苷使用的注意事项及常见不良反应有哪些

1. 配制方法　静脉滴注时先用自带溶媒溶解，再溶入 0.9% 氯化钠注射液或 5% 葡萄糖注射液中；鞘内注射时只能用不含防腐剂的 0.9% 氯化钠注射液溶解。

2. 常见不良反应

（1）骨髓抑制：抑制程度随使用剂量和疗程的增加而增加。

（2）感染。

（3）阿糖胞苷综合征：发热、肌痛、骨痛。

3.4.37 氟达拉滨配置和使用的注意事项有哪些

1. 每支用注射用水 2ml 溶解，再配制到 0.9% 氯化钠注射液 100ml 中（静脉推注配制到 10ml 中）。

2. 配制好的药液滴注时间一般为 30 分钟。

3.4.38 吉西他滨使用的注意事项有哪些

1. 配制好的药液应在室温贮存并在 24 小时内使用，不得冷藏，以防结晶析出。

2. 静脉滴注时间通常不超过 30 分钟。

3.4.39 吉西他滨常见的不良反应及护理要点有哪些

1. 骨髓抑制为剂量限制性毒性，表现为白细胞减少（主要为粒细胞降低）和血小板减少，尤其以血小板减少为著。发生血小板降低时，要预防和及时发现出血征象，查看皮肤有无出血点、瘀斑等；能口服的药物尽量避免注射，延长有创操作的按压时间；血小板低于 $50 \times 10^9/L$ 时，减少活动，避免碰伤；血小板低于 $30 \times 10^9/L$ 时，应绝对卧床休息。

2. 可出现一过性发热，体温高达 39℃。密切监测体温变化，及时发现异常情况，给予处理。

3. 可见皮疹、皮肤红、瘙痒等皮肤过敏反应。予患者宣教，出现皮肤瘙痒及皮疹时及时就医，避免使用碱性皂液清洁皮肤，剪短指甲，避免抓挠。

3.4.40 培美曲塞二钠使用的注意事项有哪些

1. 配好的培美曲塞二钠溶液，无须避光，其物理及化学特性 24 小时内保持稳定。

2. 本药不能溶于含有钙的稀释剂，包括林格氏乳酸盐注射液和林格氏注射液。

3. 静脉滴注前观察药液有无沉淀及颜色变化，如有异样，不能滴注。

4. 静脉滴注 10 分钟以上。

5. 与顺铂联合使用时，应在本药给药结束 30 分钟后再给予顺铂滴注。

6. 给药前应给予患者预处理

（1）地塞米松：剂量遵医嘱，口服，一日 2 次，在化疗给药的前 1 天、当天和之后一天给药（共三天）。

（2）叶酸：剂量遵医嘱，每日 1 次，化疗给药前 5～7 日起至化疗后的三周内。

（3）VitB$_{12}$：遵医嘱给药，肌内注射。

3.4.41 培美曲塞二钠常见的不良反应有哪些

1. 骨髓抑制为剂量限制性毒性，以中性粒细胞减少为主。

2. 感觉异常做好安全宣教，避免受伤等。

3. 消化道反应：腹泻、恶心、呕吐、口腔炎和咽炎。

4. 发热、皮疹和脱屑。

3.4.42 重组人血管内皮抑制素使用的注意事项有哪些

1. 常见心脏毒性反应，建议给药时进行心电监护。

2. 静脉输注时间一般为 3～4 小时。

3. 常见不良反应有窦性心动过速、轻度 ST－T 改变、房室传导阻滞、房性早搏、偶发室早。

3.4.43 培门冬酶使用的注意事项有哪些

1. 本药液可直接抽取使用，应深部肌内注射。单一部位注射给药应少于 2ml，抽取药液后需分三个部位深部肌内注射。

2. 用药前 30 分钟使用抗过敏药物预处理。

3.4.44 左旋门冬酰胺酶使用的注意事项有哪些? 如何配置皮试

1. 首次使用或已用过但停药一周及以上者，需做皮试。

2. 皮试配制方法：取 1 支门冬酰胺酶（10000u）加入 5ml 灭菌注射用水或 0.9% 氯化钠注射液溶解，取 0.1ml 药液加入 0.9% 氯化钠注射液至 10ml，抽取 0.1ml 皮试液做皮试，皮试液终浓度为 20U/ml。

3. 皮试结果至少观察 1 小时，结果为阴性方可使用。

4. 肌内注射时，应加入 2ml 0.9% 氯化钠注射液加以稀释，每一个肌注部位每一次的肌注量不应超过 2ml。静脉给药时，输注时间不得短于半小时。

3.4.45 醋酸奥曲肽微球注射液配置、使用的注意事项及常见不良反应有哪些

1. 配制前从冰箱中取出药物，在室温下放置 30 ~ 60 分钟。

2. 溶解药物时垂直拿起小瓶轻敲瓶壁，保证粉末全部落到瓶底，将溶剂沿瓶壁缓慢注入后静置，直到粉末完全浸透，一般需要 2 ~ 5 分钟。待粉末完全浸透后，顺时针轻轻转动小瓶直到形成奶状悬浮液。

3. 抽吸药液时针头朝下，小瓶呈 45 度角倾斜抽吸药液。

4. 更换针头排气。

5. 快速深部肌内注射。

6. 常见不良反应有腹泻、腹痛挛痛、胃肠胀气；注射部位肿痛、硬结。

3.4.46 西妥昔单抗使用的注意事项有哪些

1. 药物可加入无菌的真空输液袋或者是 0.9% 氯化钠注射液中，不可直接用原玻璃瓶输注，尽量不用排气管。

2. 现用现配，初次使用，给药时间不少于 120 分钟，以后不少于 60 分钟，最大滴注速率不超过 10mg/min。输注前、中、后严密监测生命体征，输注完毕至少用 20ml 0.9% 氯化钠注射液冲洗管路。

3. 每次用药前需给予抗组胺药物和皮质类固醇类药物处理，预防可能发生的过敏反应。

4. 滴注前后1小时内，不应输注其他药物。

3.4.47 西妥昔单抗常见的不良反应及护理要点有哪些

1. 过敏反应：轻中度反应包括发热、寒战、恶心、呼吸困难等症状；严重反应多发生在初次滴注期间或结束后1小时内，症状包括支气管痉挛、荨麻疹、低血压、意识障碍或休克。一旦发生重度输液反应，应立即停用本品，并进行紧急处理。

2. 皮肤反应发生率约80%，如痤疮样皮疹、干燥病、甲沟炎、脱屑、多毛症。应保持皮肤清洁，避免抓挠。

3. 眼部疾病主要为结膜炎。避免搓揉眼睛，有异常及时就医。

4. 电解质紊乱、低镁血症常见。

3.4.48 贝伐单抗使用的注意事项有哪些

1. 初次使用，给药时间应不少于90分钟，第二次不少于60分钟，以后可调整为30分钟。

2. 输注前、中、后监测血压，如果同天输入其他抗肿瘤药，应在贝伐单抗之后输注。

3. 中心静脉置管后48小时内，手术前后28天，有严重高血压、出血或血栓倾向者禁用。

4. 常见不良反应有高血压、出血、伤口愈合延迟、血栓、蛋白尿。

3.4.49 利妥昔单抗使用的注意事项及常见不良反应有哪些

1. 每次给药前30分钟需使用抗过敏药物预处理。

2. 初次滴注时推荐起始滴注速度为50mg/h，60分钟过后，可每30分钟增加50mg/h，直至最大速度400mg/h。

3. 再次滴注时开始速度为100mg/h，每30分钟增加100mg/h，直至最大滴速400mg/h。

4. 常见不良反应有寒战、发热、心慌、憋气、皮疹等过敏反应、肺损伤、感染。

3.4.50　尼妥珠单抗使用的注意事项及常见不良反应有哪些

1. 2~8℃保持稳定12小时，室温下稳定8小时，严禁冷冻。

2. 静脉输液给药，给药过程持续60分钟以上。

3. 常见不良反应有发热、皮疹。

3.4.51　曲妥珠单抗使用的注意事项及常见不良反应有哪些

1. 静脉滴注给药，严禁静脉推注或快速滴注。

2. 不能用5%葡萄糖注射液进行稀释（因其可使蛋白聚集）。

3. 使用自带溶媒溶解后，在2~8℃条件下可稳定28日（严禁冷冻），28日后剩余的溶液应弃去。

4. 药液在无菌条件下稀释后，可在2~8℃冰箱中保存24小时。

5. 常见不良反应有寒战、发热、恶心、呕吐、疼痛、头痛、呼吸困难、低血压、血压升高、皮疹和乏力。

3.4.52　甲磺酸伊马替尼胶囊口服的注意事项和不良反应有哪些

1. 随餐服用，并饮一大杯水。

2. 常见不良反应有水肿、颜面潮红、骨髓抑制、消化道反应、失眠。

3.4.53　口服舒尼替尼的注意事项及常见不良反应有哪些

1. 无须空腹，温开水送服。

2. 常见不良反应有疲劳乏力、口腔炎、皮疹、消化道反应、手足综合征、高血压、心功能异常、骨髓抑制。

3. 手足综合征的护理

（1）日常生活中避免手部和足部的摩擦及接触高温物品。

（2）保持手足皮肤湿润可有助于预防和使病灶早日痊愈。

（3）避免在阳光下暴晒。

（4）避免进食辛辣、刺激性食物。

（5）严重者在医生指导下使用药物治疗。

3.4.54　口服索拉非尼的注意事项及常见不良反应有哪些

1. 空腹服用，一般进食前1小时或进食后2小时服用。

2. 温开水吞服。

3. 常见不良反应有腹泻、皮疹、脱发、手足皮肤反应、高血压、腹泻、恶心、呕吐。

3.4.55 口服卡培他滨的注意事项及常见不良反应有哪些

1. 早晚餐后 30 分钟内用水整片吞服。

2. 常见不良反应有手足综合征、腹泻、恶心、呕吐、厌食、口腔黏膜炎。

3.4.56 口服替吉奥的注意事项及常见不良反应有哪些

1. 早晚餐后 30 分钟内用水吞服。

2. 常见不良反应有白细胞减少、贫血、血小板减少、腹泻、恶心、呕吐、食欲减退、口腔黏膜炎。

3.4.57 口服替莫唑胺的注意事项及常见不良反应有哪些

1. 服用本品应空腹，或进餐前至少隔 1 小时服用，服用前后可使用止吐药物。

2. 服药后出现呕吐将药物呕出，当天也不能补服。

3. 整粒吞服，不可打开或咀嚼。

4. 若胶囊有破损，应避免皮肤或黏膜与胶囊内粉状内容物接触。

5. 常见不良反应有恶心、呕吐、疲乏、便秘和头痛。

3.4.58 口服依维莫司的注意事项及常见不良反应有哪些

1. 无须空腹，温开水整片送服。

2. 常见不良反应有口腔黏膜炎、皮疹、间质性肺炎、乏力、腹泻等。

3.5 居家化疗

3.5.1 居家化疗患者护理要点有哪些

目前，国内居家化疗主要指肿瘤患者居家口服化疗药物或者携带便携式化疗泵居家静脉化疗。其护理要点如下。

1. 评估患者及家属对居家化疗相关知识的了解情况。

2. 根据评估结果给予患者及家属化疗相关知识宣教，并确认患者及家属掌握相关知识，以保证治疗安全。

3. 教会患者便携式化疗泵使用的注意事项以及药物流速是否正常的观察。

4. 教会患者做好居家化疗过程中的防护，避免化疗药物污染环境。

5. 教会患者应对居家化疗相关不良反应，保证化疗安全。如不良反应严重，应及时就医。

6. 居家静脉化疗时，应使用中心静脉进行输注，告知患者中心静脉管路自我护理要点。

3.5.2 携带便携式化疗泵居家化疗患者的护理要点有哪些

1. 评估患者居家环境及自我照顾能力。

2. 向患者及家属介绍化疗泵的结构及工作原理。

3. 指导患者将化疗泵携带于正确位置（化疗泵的出口与心脏同一水平）。

4. 嘱患者轻拿轻放化疗泵，避免磕碰导致泵体损伤漏液。

5. 正确妥善固定化疗泵，避免管路打折，并将限速器贴近皮肤，确保化疗泵滴注通畅。

6. 指导患者带泵期间日常生活注意事项。

7. 教会患者流速观察，及时识别异常情况，妥善处理。

3.5.3 如何指导患者居家口服化疗药物?

1. 向患者及家属讲解口服化疗药物的名称、作用、用法及常见不良反应。

2. 教会患者居家妥善保管药物，避免化疗药物污染环境。

3. 告诉患者化疗药物的口服时间，指导按时口服药物，保证治疗效果。

4. 指导患者预防和观察药物不良反应，并进行妥善处理，必要时及时就诊。

第 **4** 篇　静脉管理

4.1 概述

4.1.1 什么是静脉治疗

静脉治疗是指将各种药物、血液及血制品通过静脉注入血液循环的治疗方法，包括静脉注射、静脉输液和静脉输血。

4.1.2 常用的输液工具包括哪些

一次性静脉输液钢针、外周静脉留置针、中心静脉导管（CVC）、经外周静脉置入中心静脉导管（PICC）、输液港（PORT）以及输液辅助装置等。

4.1.3 什么是中心静脉导管（CVC）

导管末端位于上腔或下腔静脉的导管，包括经皮锁骨下静脉、颈内静脉、股静脉置管。

4.1.4 什么是经外周静脉置入中心静脉导管（PICC）

经上肢贵要静脉、肘正中静脉、头静脉、肱静脉、颈外静脉（新生儿还可通过下肢大隐静脉、头部颞静脉、耳后静脉等）穿刺置管，导管尖端位于上腔静脉或下腔静脉的导管。

4.1.5 什么是输液港（PORT）

完全植入人体内的闭合输液装置，包括尖端位于上腔静脉的导管部分及埋植于皮下的注射座。

4.1.6 常见静脉通路的冲封管指导意见

中华人民共和国家卫生和计划生育委员会发布，于 2014 年 5 月 1 日起实施的静脉治疗护理技术操作规范（WS/T 433—2013），提出了静脉管路冲封管指导意见，如下所示。

输液工具	冲管（0.9%氯化钠注射液）				封管
	非连续性输液	胃肠外营养	血液制剂输液	非治疗性冲管	
外周静脉留置针 PVC	>2ml	不适用	输血前 2ml 输血后 10ml	至少每 24 小时一次	0.9%氯化钠注射液≥2ml
经外周穿刺中心静脉导管 PICC	>5ml	5ml	输血前 5ml 输血后 10ml	治疗期至少每 24 小时一次；非治疗期至少每周一次	0～10U/ml 肝素盐水≥3ml
非隧道式导管 CVC	>5ml	5ml	输血前 5ml 输血后 10ml	治疗期至少每 24 小时一次；非治疗期至少每周一次	0～10U/ml 肝素盐水≥5ml
输液港 PORT	>5ml	5ml	输血前 5ml 输血后 10ml	通路连接情况下至少每周一次；通路不连接情况下至少每月一次	100U/ml 肝素盐水≥5ml

4.1.7　什么是药物渗出

静脉输液过程中，非腐蚀性药物进入静脉管腔以外的周围组织。

4.1.8　什么是药物外渗

静脉输液过程中，腐蚀性药物进入静脉管腔以外的周围组织。

4.1.9　什么是导管堵塞

血管内留置的导管部分或完全堵塞，致使液体或药液的输注受阻或受限。

4.1.10　什么是医用粘胶相关性皮肤损伤

在移除医用粘胶产品后的 30 分钟或 30 分钟以上出现持续性皮肤红斑和/或其他皮肤异常（包括但不限于水疱、大疱、糜烂或撕裂）。

4.1.11　导管相关性血流感染的判断标准是什么

带有血管内导管或者拔除血管内导管 48 小时内的患者出现菌血症或真菌血症，并伴有发热（>38℃）、寒战或低血压等感染表现，除血管导管外没有其他明确的感染源。实验室微生物学检查显示：外周静脉血培养细菌或真菌阳性；或者从导管段和外周血培养出相同种类、相同药敏结果的致病菌。

4.2 输液工具的选择及使用原则

4.2.1 常用静脉输液穿刺工具如何分类

1. 根据导管尖端置入的位置可分为 外周静脉导管、中心静脉导管。

2. 根据导管长度分为 短导管、中等长度导管、长导管。

3. 根据职业防护理念可分为 安全型（防针刺伤装置）、普通型（无防针刺伤装置）。

4. 外周静脉导管分为 外周静脉短导管（留置针）、中等长度导管（中线导管）。

5. 外周静脉短导管（留置针）根据整体设计可分为 密闭式留置针、开放式留置针。

6. 中心静脉导管分为 隧道式中心静脉导管及非隧道式中心静脉导管（CVC）、经外周置入的中心静脉导管（PICC）、输液港（PORT）。

7. 经外周置入中心静脉导管（PICC）根据结构分为 前端开口型、三向瓣膜型、末端瓣膜型。

4.2.2 选择静脉输液穿刺工具的原则有哪些

1. 根据治疗方案、治疗时间、留置时间、血管的完整性、患者的意愿以及输液装置的现有资源等因素进行评估。

2. 在满足输液治疗需要的前提下，选择管径最细、长度最短、管腔最少的导管。

3. 在满足输液治疗需要的前提下，选择穿刺次数最少、留置时间最长、对患者损伤最小、医疗风险最小的导管。

4. pH 值 <5、pH 值 >9 的药物、渗透压大于 900mOsm/L 的药物建议使用中心静脉导管给药。

5. 刺激性及发疱性化疗药物建议使用中心静脉导管给药。

6. 一次性静脉输液钢针可用于短期或单次的静脉给药（<4 小时），不可用于上述药物静脉输注。

7. 选择在 X 线下可显影的导管，以便导管意外脱落入体内的找寻和取出。

4.2.3 敷料更换原则有哪些

1. 穿刺点应覆盖无菌纱布或者无菌、透明、透气的敷料。

2. 透明的半透膜敷料（TSM）至少每 5~7 天更换 1 次；纱布敷料至少每 2 天更换 1 次。如纱布敷料和透明敷料一起使用时，应视同于纱布敷料。

3. 当敷料变潮、松动、污染需立即更换。

4. 当穿刺点周围皮肤出现疼痛和红肿时应更换敷料，酌情进行局部处理。

4.2.4 输液接头使用原则有哪些

1. 输液接头首选无针系统，并且要求使用螺口连接以保证操作安全。

2. 输液及推注药液前，应使用消毒剂擦拭输液接头的横切面及外围。消毒剂建议使用酒精、碘酊或洗必泰。

3. 输液接头常规应每 7 天更换一次或按照产品说明书要求更换。

4. 出现以下情况时应立即更换输液接头

（1）任何原因导致输液接头被移除时。

（2）需从导管里抽取血液培养样本之前。

（3）输液接头中有血液或者残留物时。

（4）输液接头可疑污染时。

4.3 外周静脉留置针的置入与维护

4.3.1 外周静脉留置针的血管选择要点有哪些

1. 首选前臂/手背静脉。

2. 粗直、弹性好、血流丰富的血管。

3. 避开关节和静脉瓣。

4.3.2 如何正确固定外周静脉留置针

1. 以穿刺点为中心用无菌透明敷料无张力塑型固定。

2. 延长管 U 型固定。肝素帽要高于导管尖端水平，且与血管平行。

3. 敷料要将隔离塞完全覆盖，可用胶带辅助固定。

4. Y型接口朝外。

4.3.3　外周静脉留置针的留置时间及期间观察要点有哪些

1. 留置时间　2016版静脉输液学会（INS）指南中对于外周静脉留置针的留置时间无明确时限要求，管路的拔除不能仅仅依据留置时间，因为目前并未确定最佳留置时间。每日评估管路的临床需求以及是否有并发症的发生，如果24小时甚至更长时间未使用或出现并发症，建议拔除外周留置针。

2. 观察要点

（1）穿刺点以透明敷料覆盖，保持敷料清洁干燥，如有污染、潮湿、松动需及时更换。

（2）严密观察穿刺部位，如出现红、肿、热、痛或沿静脉走向出现条索状发红，应拔除留置针，进行相应处理。

（3）如出现输液速度减慢，推注有阻力，应拔除导管重新穿刺，忌暴力推注。

4.3.4　留置外周静脉留置针的患者教育包括哪些内容

1. 置管前向患者做好解释工作，以取得配合。

2. 输液期间避免穿刺肢体下垂，以促进静脉血液回流。

3. 若穿刺部位出现红、肿、热、痛或其他异常情况，应立即告知护士并及时处理。根据治疗需要告知患者可能的留置时间。

4. 输液结束后，在正常的压力下，封管后可能还会有少许血液进入导管内属正常。如有回血至延长管，立即上举手臂使延长管高于穿刺点，并及时通知护士处理。

5. 告知患者穿刺侧肢体避免用力过度或剧烈运动，如打球、提重物等。

6. 保持穿刺部位干燥，沐浴时用防水膜保护，避免穿刺点感染，不可将留有导管的部位长时间浸在水中。

4.4　经外周静脉置入中心静脉导管的置入与维护

4.4.1　PICC置管的适应证包括哪些

1. 有缺乏外周血管通道倾向的患者。

2. 需长期静脉输液、反复输血或血制品的患者。

3. 输注刺激性药物，如化疗药物。

4. 输注高渗性或黏稠性液体，如甘露醇、TPN 等。

5. 其他：家庭病床患者等。

4.4.2 PICC 置管的禁忌证包括哪些

1. 缺乏合适的外周穿刺静脉。

2. 穿刺部位有感染或损伤。

3. 置管途径有放疗史、血栓形成史、外伤史、血管外科手术史。

4. 接受乳腺癌根治术和腋下淋巴结清扫术后的患侧肢体。

5. 纵隔肿瘤、上腔静脉压迫综合征。

6. 安装心脏起搏器。

4.4.3 PICC 置管时血管的选择原则包括哪些

1. 尽量选择血管直径粗、有弹性、静脉瓣少、血流量丰富的血管。

2. 首选贵要静脉，因其管径粗、解剖结构直、位置较深。

3. 次选肘正中静脉和头静脉。

4.4.4 如何合理选择 PICC 导管

新生儿导管的选择：1.9Fr；儿童导管的选择：3Fr、4Fr；成人导管的选择：4Fr（单腔）、5Fr（单腔、双腔）、6Fr（三腔）。

4.4.5 常用 PICC 导管规格及流速是多少

根据 CTCAE4.0 不良事件评价标准，常见化疗药物不良反应分级见下表。

规格	种类	流速（重力速度 ml/h）
1.9Fr	单腔（普通）	20
3 Fr	单腔（普通）	246
4 Fr	单腔（普通）	540
	单腔（耐高压）	1272
5 Fr	单腔（耐高压）	1185
	双腔（耐高压）	578/578
6 Fr	三腔（耐高压）	1163/275/275

4.4.6 PICC 导管置入后如何进行导管尖端的定位

X 线定位：导管尖端位于上腔静脉和右心房交界处。

4.4.7 如何测量 PICC 置管长度及上臂围

1. 长度 从预穿刺点沿静脉走向至右胸锁关节，向下至第 3 肋间即为导管置入长度。

2. 臂围 在肘窝上方 10cm 处测量上臂围。

4.4.8 PICC 导管维护要点包括哪些

1. 严格执行无菌操作原则。

2. 首次更换敷料的时间应在导管置入后 24 小时内，以后至少每 5～7 天更换一次无菌透明敷料。

3. 穿刺点局部以 75% 酒精、浓度不低于 0.5% 碘伏消毒，或用浓度 >0.5% 葡萄糖酸氯乙定乙醇消毒，消毒范围≥15cm，同时观察皮肤有无感染征象。

4. 穿刺点以无菌透明敷料覆盖。当穿刺点有血性渗出、分泌物过多及由于各种原因造成敷料松脱、卷曲、污染、破损时应随时更换敷料。

5. 妥善固定导管，防止扭曲、打折、滑脱等。

6. 保持管路通畅，每次治疗完毕用 10ml 及以上 0.9% 氯化钠注射液脉冲式冲管，再用 0～10U/ml 的肝素钠盐水 2～3ml 正压封管；冲管和封管均应使用 10ml 及以上注射器或一次性专用冲洗装置。治疗间歇期至少每 7 天冲封管一次。

7. 在输入化疗药物、氨基酸、脂肪乳等高渗、高刺激性药物及输血后，均应及时冲管，以免造成导管损害或因部分药物沉淀在导管内壁上引起导管阻塞。

8. 给药前后或使用两种不相容药物之间应用 0.9% 氯化钠注射液脉冲式冲洗导管。

9. 如果遇到阻力或者抽吸无回血，应进一步确定导管的通畅性，不应强行冲洗导管。如确定导管已脱出血管外，则应拔除导管，严禁重新插入。

10. 拔除 PICC 导管：消毒后，缓慢匀速拔除导管。确认导管的完整性。

4.4.9 不同类型 PICC 导管的固定方法包括哪些

1. 巴德三项瓣膜的固定方法　S 形、L 形、C 形、U 形。

2. 前端开口耐高压导管固定方法　除以上固定方法外还可"一"字形固定。

4.4.10 PICC 置管期间患者教育包括哪些内容

1. 置管前教育　向患者及家属介绍 PICC 置管的目的、优点、适应证、操作方法及并发症。

2. 置管中教育

（1）告知患者保持放松的心情，以降低应激反应的强度，防止血管痉挛。

（2）指导患者采取正确卧位，做好正确的转头动作。

（3）告知患者如有不适，应及时告诉操作者。

3. 置管后教育

（1）PICC 导管应由专业护士进行护理。

（2）导管置入后 24 小时内更换敷料，以后常规至少每 5~7 天对导管进行一次维护。

（3）告知患者注意保持穿刺处皮肤清洁干燥，勿自行撕下敷料。如发现敷料污染、可疑污染、松脱时，应及时到医院更换。

（4）告知患者每日观察穿刺点周围皮肤有无红、肿、疼痛、渗血、渗液，有无脓性分泌物及肢体肿胀等异常情况。

（5）置管后适当活动该侧肢体，每日做抓握攥拳动作，热敷，每次 10 分钟，一日 3 次，持续一周。如果穿刺点上方沿静脉走行出现红、肿、热、痛或条索状改变，应及时就医。

（6）告知患者置管侧手臂上方不要扎止血带、测血压，不要提重物，不能做托举哑铃等持重的锻炼。

（7）告知患者注意保护外露的输液接头，防止导管损伤或将导管拉出体外，外露导管长度有变化或发现异常，及时就诊。

（8）PICC 宜用于中长期静脉治疗，可用于任何性质的药物输注。

（9）不应用于高压注射泵注射造影剂和血液动力学监测（耐高压导管除外）。

（10）避免游泳、盆浴、泡浴。淋浴时使用防水膜在导管穿刺周围缠绕保护，若敷料潮湿、松动应及时到医院更换。

4.5 中心静脉导管（CVC）的维护

4.5.1 CVC 置管的适应证包括哪些

1. 预计接受短期输液治疗（6 周以内）的患者。
2. 预计采血的频次较多的患者。
3. 有缺乏外周血管通道倾向的患者。
4. 输注高渗性或黏稠性液体，如甘露醇、TPN 等。
5. 输注刺激性药物，如化疗药物。
6. 与其他有同样作用的血管通路相比，患者更接受 CVC。

4.5.2 CVC 置管的禁忌证包括哪些

1. 穿刺局部有破损或感染的患者。
2. 局部有放疗史、血栓形成史、外伤史、血管外科手术史的患者。
3. 有出血倾向的患者。
4. 有纵隔肿瘤、上腔静脉压迫综合征的患者。
5. 有心脏起搏器的患者同侧禁忌留置 CVC。

4.5.3 CVC 置管的维护要点包括哪些

1. 严格执行无菌操作原则。
2. 至少每 5～7 天更换一次无菌透明敷料。
3. 穿刺点局部以 75% 酒精、浓度不低于 0.5% 碘伏消毒，或用浓度 >0.5% 葡萄糖酸氯乙定乙醇消毒，消毒范围≥15cm，同时观察皮肤有无感染征象。
4. 穿刺点以无菌透明敷料覆盖。若穿刺点有血性渗出、分泌物过多及由于各种原因造成敷料松脱、卷曲、污染、破损时应随时更换敷料。
5. 妥善固定导管，防止扭曲、打折、滑脱等。
6. 保持管路通畅，每次治疗完毕用 10ml 及以上 0.9% 氯化钠注射液脉冲式冲管，再用 0～10U/ml 的肝素钠盐水 2～3ml 正压封管；冲管和封管均应使用 10ml 及以上注射器或一次性专用冲洗装置。治疗间歇期至少每 7 天冲封管一次。

7. 在输入化疗药物、氨基酸、脂肪乳等高渗、高刺激性药物及输血后，都应及时冲管，以免因部分药物沉淀在导管内壁上引起导管阻塞。

8. 给药前后或使用两种不相容药物之间应用 0.9% 氯化钠注射液脉冲式冲洗导管。

9. 如果遇到阻力或者抽吸无回血，应进一步确定导管的通畅性，不应强行冲洗导管。如确定导管已脱出血管外，则应拔除导管，严禁重新插入。

10. 拔除 CVC 导管：消毒后，嘱患者吸气、憋住，拔出导管，确认导管的完整性。

4.5.4 CVC 置管期间患者教育包括哪些

1. 置管前教育　协助医生向患者及家属讲解中心静脉穿刺置管的目的、意义、操作程序、配合方法、可能导致的并发症以及置管后的注意事项，以取得患者和家属的理解、信任和配合。

2. 置管后教育

（1）告知患者注意保持穿刺处皮肤清洁干燥，勿自行撕下敷料。如发现敷料污染、可疑污染、松脱时，应及时更换。

（2）告知患者注意保护外露的输液接头，防止导管损伤或将导管拉出体外，外露导管长度有变化或发生异常，及时与医护人员联系。

（3）告知患者每日观察穿刺点周围皮肤有无红、肿、疼痛、渗血、渗液，有无脓性分泌物及肢体肿胀等异常情况，如有异常，及时告知医务人员。

（4）告知患者穿开襟宽松衣服，避免紧身或高领衣服，注意保护导管，以防脱出。

（5）避免游泳、盆浴、泡浴。淋浴时使用防水膜在导管穿刺周围保护，若敷料潮湿、松动应及时更换。

4.6 输液港的维护

4.6.1 输液港注射部位如何进行消毒

1. 消毒范围　以输液港港体为中心，直径为 20cm × 20cm。

2. 消毒剂及消毒方法　75% 乙醇棉球消毒 3 遍待干后，再用浓度不低于 0.5% 的碘伏棉球消毒 3 遍，或用 2% 葡萄糖酸氯己定消毒 3 遍，按顺时针 – 逆时针 – 顺时针的消毒顺序摩擦消毒。

4.6.2　输液港使用时穿刺要点包括哪些

1. 非主力手的拇指、示指和中指固定注射座，做成三角形，将输液港拱起，另一只手将无损伤针的两翼合并持稳，以三指的中点为穿刺点垂直进针，直达储液槽底部。

2. 抽回血确认针头位置无误后脉冲式冲洗导管，连接输液接头。

4.6.3　无损伤针使用的要点包括哪些

1. 静脉输液港应使用专业无损伤穿刺针，穿刺时动作轻柔，感觉有阻力时不可强行送针，无损伤计针尖斜面宜与输液港港座出口方向相反。

2. 穿刺成功后可根据实际情况选择厚度适中的纱布垫于针翼下方，妥善固定穿刺针，再用透明敷料固定，防止穿刺针脱出。

3. 持续输液时，无损伤针应每 7 天更换一次。

4. 拔针时动作轻柔，避免发生针刺伤，建议使用安全型无损伤针。

4.6.4　输液港的维护注意事项包括哪些

1. 严格遵守无菌操作原则。

2. 冲、封管和静脉注射给药时必须使用 10ml 及以上的注射器。

3. 每次给药前必须抽回血证实注射针位于输液港内方可给药，给药后必须以脉冲方式冲洗导管，有效地冲刷注射座储液槽的残余药液及血液，并正压封管，以免导管阻塞及相关感染发生。

4. 密切观察穿刺部位是否有肿胀、烧灼感、疼痛等症状。

5. 非耐高压导管禁止高压注射泵推注造影剂。

6. 非治疗期间或较长时间不用时，每 4 周冲封管一次。

4.6.5　输液港留置期间患者教育包括哪些内容

1. 告知患者置管 24 小时内，置管侧肢体减少活动，注意不要挤压、撞击输液港港体，避免港体处受到过度摩擦。

2. 输液港使用期间必须使用无损伤针穿刺，每 7 天更换一次。

3. 保持输液港局部皮肤清洁干燥，观察局部皮肤有无发红、肿胀、烧灼感、疼痛等炎性反应，如有问题及时就诊。

4. 告知患者每 4 周进行一次导管维护，须由专业人员进行操作。

5. 带管期间不影响日常生活，但避免置管侧肢体过度活动，如打羽毛球、举托哑铃或做引体向上和甩臂等运动。

6. 保护好输液港置入部位，带针治疗期间不宜进行沐浴。拔除无损伤针后，局部覆盖无菌敷料，24 ~ 48 小时后去除，2 ~ 3 天后方可沐浴。

7. 除耐高压导管外，CT 或核磁等检查禁止使用高压注射器经此管路注射造影剂，以免造成导管破裂。

4.7 冲管与封管的操作要点是什么

1. 经 PVC 输注药物前宜通过输入 0.9% 氯化钠注射液确定导管在静脉内；经 PICC、CVC、PORT 输注药物前宜通过回抽血液来确定导管在静脉内。

2. PICC、CVC、PORT 的冲管和封管应使用 10ml 及以上注射器。

3. 给药前后宜用 0.9% 氯化钠注射液脉冲式冲洗导管，如果遇到阻力或抽吸无回血，应进一步确定导管的通畅性，不应强行冲洗导管。

4. 输液完毕应用导管容积加延长管容积 2 倍的 0.9% 氯化钠注射液或肝素盐水正压封管。

5. 肝素盐水浓度：PORT 可用 100U/ml，PICC 及 CVC 可用 0 ~ 10U/ml。

6. PVC 可用 0.9% 氯化钠注射液封管。

7. 冲管方法：使用 0.9% 氯化钠注射液，以脉冲方式冲洗导管，即推一下停一下的冲管方法，使 0.9% 氯化钠注射液在导管内形成涡流，有利于将导管内的残留药物或血液冲洗干净。

8. 正压封管方法

（1）正压接头 推注封管液剩余 0.5 ~ 1ml 时，直接分离注射器。

（2）平压接头 推注封管液剩余 0.5 ~ 1ml 时，夹闭拇指夹，分离注射器，如无拇指夹，则边推封管液边分离注射器，推注速度大于分离速度。

（3）负压接头 推注封管液剩余 0.5 ~ 1ml 时，夹闭拇指夹，分离注射器，如无拇指夹，不建议使用。

4.8 静脉输液管路相关并发症的预防及处理

4.8.1 如何预防静脉炎

1. 操作者严格遵守无菌操作原则及手卫生原则。

2. 尽量避免在瘫痪侧肢体置管和输液。

3. 根据输入的溶液及药物的类型、pH 值、渗透压、浓度、剂量、给药速度，选择适当的输注途径。

4. 经外周输液时，有计划地更换输液部位。

5. PICC 置管时，应正确评估置管部位及血管，选择合适的导管型号，合理摆放置管体位，严格规范置管操作。建议使用塞丁格技术和超声引导下置管，穿刺部位在肘横纹以上，减少机械性静脉炎的发生。

6. 严格控制各种微粒通过静脉输液进入血液循环。

7. 护士应根据静脉炎的临床分级标准识别静脉炎的征象。

8. 对所有穿刺部位和肢体应常规进行评估，询问患者有无疼痛、发热、刺痛、灼痛和其他不适。

9. 进行管路维护时，75% 乙醇消毒应避开穿刺点，以免发生化学性静脉炎。

4.8.2 发生静脉炎的处理措施有哪些

1. 评估静脉炎的程度。

2. 外周静脉置管部位一旦出现静脉炎应立即拔管。

3. 血栓性静脉炎遵医嘱给予抗凝治疗或溶栓治疗，必要时拔管。

4. 如有脓性分泌物，取分泌物进行细菌培养，给予针对性治疗。

5. 对穿刺部位进行消毒，遵医嘱局部应用喜疗妥、如意金黄散等药物涂抹或使用湿热敷等方法。

6. 使用湿性敷料局部粘贴，缓解静脉炎症状。

7. 抬高发生静脉炎肢体，避免局部受压。

8. PICC 静脉炎治疗 3 天后症状无缓解，建议拔除导管。

4.8.3 如何预防药物外渗

1. 评估发生药物外渗的风险因素，包括患者的年龄、健康状况、输液史和过敏史以及输注药物的理化性质。

2. 选择合适的输液工具，发疱性药物建议选择中心静脉管路，禁止使用头皮钢针输液。

3. 尽量选择条件良好的静脉以提高穿刺成功率。避免选择肘窝、手腕、下肢、淋巴结清扫后患侧肢体的血管，避免在同一血管的相同部位反复穿刺。

4. 妥善固定导管，嘱患者避免过度活动置管侧手臂。

5. 输液速度适当，嘱患者穿刺部位上方衣物勿过紧，避免静脉内压力过高。

6. 加强患者巡视，密切观察穿刺部位有无红、肿、热、痛，皮肤有无紧绷、硬化或冰冷迹象。

7. 若出现局部疼痛应警惕药液渗出，即使有回血也不能排除药液渗出的可能。

8. 加强患者教育，告知患者药物外渗相关的风险因素以及预防措施，提高管路选择的依从性；正确识别药物外渗的相关症状，及时报告及时处理。

4.8.4　发生药物外渗的处理措施有哪些

1. 一旦发现药物外渗，应迅速停止输液，保留原有导管尽量回抽局部渗漏的残液，抬高受累部位以利于静脉回流。

2. 评估患者药物外渗的部位、面积、外渗药物的量，皮肤的颜色、温度、疼痛等。

3. 根据不同药物选择不同解毒剂，遵医嘱进行局部封闭处理。临床常用2%利多卡因2ml＋地塞米松5mg＋0.9%氯化钠注射液稀释至20ml，于外渗穿刺点下方进行扇形注射，注射范围要大于外渗范围。

4. 根据药物特性选择冷热敷。外渗发生的24小时内，给予间断冷敷或冰敷，每次15～20分钟，使局部血管收缩，减少药液向周围组织扩散，减轻疼痛和防止组织坏死。但长春新碱和依托泊苷宜用热敷，奥沙利铂不主张冷敷。

5. 48小时内抬高患肢、制动、休息。抬高患肢，降低毛细血管静脉压，有利于静脉回流，促进渗出后吸收。

6. 定期观察和评估渗出部位，包括活动、感觉和肢端活动情况等并记录在患者的病历中。

4.8.5　如何预防中心静脉置管后渗血及血肿发生

1. 置管前评估患者既往史、用药史、出血和凝血时间，严格把握置管适应证。

2. 正确掌握静脉输液工具选择原则。

3. 合理选择置管部位，熟练掌握置管技术。

4. 穿刺后1周内最好在穿刺点局部加压固定。

5. 对于存在出血倾向的患者，置管时穿刺点处可使用明胶海绵或藻酸钙敷料加压止血，同时可增加按压力度和时间。

4.8.6　发生渗血及血肿的处理措施有哪些

1. 穿刺点局部压迫止血或加压包扎，可用明胶海绵（或藻酸钙敷料、消毒棉球、小纱布等）在穿刺点加压固定，渗血过多时增加换药频次。

2. 置管完毕后限制穿刺侧肢体过度活动，如渗血不止通知医生及时处理。

4.8.7　如何预防中心静脉导管堵塞

1. 置入导管后，确定导管尖端的正确位置，排除打折、盘绕或其他异常情况。

2. 加强管路维护，掌握正确的脉冲式冲管及正压封管方法。

3. 注意药物间的配伍禁忌，不相容药物之间应使用0.9%氯化钠注射液或葡萄糖溶液进行管路冲洗。

4. 输注营养液及血液制品后、经静脉导管采血后，应及时用0.9%氯化钠注射液冲管，防止阻塞。

5. 使用带有过滤器的输液装置。

6. 加强带管出院患者的健康宣教，使其定期进行导管维护。

4.8.8　发生中心静脉导管堵塞的处理措施有哪些

1. 检查导管是否打折，及时发现和处理机械性堵塞。

2. 可尝试推注少量0.9%氯化钠注射液冲洗导管，如阻力较大，不可强行推注。

3. 回抽法：血凝块堵塞可用 10ml 注射器回抽血凝块后，再用 0.9% 氯化钠注射液冲管。

4. 尿激酶负压注射溶栓法：以 1ml 注射器抽吸含 5000U/ml 尿激酶1ml，接三通管直臂，三通侧臂连接 10ml 注射器空针，导管尾端连接三通直臂，先使导管与侧臂相通，回抽 10ml 空注射器，形成负压，旋转三通，迅速使两直臂相通，尿激酶会被导管内负压吸入少量，停留 30 分钟至 1 小时后抽出，若一次未通，可重复此过程。

5. 对于脂肪乳导致的导管堵塞，可用 75% 乙醇负压注射溶解法，具体操作同尿激酶负压溶栓法。

6. 如导管复通失败，需拔除导管。

4.8.9 如何预防导管相关性血栓

1. 严格掌握留置导管的适应证和禁忌证。

2. 合理使用导管，选择合适的导管种类及导管型号。

3. 减少置管过程中对血管内膜的损伤。

4. 置管后沿穿刺静脉走行向上给予热敷，每日 3 次。

5. 嘱患者适当抬高置管侧肢体，并经常进行握拳等运动以加快血流速度，避免置管侧肢体过度屈伸、外展、旋转，以减少因导管随肢体运动而增加对血管内壁的机械性刺激。

6. 在输液及休息时避免长时间压迫置管侧肢体，以免导致血流速度减慢。

7. 执行正确的冲管及封管操作。

8. 加强置管后的观察与护理，如患者主观感觉置管侧肢体、腋窝、肩臂部酸胀、疼痛时，应给予高度重视，必要时进行血管超声检查。

4.8.10 发生导管相关性血栓的处理措施有哪些

1. 嘱患者抬高患肢，以高于心脏水平 20～30cm 为宜，禁止按摩患肢，以免造成栓子脱落。

2. 嘱患者做握拳动作，以促进静脉血液回流，减轻肢体肿胀。

3. 观察记录患肢温度、皮肤颜色，动脉搏动等情况，以利于判断疗效。

4. 遵医嘱抗凝治疗。

4.8.11 如何预防导管相关感染

1. 根据患者需要尽量应用管腔较少的中心静脉管路，以免增加感染风险。

2. 严格遵守无菌操作和手卫生原则，避免污染，包括连接、给药、输液、冲封管、更换敷料等操作时。

3. 在中心静脉导管置入过程中严格遵守无菌最大化操作原则。

4. 在进行置管前及导管维护时，使用皮肤消毒剂有效消毒皮肤。

5. 穿刺部位覆盖无菌敷料，并给予定期更换。

6. 定期更换输液装置及附加装置，在连接各种附加装置前，充分消毒。

7. 配置药液时严格遵守无菌操作原则。

8. 治疗结束后，尽早移除静脉留置导管。

9. 加强患者及家属的健康教育。

4.8.12 发生导管相关感染的处理措施包括哪些

1. 穿刺点感染

（1）发现穿刺点感染，通知医生，遵医嘱对脓性分泌物进行培养。

（2）彻底清除分泌物，穿刺点局部按压碘伏棉球，并对受到影响的区域局部涂抹药膏。

（3）局部进行湿热敷。

（4）遵医嘱口服或静脉抗感染治疗。

（5）局部治疗有效，可继续保留导管并动态观察导管使用情况，适当增加导管维护频次。

（6）局部治疗无效，拔除导管。

2. 输液港囊袋感染 囊袋感染属导管相关感染中的局部感染，包括置港处皮肤切口感染或无损伤针穿刺部位感染，一般有输液港座周围皮肤硬化、红肿等表现，还可伴有周围软组织蜂窝织炎或全身感染症状，如高热、寒战，部分患者还可自囊袋处抽出脓液。

（1）通知医生。

（2）局部消毒及更换敷料。

（3）遵医嘱静脉抗感染治疗。

（4）根据抗感染治疗效果，酌情拔除导管。

3. 中心静脉导管相关性血流感染

（1）可疑存在导管相关性血流感染时，遵医嘱留取导管血和外周血标本。

（2）遵医嘱进行抗感染治疗。

（3）根据血培养结果或抗感染治疗效果，判断导管是否需要拔除。

4.8.13 如何预防导管破损

1. 置管前，充分预冲导管，检查导管的完整性。

2. 置管过程中避免锐器损伤导管。

3. 正确冲封管，预防导管阻塞，冲封管遇阻力时，禁止暴力冲管。

4. 正确选择置管位置，合理固定导管，避免打折。

5. 避免无菌胶带直接粘贴导管，避免酒精消毒导管。

6. 加强日常维护，避免因重力和外力牵拉致使导管破裂或断裂。

7. 禁止高压注射及 10ml 以下的注射器用于各类非耐高压中心静脉导管。

4.8.14 发生导管破损的处理措施包括哪些

1. 一体化导管出现破损时立即拔除导管。

2. 末端裁剪式导管根据导管破损位置酌情修剪导管或拔除导管。

3. 一旦发生导管断裂入血管内，应及时结扎近心端血管，如腋下扎止血带，降低血流速度，防止导管脱入心脏，迅速到放射科检查导管所在体内位置，根据所在位置请介入科或外科医生协助取出导管。

4.8.15 医用粘胶相关性皮肤损伤包括哪些类型

1. 机械性损伤　包括表皮剥脱、表皮撕裂伤、张力性损伤。

（1）表皮剥脱：表皮细胞层的脱落，损伤表浅呈不规则形状，或皮肤呈现发亮的状态，开放性损伤可能伴随红肿与水疱。

（2）表皮撕裂伤：表皮细胞层或表皮与真皮细胞层完全分离。

（3）张力性损伤：皮肤被牵拉，出现发红或水疱。

2. 刺激性接触性皮炎　贴膜部位发红、肿胀和/或水疱，持续时间较短。

3. 过敏性皮炎　贴膜处或周边部位皮肤发红、丘疹、瘙痒伴或不伴有渗液，持续时间较长。

4. 毛囊炎　毛囊周边皮肤炎性反应，可能是非化脓性（丘疹）或含有脓液（脓疱）。

5. 浸渍　皮肤呈现出皱缩，颜色变白或灰。

4.8.16　如何预防医用粘胶相关性皮肤损伤

1. 0°角或 180°角缓慢移除敷料，并用手指反向固定皮肤，避免过度牵拉皮肤。

2. 确保粘贴区域的清洁干燥，必要时减去毛发。

3. 顺毛发方向去除敷料。

4. 对于皮肤敏感的患者，局部使用不含酒精的皮肤保护剂。

5. 充分待干后粘贴敷料及胶带，确保无张力粘贴。

6. 轻柔抚平敷料，避免气泡和褶皱。

7. 高危人群可用低黏性、可延展敷料，尤其是关节部位。

4.8.17　发生医用粘胶相关性皮肤损伤的处理措施包括哪些

1. 如已发生皮损，去除敷料时从边缘松解敷料，如无预留角，可用胶带贴在敷料边缘，以便移除敷料或胶带。必要时使用 0.9% 氯化钠注射液去除敷料。

2. 粘贴敷料时尽量避开皮损部位，如无法避开时可用湿性敷料粘贴。

3. 如皮损严重，可使用碘伏消毒皮肤，如对碘伏过敏，可使用 0.9% 氯化钠注射液消毒皮肤，消毒待干后用湿性敷料或用纱布固定皮肤及导管，根据情况适当增加敷料更换频次。

4. 经临床护理干预 7 天后，症状无缓解，请皮肤科会诊，进一步处理。

4.9　如何经血管通路装置采血

1. 经套管针采血　先抽 1ml 血液弃去，更换注射器后再取所需的标本血量，抽血后用 5ml0.9% 氯化钠注射液冲管并正压封管。

2. 经中心静脉导管采血　先抽 5ml 血液弃去，更换注射器后再取所需的标本血量，抽血后用 20ml0.9% 氯化钠注射液脉冲式冲管并正压封管。

第 **5** 篇　放疗护理

5.1 概述

5.1.1 什么是放射治疗

放射治疗简称放疗，是用高能射线治疗肿瘤的临床治疗方法，是治疗恶性肿瘤的重要手段之一。

5.1.2 放射治疗在肿瘤综合治疗中的地位和作用如何

1. 放疗是治疗恶性肿瘤最重要的手段之一。1992 年世界卫生组织报告，45% 的恶性肿瘤可以治愈，其中手术、放疗和药物治疗的贡献分别为22%、18% 和 5%，充分说明了放疗在现代肿瘤治疗中的地位和作用。

2. 据统计，约 70% 的肿瘤患者在病程中需要放疗。部分肿瘤可以通过放疗得以根治，如鼻咽癌、喉癌、恶性淋巴瘤、宫颈癌、皮肤癌等；大部分肿瘤可以通过放疗提高疗效，减少复发，如食管癌、肺癌、直肠癌、上颌窦癌、乳腺癌、脑瘤等；部分肿瘤可以通过放疗减轻痛苦，提高生存质量，如脑、骨、椎体转移瘤等。

5.1.3 放射治疗的常见治疗方式有哪些

1. 按放射源与病变的距离，放射治疗分为远距离治疗和近距离治疗。

（1）远距离治疗又称外照射，是放射线位于体外一定距离的照射。放射线经过皮肤和部分正常组织集中照射体内的某一肿瘤部位，是目前临床使用的主要照射方法。三维适形放疗、调强放疗、伽玛刀、X 刀等都属于外照射。

（2）近距离治疗又称内照射，它与外照射的区别是将密封放射源直接放入被治疗的组织内或放入人体的天然腔内如鼻、咽、食管、气管、宫腔等部位进行照射。后装治疗、粒子植入属于内照射，目前内照射治疗的主要病种是宫颈癌。

2. 按治疗目的可分为根治性放疗、姑息性放疗和综合性放疗。

5.1.4 放疗治疗中常用的缩写及其涵义

1. 大体肿瘤体积（gross tumor volume，GTV）　指临床体检、影像、病理检查显示的恶性肿瘤的位置和范围，包括原发肿瘤、转移淋巴结。如果肿瘤已被切除则认为没有大体肿瘤体积。

2. 临床靶体积（clinical target volume，CTV）　它包括 GTV、亚临床病灶和可能浸润的范围。

3. 计划靶体积（planning target volume，PTV）　为了确保人体内的 CTV 能得到既定的照射剂量，考虑到各种不确定因素（器官生理运动、摆位误差、机器误差、多次治疗之间的误差等），在 CTV 基础上外放的一定范围所包括的体积。

4. 三维适形放疗（3 dimensional conformal radiation therapy，3DCRT）　在照射野方向上，照射野的形状与靶区形状一致的放疗称作适形放疗（conformal radiation therapy，CRT）。三维方向上每一个照射野的形状均与靶区形状一致的适形放疗称三维适形放疗（3DCRT）。

5. 调强适形放疗（intensity modulation radiation therapy，IMRT）　不但照射野形状与靶区形状一致，而且通过调节照射野内各点的输出剂量率确保靶区内部及表面剂量处处相等的三维适形放疗称作调强适形放疗（IMRT）。

6. 立体定向放射治疗（stereotactic body radiation therapy，SBRT）　其基本原理是用旋转的方法实现多野集束照射，可以单次或多次照射，达到靶区高剂量照射而边缘剂量锐减的效果，称立体定向放射治疗（stereotactic radiation therapy，SRT），也称 X 刀。因单次剂量较常规治疗大，生物学效应高，又称为大分割立体定向放射治疗（hypofractionated radiation therapy，HSRT）、立体定向消融放射治疗（stereotactic ablative radiation therapy，SART）。SRT 开始用于颅内病变治疗，后逐步用于体部病变治疗，称为立体定向体部放射治疗（SBRT）。

5.1.5　放射治疗的流程是什么

1. 普通放疗的流程包括放疗前准备、体位固定、CT 模拟扫描、靶区和正常组织勾画、放疗计划制定、确认和实施、质量控制和质量保证、放疗疗效评估。

2. 三维适形或调强放疗的流程包括放疗前准备、体模制作、CT 模拟定位、图像传输和三维重建、靶区范围和危及器官勾画、放疗计划制定、确认和实施、质量控制和质量保证、放疗疗效评估。

5.1.6 放疗的疗程和时间是多少

体外照射时，肿瘤剂量受到皮肤和正常组织耐受量的限制，需选择不同能量的放射线和采用多野照射技术，同时保护正常组织及减少脏器功能损伤，须将总剂量作适当分割，即将一个疗程定为 4～6 周，每周照射 5 次，每日一次称常规分割法。近年来有人采用每日照射多次，2～3 周为一疗程，称超分割法。X 刀、伽玛刀等放疗可在 1～5 天完成。

5.2 放疗前准备

5.2.1 放疗前的患者需要做哪些常规准备

1. 心理准备　治疗前简明扼要地向患者介绍有关放疗的知识、治疗前要做的准备工作、治疗中常见的副作用及需要配合的注意事项。可为患者提供图文并茂的放疗宣教手册，陪同患者到放疗科参观，并说明放疗时工作人员不能留在治疗室内的原因，但仍可在操作台监测，消除患者的恐惧心理，使其积极配合治疗。

2. 身体准备　放疗前需要处理严重内科合并症，并治疗已经存在的肿瘤合并感染、出血等，使患者达到能够耐受放疗的条件，如果便血不严重，可以直接放疗。因贫血会影响放疗的疗效，因此应积极在放疗前止血并纠正贫血。育龄期女性患者需告知治疗期间和治疗后 2～3 年内避免妊娠，有条件患者可以在治疗前进行生殖细胞储备。

5.2.2 头颈部放疗患者的准备工作有哪些

1. 头颈部放疗的患者，在放疗开始前需进行口腔科洁齿、修补和拔除坏牙，可减少放疗中和放疗后的口腔感染、溃疡、放射性龋齿等并发症。修补和拔除坏牙后，休息 1～2 周创面愈合后才能开始放疗。

2. 气管切开患者如行放疗需将金属套管换成塑料套管或硅胶管，避免加重正常组织的损伤。

3. 对放疗可能带来的口腔并发症，应教会患者预防措施，如保持口腔清洁、改善口干的方法、预防龋齿的措施。告知患者头颈部放疗对咀嚼肌和下颌骨产生的影响及应对措施等。

5.2.3 盆腔放疗患者的准备工作有哪些

1. 治疗会尽可能地保护卵巢和睾丸的功能，有生育需求的患者可以在治疗前进行生殖细胞储备。对于生育期女性患者，需要告知放疗会导致不孕、性激素水平下降或提前绝经。

2. 盆腔炎症患者治疗前应控制感染。

3. 盆腔放疗的患者在放疗定位前 1 小时排空膀胱和直肠，将30%磺海醇 20ml 溶于 600~800ml 饮用水中，于定位前 1h 分次饮入以显影小肠，并使膀胱充盈以减少小肠的受照剂量，在复位及每次放疗时均采用同样的方法饮水 600~800ml。

5.3 放疗常见不良反应/并发症及护理

5.3.1 放疗常见不良反应有哪些

1. 放疗常引起一些全身反应或局部反应，其反应程度视照射剂量、照射体积的大小及个人对放射线的敏感程度不同而不同。

2. 常见的全身性反应如下。

（1）消化道反应：表现为乏力、食欲不振、恶心、呕吐及腹泻等。

（2）造血系统抑制：以白细胞和血小板减少为常见。

（3）皮肤过敏反应：表现为皮肤瘙痒、丘疹样荨麻疹等。

（4）免疫功能抑制。

3. 常见的局部反应包括放射性皮炎、放射性口腔黏膜炎、放射性食管炎、放射性肺炎、放射性肠炎、放射性膀胱炎等。

5.3.2 放疗引起口腔黏膜炎的护理要点有哪些

1. 熟悉口腔黏膜炎发生的情况，通常表现为口腔黏膜充血、红肿、点状溃疡逐渐融合成片，可有伪膜形成。患者会主诉口干、味觉异常、进食疼痛，出血，严重者合并感染。一般治疗的 2~3 周开始出现，5 周左右达高峰，持续到放疗结束后 2~4 周，症状逐渐减轻。

2. 指导患者避免发生或加重口腔黏膜炎的危险因素。如戒烟酒、控制口干、避免进食过热、过酸、过硬及辛辣刺激的食物。放疗前洁齿，去除不良的修复体，放疗中停用活动的义齿，坚持餐后用含氟牙膏、软毛牙刷刷牙，保持口腔清洁。

3. 患者口咽明显充血水肿，斑点状白膜、溃疡形成时，每日漱口 8~10 次，可选用复方氯己定含漱液、0.05% 醋酸氯己定溶液、聚维酮碘漱口液、2% 碳酸氢钠溶液、粒细胞集落刺激因子漱口液等。也可口腔喷药如双料喉风散、溃疡糊、锡类散等及维生素 B_{12} 含服，促进溃疡愈合并有镇痛作用。进食疼痛者可用 0.5%~2% 利多卡因盐水溶液餐前 10 分钟含漱，减轻疼痛，保证进食。对于疼痛严重的患者，可遵医嘱使用止痛药，注意观察药物不良反应。

4. 重度口腔溃疡即口腔黏膜重度充血糜烂、融合成片状白膜，并有脓性分泌物时，需加强口腔护理，督促患者漱口，观察记录患者进食情况及溃疡的变化。

5.3.3 放疗引起口干的患者教育包括哪些内容

1. 向患者讲解口干的原因及减轻口干的措施。

2. 保持适宜的环境湿度，避免长时间处于干燥环境中，如在室内环境中应用空气加湿器，夜间睡眠时，可将加湿器放在床头等，必要时遵医嘱给予雾化吸入。

3. 指导患者戒烟、酒，避免饮用含酒精的饮料，避免过干、过硬的食物，如饼干等；饮食口味宜清淡，不宜过重，太咸会加重口干的症状。

4. 指导患者勤漱口，建议用氟化物漱口水漱口，既可保持口腔清洁又有利于保护牙齿，必要时行口腔护理以减少口腔内继发感染的可能。

5. 指导患者适当饮水，如可少量、多次的啜饮。大量、无节制的暴饮会增加排尿次数，给患者增加新的困扰。

6. 指导患者应用唾液替代品或味觉兴奋剂刺激唾液分泌，如木糖醇口香糖、山梨醇苹果酸含片、木糖醇含片等。

7. 预防口腔并发症：最常见的是龋齿和白色念珠菌感染。指导患者进餐后刷牙，每天至少用牙线清洁牙齿一次。限制含糖饮食，不吃黏、甜的小食品，如饼干、小点心、蜜饯等，限制饮用酸性饮料。根据患者龋齿发生的情况和唾液腺损伤程度，选择局部用氟的类型、方法和频率。局部使用含高浓度钙和磷的制剂。对病危易感人群建议口腔局部使用碱性或含抗真菌药物的漱口液、含片能预防白色念珠菌感染。

5.3.4 如何管理患者放疗期间的营养状况

1. 使用有效的营养筛查工具每周进行筛查，如 NRS 2002、PG - SGA。

2. 筛查发现患者有高危营养不良的风险应及早干预，可请营养师会诊。如 BMI 小于 18.5kg/m²，PG - SGA 评分为 C 级，体重有明显下降的患者（1 个月内体重下降 5% 或以上，或 6 个月内体重下降 10% 或以上）、治疗前由于肿瘤侵犯或疼痛导致吞咽困难的患者等。

3. 监测患者治疗期间体重或饮食状况的变化，以便判断营养摄入是否充足。

4. 如果患者预期不能进食超过 7 天应开始营养治疗，或超过 10 天进食量不足平时的 60% 可给予肠内营养。

5. 口服营养不足时考虑鼻饲，如果需要 4 周以上的管饲营养应考虑胃造瘘。

6. 放疗中监测患者营养相关指标的变化，给予营养干预，包括膳食咨询或补充，直到治疗后 3 个月。

5.3.5 放射性皮炎的临床表现有哪些

1. 放射性皮炎是放疗引起的最常见的组织损伤，约 95% 的肿瘤放疗患者会发生放射性皮炎，其中 85%~87% 会在治疗期间或之后经历中度至重度放射性皮炎，严重的放射性皮炎会导致治疗的中断，影响肿瘤的局部控制率和患者的预后。

2. 临床表现为局部红斑和水肿、皮肤脱屑、脱发、纤维化和组织坏死等。红斑一般出现在放疗的 2~3 周，表现为皮肤瘙痒，斑片状皮肤发红。随着治疗的进行，红斑反应愈加明显，并出现局灶性的表皮脱落，称干性皮炎。当基底层不能产生足够的细胞来取代表皮细胞的脱落时，皮肤会出现水肿、水疱、糜烂、渗出，称湿性皮炎。一般发生在放疗 4 周以后，在放疗结束后 1~2 周达高峰，持续至治疗结束 4 周左右，此期间皮肤有感染的危险。放射性皮肤溃疡表现为灰白色坏死组织覆盖，边界清楚，底部较光滑，形成火山口样痂下溃疡，有剧痛，临床上很少见。慢性的放射性皮炎为放疗后数日或数年出现的反应，表皮萎缩变薄，浅表毛细血管扩张，有色素沉着、脱屑，皮肤瘙痒，易受损破溃。高能射线可致皮下组织纤维化，有时呈板样坚硬，纤维化的程度与早期皮肤反应的程度无关。

3. 根据 RTOG 急性放射性皮肤损伤的分级标准，将放射性皮炎分为 5 级：0 级为照射野皮肤无反应；1 级为干性脱皮，皮肤发红、脱发、无汗；2 级为鲜红色红斑、斑片状湿性脱皮、中度水肿；3 级为严重湿性脱皮、融合大片、凹陷性水肿；4 级为皮肤出现溃疡、出血和坏死。

5.3.6 放射性皮炎的护理要点有哪些

1. 加强宣教，说明保护照射皮肤对预防皮肤反应的意义。如选用全棉柔软内衣，避免粗糙衣物摩擦；照射野皮肤可用温水和柔软毛巾轻轻沾洗，局部禁用肥皂擦洗或热水浸浴；局部皮肤禁用碘酒、酒精等刺激性消毒剂，禁用化妆品及有刺激的药膏；避免冷热刺激，如热敷、冰袋等；照射区皮肤禁止刮除毛发，宜用电动剃须刀，防止损伤皮肤造成感染；照射区皮肤禁做注射点；外出时防止日光直接照射，应予以遮挡；局部皮肤不要搔抓，皮肤脱屑切忌用手撕拨；多汗区皮肤如腋窝、腹股沟、外阴等保持清洁干燥。

2. 根据出现的皮肤反应程度不同给予不同的护理。1 级：保持皮肤清洁，避免损伤；干燥脱屑可给予亲水性保湿剂，而皮肤瘙痒和刺激可以使用少量皮质激素；使用三乙醇胺乳膏、3M 皮肤保护膜、美菲等可能降低皮肤反应的发生；外用保湿剂、凝胶、乳液，或敷料可以造成局部高剂量的影响，因此不应在放疗前应用。2~3 级：保护创面，防止继发感染，创造湿性环境，促进伤口愈合。常用的敷料包括水凝胶、水胶体敷料、软聚硅酮敷料等。可疑有感染时，如渗液增多，出现异味、脓点等需对伤口进行细菌培养。感染性伤口可选用抗感染敷料，如银离子的敷料等。4 级临床很少发生。

5.3.7 放射性食管炎患者的临床表现及护理要点有哪些

1. 急性放射性食管炎常出现于放射开始后 2 周左右。表现为进食疼痛或胸骨后疼痛。当放疗与化疗药物如环磷酰胺、阿霉素等合用时更为严重。

2. 护理要点

（1）心理护理：说明此为放射反应，并非病情加重。

（2）给予细、碎、软的食物，避免刺激性的食物、饮酒及硬食，每次进食后可饮温开水冲洗食管，减轻炎症与水肿。

（3）进食疼痛明显者，可用 0.5% ~2% 利多卡因盐水溶液饭前含服，每次 20 ~40ml，以减轻疼痛。

（4）对严重咽下困难、食后呕吐者，应及时补液。

（5）密切观察患者疼痛的性质，有无呛咳、体温、脉搏、血压的变化，以便及时发现食管瘘及食管穿孔出血的危象。

5.3.8 如何评估患者出现放射性肺炎的风险

1. 照射面积 照射面积增加，出现放射性肺炎的风险也增加。

2. 照射部位 照射部位位于肺门纵隔附近易发生，肺尖部较少发生。

3. 照射剂量 照射剂量增加，出现放射性肺炎的风险也增加。

4. 联合化疗 放疗前或放疗中并用化疗药如环磷酰胺、阿霉素、丝裂霉素、紫杉醇等可降低肺的耐受量，出现放射性肺炎的风险增加。

5. 吸烟、年老体弱、肺部慢性病变如合并慢性支气管炎、肺气肿、肺部感染、合并糖尿病者风险增加。

5.3.9 放射性肺炎患者的临床表现及护理要点有哪些

1. 放射性肺炎是胸部肿瘤放疗过程中常见的并发症，肺组织受照射 30 ~40Gy/3 ~4 周后，受照肺组织呈现急性渗出性炎症。有症状的放射性肺炎发病率为 5% ~15%，联合化疗时发生率增加。

2. 放射性肺炎分为急性和慢性两个阶段：急性期发生在治疗后的 3 周，4 ~6 周达到高峰，常见症状为刺激性干咳，可能有低热、盗汗及呼吸困难。慢性期主要因肺纤维化而造成，表现为持续性、刺激性干咳及肺功能减退，通常于治疗后的 2 ~3 个月出现，可持续多年。治疗主要是大量的肾上腺皮质激素、抗生素和吸氧等。

3. 护理要点

（1）吸烟是放射性肺炎的诱发因素之一，应嘱患者戒烟；同时注意保暖，防治感冒以免诱发放射性肺炎。

（2）对刺激性咳嗽的患者予镇咳剂；对有痰不易咳出者，按时给予雾化吸入。

（3）监测患者体温、咳嗽、咳痰情况，及时留取痰标本。

（4）按时、按量给予激素治疗，同时注意观察长期应用激素的其他不良反应。

（5）监测患者血糖、心率、外周血氧饱和度等的变化，必要时查血气分析。

（6）密切观察患者有无胸闷、气短、憋气、发绀等表现，发现病情变化及时处理。

5.3.10 如何评估和及早发现患者出现放射性心脏损伤

1. 放射性心脏损伤包括放射性心包炎、放射性心肌病、放射性冠心病、瓣膜损伤及放射性传导系统损伤。在乳腺癌、食管癌、肺癌等放疗时均可并发心脏损伤。心脏损伤最早的表现是窦性心动过速。放疗中和放疗后心电图异常的发生率达 28.7% ~ 61.5%，是放射性心脏损伤最常见的表现。

2. 评估患者的基础情况，暴露的年龄越小、时间越长、吸烟、肥胖及既往有高脂血症、糖尿病、高血压、心脏病病史的患者放射性心脏损伤的风险增加。

3. 了解治疗方案及其对心脏的影响：内分泌治疗、曲妥珠单抗的应用、同步化疗使心脏的毒性增加。

4. 识别引起心律失常的常见因素：如严重低血钾、酸中毒、低血钙等酸碱平衡失调、严重的高血压或服用影响心脏收缩而导致心律失常的药物、过度疲劳、吸烟、酗酒或饮浓茶、咖啡等刺激性饮料以及情绪波动较大等。

5. 加强治疗前、中、后的心电监护，定时巡视患者，了解患者有无不适主诉。

5.3.11 放射性肠炎患者的临床表现是什么

放射性肠炎（radiation enteritis，RE）是腹腔、盆腔或腹膜后恶性肿瘤经过放射治疗后引起的肠道并发症，可以累及小肠、结肠和直肠。临床主要表现为腹痛、腹泻、里急后重、肛门坠痛、黏液血便等。轻者症状常可以耐受，重者症状则持续很长时间，并伴慢性出血，最后可能发展为直肠狭窄或形成肠瘘。

5.3.12 放射性肠炎的护理要点有哪些

1. 评估患者出现放射性肠炎的相关因素，如放射治疗的总剂量、放射野的范围、放疗时程及剂量分割。消瘦患者、女性、高龄，合并高血压、糖尿病及动脉粥样硬化，联合化疗、既往有过腹部或盆腔手术史者好发。

2. 加强宣教和指导：如放射治疗前需排便，以减少直肠过量照射；腔内照射时避免臀部活动及用力咳嗽，以免施源器脱出、移位，造成直肠照射量过高；有盆腔手术史者进行收腹、收缩肛门运动，促进肠蠕动及盆腔器官的血液循环；高血压、糖尿病患者控制血压、血糖的稳定；在放疗中及放疗后坚持阴道冲洗，及时处理穹窿部的溃疡、坏死或积脓；避免进食刺激、不易消化及产气的食物。

3. 出现症状时给予患者解释，消除恐惧心理。

4. 按医嘱口服消炎、止泻药物，保持肛周皮肤的清洁和完整。

5. 观察和记录患者排便的性状、腹痛的性质，防止水、电解质紊乱，出现便血及时处理。

6. 必要时给予药物保留灌肠，常用的药物有思密达、洁维乐、硫糖铝、庆大霉素、地塞米松、中药保留灌肠等。

5.3.13 放射性膀胱炎患者的临床表现及护理要点有哪些

1. 放射性膀胱炎是盆腔肿瘤患者最常见的放疗反应，多见于宫颈癌的放射治疗，发病率约9%。膀胱黏膜充血、水肿、溃疡、出血，患者会出现尿频、尿急、尿痛、血尿、排尿困难、下腹坠胀感等临床表现。

2. 护理要点：指导患者多饮水，进清淡、易消化、高营养饮食，忌辛辣刺激性食物，避免咖啡、浓茶及果汁等酸性饮料，以免加重不适；保持外阴和尿道口的清洁，防止逆行感染，必要时应用抗感染药物；出现血尿予止血抗炎药物治疗，密切观察病情变化。

5.3.14 放疗期间的饮食注意事项有哪些

1. 膳食平衡，在保证主食量的同时适当增加高蛋白质和高维生素食物如鸡蛋、酸牛奶、豆制品、瘦肉、深色蔬菜、水果的摄入量。

2. 饮食以清淡、无刺激、易消化食物为主，多吃煮、炖、蒸等易消化食物。禁烟酒，忌过冷、过硬、过热食物，忌油腻、辛辣食品。

3. 经口正常进食不能满足营养需要的患者可口服营养补充品如肠内营养制剂、多种维生素和微量元素制剂，以提高对治疗的耐受性，减少不良反应。

4. 对头颈部放疗引起口干的患者应多喝水，另外饮食中可增加一些滋阴生津的食物，如藕汁、梨汁、橙汁、橄榄、酸梅汤、无花果、罗汉果等。

5. 严重口腔炎、食管炎导致吞咽困难的患者，可以给予流食或半流食，如牛奶、鸡蛋羹、米粥、果蔬汁、匀浆膳等，并避免过冷、过热及酸辣等刺激性食物。口腔炎患者还应定期漱口如用 1 汤匙小苏打加 250ml 白开水或盐水，有助于预防口腔感染。

6. 肠道放疗导致放射性肠炎的患者，急性期应尽量避免油腻（如油炸丸子、炸薯条）、高纤维（如玉米、大麦、豆类、芹菜）、产气多的蔬果（如洋葱、笋、萝卜、韭菜、青椒、葱、甜瓜），刺激性食物（如干辣椒、胡椒）及碳酸饮料等。可食含粗纤维素少的蔬菜如胡萝卜、西红柿、煮熟的生菜、土豆、南瓜等。腹泻严重的患者需要暂时禁食。

7. 放疗期间应注意多饮水，以利于机体毒素的排泄。

5.3.15　放疗结束后患者教育包括哪些内容

1. 放疗结束后，应做一次全面体格检查及肝肾功能检查。

2. 照射野皮肤仍需继续保护，为期至少 1 个月。

3. 随时观察患者局部及全身反应消退情况，告知患者治疗结束后仍可出现的后期放射反应和需及时就诊的情况，如胸部放疗的患者体温在 38℃以上或出现明显的气短，盆腔放疗的患者出现便血等。

4. 口腔放疗后 3～4 年内不能拔牙，特别是当出现放射性龋齿在颈部断裂时，牙根也不能拔除，平时可用含氟类牙膏预防，出现炎症时予以止痛消炎，以免诱发颌骨骨髓炎或骨坏死。如三年后需要拔牙，拔牙前后各 1 周，应常规应用抗生素，可将放射性骨坏死并发症的发生率降到最低。

5. 头颈部肿瘤放疗后指导患者练习张口，以免发生张口困难。

6. 宫颈癌患者教会其阴道冲洗的方法，出院后避免重体力劳动。放疗后 3 个月可恢复性生活，以防止阴道狭窄和粘连。性交困难如干燥或疼痛可用润滑剂。鼓励患者进行提肛锻炼以增加阴道肌肉张力。如出现阴道狭窄，可选择适当阴道扩张器进行锻炼，以防阴道挛缩。

7. 定期复查很重要，一般放疗结束后 1 个月复查，以后 2 年内每 3～4 个月复查一次，3～5 年后可半年复查 1 次。如病情有变化，及时复查。

第6篇 介入治疗护理

6.1 概述

6.2 血管性介入治疗

6.3 非血管性介入治疗

6.1 概述

6.1.1 什么是介入治疗

介入治疗是一门在医学影像设备（如 X 线机、CT、B 超、MRI）的监控指导下，经皮或经腔插入穿刺针，引入导丝或导管等器械进行抽吸、注射、引流、造瘘，或对管腔、血管等做成形、灌注或栓塞等诊断与治疗的方法。介入治疗是近年迅速发展起来的一门融影像诊断学和临床诊断学于一体的学科，也是利用现代高科技手段进行的一种微创诊疗技术。

6.1.2 介入治疗在肿瘤综合治疗中的作用是什么

恶性肿瘤综合治疗是根据患者的身心状况、肿瘤部位、具体分型、临床分期和发展趋势，有计划、合理地应用多学科治疗手段，最大限度地保证和改善患者的生活质量。介入治疗提供了更为精准的治疗途径和方法，与常规化疗、传统外科、放疗、生物基因治疗等多种治疗手段恰当结合应用，使治疗更加安全有效。

6.1.3 介入放射学影像引导设备有哪些

常用的介入放射学影像引导设备有 B 超、MRI、CT、DSA 等。

6.1.4 什么是数字剪影血管造影系统（digital subtraction angiography，DSA）

DSA 是在间接 X 线透视基础上发展起来的，利用其计算机技术消除了骨骼、软组织对注入血管对比剂影像的影响，提高了血管显示的清晰度，减少了对比剂的用量，使器官、组织及病变的血流动力学显示得更加清楚，目前是血管系统介入放射学首选的影像设备。

6.1.5 介入放射学临床分类方法有哪些

介入放射学按技术方法可分为血管性介入诊疗和非血管性介入诊疗；从临床范畴上可分为肿瘤介入诊疗、非肿瘤病变介入诊疗、心脏及大血管介入诊疗、神经介入诊疗、小儿介入诊疗。

6.2 血管性介入治疗

6.2.1 常用血管性介入治疗技术有哪些

常用血管性介入治疗技术有血管造影、灌注术、栓塞术、成形术、支架术、溶栓术、去栓术、药盒－导管系统植入术、异物取出术。

6.2.2 经导管血管栓塞术（transcatheter arterial embolization，TAE）的适应证和禁忌证

经导管血管栓塞术是指在透视下经导管向靶血管内注入或送入某种栓塞物质，使之闭塞。适用于止血，特别是动脉性出血，如外伤性盆腔和内脏出血、消化道出血、手术后所发生的内出血等；异常血流动力学的纠正或恢复，如动静脉瘘、静脉曲张、动脉瘤；治疗肿瘤，富血管性实体瘤有明确供血动脉并可以插管到位者，均可通过栓塞其供血动脉，使肿瘤缺血坏死，达到缩小肿瘤体积，改善患者生存质量延长生存期的目的，或者减少术中出血、获得手术切除机会；内科性器官切除，如巨脾、异位妊娠的栓塞治疗等。禁忌证包括难以恢复的肝、肾功能衰竭患者；导管端部前方有重要的非靶血管不能避开，可能发生严重并发症者；导管未能深入靶动脉，栓塞过程中随时有退出的可能。

6.2.3 经皮动脉药物灌注术（transcatheter intra－arterial infusion，TAI）

经皮动脉药物灌注术是通过介入放射学的方法，建立可由体表到达靶动脉的通道（导管），再由该通道注入药物达到局部治疗目的的一种方法。临床用于恶性肿瘤的灌注化疗、动静脉血栓的灌注溶栓治疗、急性出血的药物灌注治疗、缺血性病变的灌注治疗。临床上 TAI 常与 TAE 配合治疗恶性肿瘤，称为经皮动脉化疗栓塞术（transcatheter arterial chemoembolization，TACE），主要是指用含有化疗药物的栓塞剂栓塞肿瘤血管，达到局部化疗和使肿瘤缺血坏死的双重作用。

6.2.4 TACE 术前护理准备有哪些

1. 指导患者进行屏气训练以备术中造影时需要；指导患者练习床上

排便。

2. 术前不需要进行碘过敏试验，遵医嘱行抗生素过敏试验。

3. 高血压患者血压需要控制稳定方可行手术；糖尿病患者应加强血糖监测，保持血糖水平在正常范围内；口服二甲双胍患者，术前至术后48小时内应停止服用。

4. 无胃肠动力障碍患者术前4小时禁食固体食物，术前2小时禁水。

5. 做好术野皮肤准备，术前一天沐浴保持皮肤清洁，毛发不影响手术野时不需要备皮，必须备皮时，首选不损伤皮肤的方法，如使用专用备皮器、化学性脱毛剂。

6. 术前做好患者生命体征的观察，留置有效静脉通路，确认患者身份识别标识（腕带）已佩戴，携带术中用物，如影像资料等。术前指导患者排空膀胱。

6.2.5 TACE 术后常见不良反应/并发症有哪些

术后常见不良反应有恶心、呕吐、发热、疼痛、呃逆。术后常见并发症：穿刺部位出血、上消化道出血、感染、股动脉栓塞及动脉夹层、异位栓塞、急性肝衰竭、肝肾综合征等。

6.2.6 TACE 术后发热的相关因素有哪些

肿瘤组织缺血坏死，体内吸收毒素导致发热，常在术后 1~2 天出现，通常体温在 38~39℃，大多持续 7~14 天，也可持续 1 个月，体温与发热持续时间多与栓塞治疗的肿瘤大小、多少有关。

6.2.7 TACE 术后发生疼痛的相关因素有哪些

术后疼痛常分为肝区和胃区疼痛，由术中栓塞造成组织缺血、水肿和坏死导致。一般术后24~48小时腹痛达高峰，应严密观察患者病情，遵医嘱给予镇痛药物治疗，观察患者疼痛部位、性质、程度，有无腹膜刺激征等。

6.2.8 TACE 术后护理要点有哪些

1. 与介入手术室做好患者的交接，了解术中情况及注意事项。

2. 股动脉穿刺以弹力绷带加压包扎患者，平卧位 6 小时后可左右侧卧，穿刺部位勿屈曲，膝盖以下可以进行屈伸活动，以增加肢体血液循环。卧床期间指导患者进行"踝泵"运动，预防下肢深静脉血栓形成。穿刺部位以弹力绷带加层包扎12小时拆除，以压迫器压迫6~9小时拆除，拆除后，指导患者床上缓慢进行肢体屈曲，观察穿刺点有无出血、血肿，穿刺肢体皮肤颜色、温度、知觉是否正常及足背动脉搏动情况，如无异常，指导患者下地活动。若手术肢体皮肤变紫或苍白、温度下降，麻木感、足背动脉搏动消失，提示包扎过紧导致血运不良或有动脉血栓形成，立即通知医生给予处置。

3. 密切监测生命体征，观察患者有无发热、腹部胀痛等，若患者出现面色苍白、出冷汗、脉搏细弱、腹痛等症状，应警惕急性出血，及时通知医生处置。

4. 鼓励患者进高蛋白、高热量、高维生素、清淡、易消化半流食，忌油腻、过冷、过硬及辛辣刺激性食物，多饮水，多食蔬菜及水果，保证足够热量，以降低肝糖原分解，减轻肝脏负担。

5. 注意观察尿液颜色、性状和量，每日尿量应在2000ml以上。

6.2.9 碘油肺栓塞发生原因、临床表现及护理要点

碘油肺栓塞发生的主要原因是在肿瘤栓塞过程中，碘油通过异常交通支（动脉-静脉瘘）从动脉进入静脉，进入肺循环引起肺动脉栓塞。临床表现与肺内碘化油栓塞肺毛细血管床的面积即进入肺循环的碘化油量有关，可出现不同程度的咳嗽、咯血、呼吸困难和低氧血症；若碘油中混有化疗药物会加重炎症反应，炎症反应产生的大量渗出液可充填肺泡而影响换气，使患者出现胸闷，呼吸困难等症状，听诊可闻及大量湿啰音，胸片示肺内弥漫性片状模糊阴影。因介入栓塞材料的改进，以及介入栓塞方法的改良，碘油肺栓塞在临床发生概率很小，且进入肺循环的碘化油量较少时术中和术后可无明显症状。

碘油肺栓塞的护理要点包括：保持呼吸道通畅、给予高浓度面罩吸氧、湿化气道，必要时使用无创呼吸机辅助呼吸；遵医嘱给予抗炎、抗凝、保护心功能等药物治疗；监测并记录生命体征及病情变化，包括患者的神志、血氧、心率、心律、尿液的颜色、性质和量等；重点药物的使用监测，如去乙酰毛花苷，使用时要密切监测心率、心律及血压的变化；使用低分子肝素钠时要注意正确的注射方法、部位的更替、凝血功能的监测等；预防便秘，避免增加心脏负担；了解患者和家属的心理状况，及时沟通，减轻焦虑或恐惧情绪。

6.2.10 血管栓塞常用的栓塞材料及特点是什么

1. 固体栓塞材料 进入靶血管后，在与其直径相仿的血管停留下来，形成机械性栓塞，栓子周围和被栓血管的远端常并发血栓形成，造成局部血流中断，多用于栓塞小动脉或动静脉瘘，不能超选择性插管时也可以用于保护性栓塞。分为临时性固体栓塞材料和永久性固体栓塞材料，明胶海绵是一种白色、不溶于水的多孔材料，是用纯化的猪皮凝胶制成的，常用于出血血管的暂时性闭塞，是临时性栓塞材料；永久性固体栓塞材料临床上应用较多的有聚乙烯醇（PVA）颗粒、海藻酸钠微球、载药微球、微弹簧圈等。

2. 液体栓塞材料 可直接注入肿瘤组织内，完全适用于不同大小和各种形状的肿瘤，使肿瘤组织和栓塞材料之间不留任何空隙，从而达到完全性栓塞。而且液体栓塞剂（如无水乙醇、鱼肝油酸钠、碘化油等）多通过化学作用损伤血管内皮，并使血液有形成分凝固破坏成泥状，淤塞毛细血管床，从而使液性栓塞剂能较长时间滞留于栓塞血管内，并引起继发血栓形成，多用于栓塞肿瘤的血管床和动脉。液性栓塞剂还可以作为载体，携带化疗药物等物质，在肿瘤内缓慢释放，起到延长治疗时间的作用。

6.2.11 血管滤器的分类、置入与取出适应证、禁忌证

介入放射学中，可经皮经静脉入路通过导管置入下腔静脉，到达预定部位后主动或被动张开，附着于下腔静脉壁，阻止来自下肢或盆腔等部位的栓子回流，预防肺动脉栓塞的滤过装置。下腔静脉滤器根据其在下腔静脉内放置时间的长短，可分为临时性滤器和永久性滤器两种。其类型有多种，如伞形滤器、Greenfilter 滤器、鸟巢式滤器、Simon 滤器、SNF Amplatz 滤器、Gunther 滤器、Gragg 型 Nitinol 滤器、LGM 滤器等。

下腔静脉滤器置入绝对适应证：①已经发生肺动脉栓塞或下腔静脉及髂、股、腘静脉血栓形成的患者有下述情况之一者：存在抗凝治疗禁忌证者；抗凝治疗过程中发生出血等并发症；充分的抗凝治疗后仍复发肺动脉栓塞和各种原因不能达到充分抗凝者。②肺动脉栓塞，同时存在下肢深静脉血栓形成者。③髂、股静脉或下腔静脉内有游离漂浮血栓或大量血栓。④诊断为易栓症且反复发生肺动脉栓塞者。⑤急性下肢深静脉血栓形成，欲行经导管溶栓和血栓清除者。相对适应证：主要为预防性滤器置入，选

择须谨慎。①严重创伤，伴有或可能发生下肢深静脉血栓形成，包括闭合性颅脑损伤；脊髓损伤；下肢多发性长骨骨折或骨盆骨折等。②临界性心肺功能储备伴有下肢深静脉血栓形成。③慢性肺动脉高压伴高凝血状态。④高危险因素患者，如肢体长期制动、重症监护患者。⑤老龄、长期卧床伴高凝血状态。

下腔静脉滤器置入绝对禁忌证：慢性下腔静脉血栓，下腔静脉重度狭窄者。相对禁忌证：①严重的大面积肺动脉栓塞，病情凶险，已生命垂危者。②伴有菌血症或毒血症。③未成年人。④下腔静脉直径超过或等于所备用滤器的最大直径。

下腔静脉滤器取出适应证：①临时性滤器或可取出滤器。②滤器置入时间未超过说明书所规定的期限。③造影证实腘、股、髂静脉和下腔静脉内无游离漂浮的血栓和新鲜血栓或经治疗后上述血管内血栓消失。④预防性置入滤器后，经过其他治疗已不需要滤器保护的患者。

下腔静脉滤器取出禁忌证：①永久性滤器置入后。②可取出滤器置入时间已超过说明书所规定的期限。③造影证实腘、股、髂静脉和下腔静脉内仍有游离漂浮的血栓或较多新鲜血栓。④已有肺动脉栓塞或肺动脉栓塞高危患者（如易栓症）。

6.2.12　动脉压迫止血方法及注意事项是什么

介入治疗术后动脉止血压迫常用的方法有指压止血法、加压包扎止血法、填塞止血法、止血带止血法等。注意在加压包扎时，应找准压迫点，包扎过程中，注意压迫点不要移位，指导患者正确卧床、翻身及踝泵运动。

6.2.13　介入治疗术后出现动脉穿刺处渗血、皮下血肿如何处理

介入治疗术后出现动脉穿刺处渗血立即双手压迫。如出现穿刺处皮下血肿，首先应先排除假性动脉瘤的可能；单纯皮下血肿，术后24小时观察血肿有无增大，如无变化，指导患者勿进行肢体剧烈活动，血肿部位可行局部热敷促进血肿吸收。

6.2.14　动脉穿刺处假性动脉瘤的形成原因及临床表现是什么

动脉穿刺处假性动脉瘤发生的原因包括：①动脉穿刺技术不熟练，穿

刺点不当。穿刺位置过低，误穿股浅动脉，因股浅动脉较细，置鞘后易造成较大裂口；②术中使用较硬指引导管和较大口径鞘；③动脉穿刺点压迫不确切，术后压迫止血时间短，止血不彻底，术侧肢体过早活动；④持续应用抗凝药物；⑤合并有糖尿病及体型瘦弱者，血管脆性大，皮下组织支撑力小，止血较困难，止血后易出现局部慢性渗血等。

假性动脉瘤主要的临床表现为动脉穿刺部位出现搏动性肿块，并伴有血管杂音和震颤。

6.3 非血管性介入治疗

6.3.1 常用非血管性介入治疗技术有哪些

常用非血管性介入治疗技术有经皮经肝胆道穿刺引流术、微波消融术、冷冻消融术、椎体成形术、放射性粒子（^{125}I）置入术、食管支架置入术、气道支架置入术。

6.3.2 什么是经皮经肝胆道穿刺引流术（percutaneous transhepatic cholangial drainage，PTCD）

经皮经肝胆道穿刺引流术是指在影像设备引导下，经皮经肝穿刺胆道并置入引流管，将胆道内淤积的胆汁引流到体外或引流入十二指肠的一系列措施。

6.3.3 PTCD 术的适应证与禁忌证是什么

适应证：胆管梗阻拟行手术前，或不能手术需行姑息性治疗。其中术前引流减压术适用于严重阻塞性黄疸，但患者情况不适宜立刻手术者，应先进行引流减压，待黄疸缓解，一般情况好转后再行手术；永久性姑息性引流适用于胆管梗阻而不能手术者，如晚期胆管癌、胰头癌、肝门部肿瘤转移或胆肠吻合部肿瘤复发可进行永久性引流以达到延长生命的作用。

禁忌证分为相对禁忌证和绝对禁忌证。相对禁忌证：①凝血功能异常患者；②梗阻位置较高胆管相对分隔，难以有效引流；③腹水，大量腹水使肝脏与腹壁分开，造成穿刺困难、外引流时引流管容易脱落以及腹水经穿刺点外渗腹水，并增加感染机会。绝对禁忌证：①不能纠正的凝血系统疾病；②包虫病患者，不能在常规透视下穿刺，如必须引流，可用 CT 导向。

6.3.4 PTCD 常见的三种引流方式是什么

PTCD 常见的三种引流方式包括单纯外引流、单纯内引流、内外引流。

6.3.5 PTCD 常见穿刺部位有哪些

PTCD 常见穿刺部位有剑突下、右侧腋前线 9～11 肋间。

6.3.6 PTCD 术后患者护理要点有哪些

1. 指导患者卧床休息，生命体征平稳后可采用半坐卧位，利于胆汁引流。

2. 术后注意并发症，熟悉常见并发症的表现。胆汁性腹膜炎患者临床表现为寒战、高热、腹痛、反射性肌紧张；气胸、血胸、胆汁胸的患者表现为胸闷、憋气、咳嗽、咳血；胰腺炎患者表现为术后突然剧烈腹痛，急查血、尿淀粉酶可确诊；菌血症或败血症患者术前多伴有胆道感染，穿刺过程可将细菌带入血液，患者术后出现寒战、发热等菌血症表现，术前术后及时采用抗生素，密切监测体温变化，及时进行胆汁培养及血培养。

3. 保持穿刺处清洁干燥，给予无菌敷料覆盖，防止穿刺处感染。

4. 引流管接无菌袋，应妥善固定。保持引流通畅，防止引流管打折、扭曲、牵拉。如出现引流不畅，及时查明原因，并协助医生进一步处理，使用螺口防反流引流袋，每周更换引流袋一次，如引流液浑浊或血性，建议每周至少更换两次。

5. 内外引流术后患者，进食后须夹闭外引流管，让胆汁流向十二指肠协助消化，每 2～4 小时打开外引流。指导患者保持大便通畅，预防便秘，肠道内压力增高会导致肠道容物沿引流管流向胆管内造成管路堵塞或感染。

6. 注意观察引流液颜色和性状，准确记录引流量。

7. 评估患者黄疸消退情况，并定时做肝功能检查，了解肝功能有无改善。

6.3.7 什么是微波消融治疗

微波消融是利用频率 >900MHz（通常为 900～2500MHz）的电磁波，

通过微波对生物组织的热效应，引起肿瘤组织发生变性及凝固性坏死。

6.3.8 肺癌微波消融治疗的适应证与禁忌证有哪些

适应证：因高龄、心肺功能差不能耐受手术、拒绝手术的周围型肺癌；拒绝手术或手术无法切除的中央型肺癌；肺部转移瘤，数目一般 < 5 个；合并纵隔淋巴结转移或纵隔型肺癌，有穿刺路径者。

禁忌证：脑转移瘤，有颅内高压不同程度的意识障碍；双肺病灶弥漫或广泛肺外转移的患者；精神障碍患者及拒绝配合治疗的患者；严重心、肺功能不全；内科治疗无法纠正的凝血功能障碍；严重的阻塞性肺疾病或慢性间质性肺疾病，有低氧血症和/或高二氧化碳血症等；中等量以上的咯血或咳嗽无法控制者；胸膜广泛转移者；中等量以上的胸腔积液或心包积液；活动性肺部感染或严重的全身感染、败血症、脓毒血症未控制者；患者已处于疾病终末期，估计生存期 < 3 个月；ECOG 体力状况部分 > 2 级。

6.3.9 微波消融治疗术后常见并发症有哪些

微波消融术后常见并发症有：消融后综合征；局部疼痛；肝功能损伤；恶心、呕吐、腹胀、呃逆；烧伤；术中迷走神经反射增强；针道出血；消融灶或腹腔感染；气胸、胸腔积液和肺部损伤；空腔脏器损伤；胆管损伤；术后上消化道出血；急性肾功能衰竭；肿瘤种植转移；肝脏动静脉瘘。肝脓肿和积脓肿、胆管损伤、结肠穿孔。

6.3.10 行微波消融治疗患者围手术期的护理要点有哪些

1. 术前护理

（1）做好治疗前宣教，保持情绪稳定。

（2）完成治疗前检查：心电图、血常规、凝血试验，明确有无治疗禁忌证。

（3）加热部位如毛发过密，需备皮；治疗前清洁治疗区域皮肤。

（4）腹部治疗时，应避免在饱食后进行。

（5）除去患者身上的金属器物。

（6）排空大便，有利于插管顺利进行，排空小便，减少膀胱对微波的吸收，以免引起泌尿系统损害。

（7）治疗前可给予镇痛或镇静药物预防治疗中的疼痛和焦虑。

2. 术中护理

（1）严格无菌操作。

（2）协助医生，将微波辐射器及导线与微波治疗仪连接好，全面检查其工作情况是否正常，并根据需要调节所需的时间和功率，连接好水循环泵，保证水循环正常。

（3）根据病灶部位协助患者调整体位，充分暴露治疗部位。

（4）在 CT 或 B 超引导下确定进针的位置，方向和深度，治疗中注意监视微波治疗仪及水循环泵的工作情况；准确记录微波发射的功率及时间；注意观察穿刺点伤口周围皮肤情况，以免灼伤，有条件的尽量检测电极周围的凝固温度。

（5）术中密切观察生命体征的变化，每 15～30 分钟测量一次并记录。注意观察患者面色表情变化，询问自觉症状。及时发现异常，第一时间向术者汇报并配合抢救。注意询问患者腹痛性质、穿刺点出血情况，配合医生调整治疗的各参数并认真做好记录。

3. 术后护理

（1）回病房后询问患者有无不适，绝对卧床 4 小时，并继续监测生命体征及治疗部位的体征变化，监测有无并发症发生。

（2）治疗后 24 小时内观察患者反应、治疗部位皮肤的变化，了解有无皮肤灼伤。

（3）密切监测体温变化，如超过 38.5℃，给予退热处理，如效果差或持续不退，注意有无感染征象，急查白细胞计数或行血培养，必要时遵医嘱应用抗生素治疗。

（4）微波辐射器应一次性使用。治疗结束后关闭治疗仪开关，切断电源，盖好防尘罩，治疗仪专人保养，定期检查。

6.3.11　什么是冷冻消融治疗

冷冻消融是利用超低温选择性原位灭活病变组织的方法。目前两种最常用的冷冻剂为液痰和氮气。冷冻消融治疗的目标是在靶组织中形成一个局限性的细胞死亡区，其范围大约为超过肿瘤边缘 1cm，同时在合理可行的情况下最大限度的保留病灶周围的有机组织。采用冷冻消融具有明确界定的细胞死亡边界。

6.3.12 冷冻消融治疗适应证与禁忌证有哪些

适应证：冷冻消融氩氦刀冷冻治疗肿瘤的范围较广，可应用于全身各种实体肿瘤。目前国内应用于肝癌和肺癌的病例较多。冷冻消融治疗可广泛应用于各系统疾病，也可用于癌症止痛、神经纤维瘤的治疗等。

相对禁忌证：凝血功能异常；剧烈咳嗽、呼吸困难或难以配合者；脏器内弥漫性病灶，原发病灶显示不清；全身情况差，伴大量胸水、腹水，不能耐受手术或不适合手术者；肿瘤全身多处转移。肝内外大血管处有癌栓。

绝对禁忌证：不能纠正的凝血系统疾病。

6.3.13 行冷冻消融治疗患者围手术期的护理要点有哪些

1. 术前护理　指导患者平静呼吸，练习屏气以便术中控制器官移位的幅度，增加穿刺成功率。根据病种、部位进行备皮，清洁、更衣。告知患者术前 4 小时禁食水，术前排尿排便。

2. 术中护理　监测意识、生命体征、心电图及血氧饱和度，并记录。吸氧 2～3L/min，必要时建立静脉通道。观察患者术中有无咳嗽、吸痰及体位变动情况，若有及时通知医生。与术者、CT 室技师核对数据，保证体位和穿刺准确无误。

3. 术后护理　给予心电监护，监测生命体征、肺部冷冻消融患者密切监测血氧情况，绝对卧床休息 8～12 小时。若无异常，24 小时后可下床活动。不要做用力过猛的动作，如剧烈咳嗽、用力排便等，以防突然间压力增大致穿刺点出血。

6.3.14 什么是椎体成形治疗

经皮注射聚甲基丙烯酸甲酯水泥（PM－MA）缓解恶性肿瘤患者的疼痛以及增加骨骼强度。PMMA 抗压缩力极强，但是抗扭转能力弱。由于其机械性能，骨水泥适用于治疗骨折，包括承重骨，比如椎体、髋臼以及任何只承受压缩力的骨骼。相反，在长骨骨干注射骨水泥不能增加骨骼强度，反而可能导致骨水泥折断。

6.3.15 椎体成形治疗的适应证与禁忌证有哪些

适应证：骨质疏松症引起的椎体压缩性骨折及外伤性椎体压缩骨折

者；良、恶性骨肿瘤（如血管瘤、骨髓瘤或转移瘤等）引起的椎体骨质破坏易引发病理性骨折者。

相对禁忌证：脊柱骨折或肿瘤侵犯硬膜外腔引起椎管狭窄者；稳定性骨折无疼痛已超过 2 年者；同时合并 3 个椎体节段疾病者；成骨性转移瘤；无法俯卧者。

绝对禁忌证：无症状的椎体稳定性骨折；骨折越过椎体后缘或椎体后缘骨皮质破坏；椎体骨髓炎、合并硬膜外血肿；凝血功能障碍性疾病者；对骨水泥过敏或身体虚弱不能耐受手术者。

6.3.16 椎体成形治疗的并发症有哪些

椎体成形治疗的主要并发症有：①与穿刺相关的并发症：脊髓或神经根损伤导致瘫痪、椎管内血肿、椎管根断裂、肋骨骨折、气胸；②与骨水泥注射相关的并发症：骨水泥向椎体周围渗漏而造成相应的压迫或肺动脉栓塞；③少见的并发症有：椎体感染、出血、死亡。

6.3.17 行椎体成形治疗患者围手术期的护理要点有哪些

术前协助完善各项检查，卧床休息；术中协助患者摆放体位，连接氧气装置，准备无菌器械和物品，密切监测心电监护；术后安置患者，监测生命体征，观察患者伤口敷料，如有渗血立即更换，观察术后患者疼痛状况、肢体运动及感觉功能变化。

6.3.18 什么是放射性粒子（^{125}I）植入术

粒子植入治疗肿瘤的原理是在组织间衰变后释放 γ 射线和软 X 射线，γ 射线通过直接电离作用使肿瘤的 DNA 单链或双链断裂，而软 X 射线可以通过间接电离作用产生氧自由基杀灭肿瘤细胞，且可以抑制细胞周期短、生长迅速的肿瘤细胞的增殖作用，来补充 γ 射线的作用。持续照射使肿瘤再增值明显减少，低剂量率持续照射对细胞有丝分裂的抑制，使肿瘤细胞产生 G_2 期阻滞，而 G_2 期对放射敏感，更有利于被射线杀伤。

6.3.19 放射性粒子（^{125}I）植入术的适应证与禁忌证有哪些

适应证：未经治疗的原发肿瘤、转移性肿瘤或孤立性转移灶；失去手术机会者；肿瘤浸润重要脏器无法完全切除者；患者肺功能储备差，所需切除的组织超出了患者的耐受；肿瘤直径 <5cm 体外放疗效果不佳或失败的病例，或因基础疾病不能耐受或不愿手术者。

禁忌证：不宜放射性治疗（如血液病等）及有麻醉禁忌者；病灶范围广泛；肿瘤末期全身衰竭；肿瘤部位有活动性出血、坏死或溃疡；严重糖尿病。

6.3.20　行放射性粒子（^{125}I）植入术患者围手术期的护理要点有哪些

术前协助完善各项检查，卧床休息，局部制动，必要时使用止痛药物缓解疼痛；术中协助摆放患者体位，连接氧气装置，准备消毒无菌器械物品，协助保持患者体位，观察心电监护指标，做好术中心理护理；术后交接并安置患者，注意观察有无并发症。粒子植入常见并发症有粒子浮出、肺栓塞、白细胞减少等，要注意监测生命体征变化，观察患者伤口敷料，如有渗血立即更换，表浅部位粒子植入患者，较容易发生粒子浮出，要注意监测，观察疼痛程度、性质、持续时间，必要时遵医嘱给予镇痛治疗。

6.3.21　如何做好介入治疗的放射防护

1. 时间防护：时间防护是指缩短受照时间，操作者和患者受照剂量与曝光时间成正比，时间防护就是要求操作者准备充分、技术熟练、操作准确，尽量缩短曝光时间，以减少工作人员和患者的受照时间。

2. 距离防护：距离防护是指增大辐射源距离，人体受照的剂量率随与放射源的距离增大而减少。

3. 屏蔽防护：屏蔽防护是指放射仪器和人员之间放置一种能有效吸收射线的屏蔽材料，从而减弱甚至消除射线对人体的危害。常用的防护材料有玻璃铅、铅板、防护帽、颈套、眼镜、面罩、手套等。

6.3.22　食管支架术后护理要点有哪些

1. 术后 2 小时内禁食，原则上 4~6 小时即可进食流质饮食，特殊患者遵医嘱以免过早进食而引起支架移位。禁食冷饮，冷饮容易导致支架收缩而发生滑脱，避免暴饮暴食，防止食物反流，鼓励细嚼慢咽，禁食高黏性食物，餐前餐后饮用温开水，冲洗支架上的食物残渣，防止食物积累堵塞支架。

2. 食管支架并发症护理

（1）食管出血　是支架植入术后常见的并发症之一，因支架两端膨胀增高，压缩食管后局部出血、坏死、溃疡形成所致，多表现为呕血和口腔分泌物带血。密切观察患者血压、脉搏变化，观察出血量、颜色性质变化，并给予凝血酶口服，必要时给予止血敏等药物静脉滴注。

（2）胸痛和异物感　由于扩张黏膜撕裂及支架撑力等因素，多数患者术后可能出现不同程度的胸痛和异物感，支架位置越高症状越明显。告诉患者这是手术的正常反应，无须药物治疗，可采取头高脚低位或半卧位以减少胃、食管反流，必要时给予抑酸或消炎镇痛药，在用药前首先要排除心绞痛、气胸、食管穿孔等并发症。

（3）穿孔　一般操作置入内支架不会发生穿孔，穿孔可能因扩张时用力过大或导引钢丝插入受阻时引起。患者有剧烈的疼痛或喝水呛咳，一般穿孔可用带膜支架重新置入即可，严重穿孔则请外科会诊协助处理。

（4）支架移位和脱落　支架移位和脱落是术后较为严重的并发症，多因食管的节律性蠕动，支架和食管嵌合不力等原因造成，除选择合适的支架外，向患者做好饮食指导，术后饮食忌过冷过热，支架遇冷、遇热易引起变形，术后忌过急或暴饮暴食，一般进普食应在1周以后，一旦发生移位或脱落应在钡餐检查后调整支架位置。

（5）支架阻塞　饮食后饮汤或饮水冲洗，能有效地阻止食物阻塞。一旦出现食物阻塞支架，可在内镜直视下用活检钳加以疏通。

6.3.23　气道支架的术后护理要点有哪些

1. 术后护理要点　给予患者心电血氧监测，24小时内应严密观察患者的血氧饱和、血压、呼吸、心率，观察患者呼吸困难缓解程度；根据患者病情取合适体位，术后一般取半坐卧位或侧卧位，有利于呼吸和有效排痰；指导患者不可用力咳嗽、咳痰，以免支架脱落引起肺出血或呼吸困难；术后每日2次雾化吸入，以达到减轻局部疼痛和刺激、抗炎、消除水肿、稀释痰液、预防内膜过度增生的作用。术后患者需禁食、水2小时以免造成误吸，2小时后可进食少量温凉食物，48小时内忌食硬、烫食物，可依情况进流质饮食，特殊患者遵医嘱执行。

2. 气道支架并发症的护理

（1）出血　大多数患者出血量均小于10ml，术后间断性痰中带血，2~3天后即可停止。密切观察出血情况，必要时遵医嘱应用止血药物。

（2）气管腔内分泌物阻塞　常见于介入术后1~2天，狭窄段气管经腔内介入治疗后局部组织水肿、坏死、分泌物潴留，阻塞气管，应及时复查支气管镜，清理坏死组织及分泌物。

（3）支架膨胀不全　是由于金属内支架支撑力不足，在支架放置后不能完全膨胀，常见于疤痕挛缩所致的气管狭窄，通常应在支架植入前，采用高压球囊进行充分扩张，以便支架植入后可获得足够大的直径，如果在支架植入后发现支架未能充分膨胀，同样可以在支架腔内实施高压球囊扩张使支架充分膨胀。

（4）支架移位　需及时调整支架位置或取出后重新植入；支架断裂是少见但可引起严重后果的并发症。支架断裂与患者反复剧烈咳嗽时气管平滑肌的强力收缩引起气管压力可使金属内支架的金属丝产生疲劳性断裂有关，一般发生在气管膜部，一旦发生支架断裂、解体时，应尽可能将支架取出，以免损伤周围组织及大血管而引起致命性并发症的发生；极少数患者在球囊扩张后可致气管黏膜撕裂，导致纵隔、皮下气肿及气胸，一般卧床休息、吸氧后可缓解，必要时行穿刺置管引流。

第 7 篇　症状管理

7.1 疼痛

7.1.1 如何评估癌症患者的疼痛强度

1. 以患者的主诉为依据，如实记录患者诉说的疼痛强度。

2. 选择合适的疼痛评估工具：如需评估疼痛强度推荐选择数字疼痛强度评估量表（NRS）（图 7 – 1 – 1）或面部表情疼痛评估量表（FPS – R）（图 7 – 1 – 2）；如需全面评估疼痛，推荐选择简明疼痛评估量表（BPI）（表 7 – 1 – 1）。

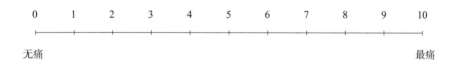

图 7 – 1 – 1　数字疼痛强度评估量表（NRS）

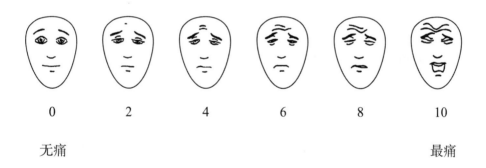

图 7 – 1 – 2　面部表情疼痛评估量表（FPS – R）

表7-1-1　简明疼痛评估量表（BPI）

1. 大多数人一生中都有过疼痛经历（如轻微头痛、扭伤后痛、牙痛）。除这些常见的疼痛外，现在您是否还感到有别的类型的疼痛？
   （1）是　　（2）否

2. 请您在下图中标出您的疼痛部位，并在疼痛最剧烈的部位以"X"标出。

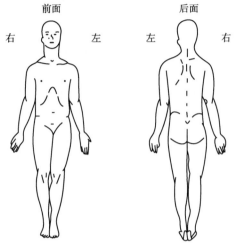

前面　　　　　　　　　　后面

右　　　　　左　　　　　左　　　　　右

3. 请选择下面的一个数字，以表示过去24小时内您疼痛最剧烈的程度。
   （不痛）0　1　2　3　4　5　6　7　8　9　10（最剧烈）

4. 请选择下面的一个数字，以表示过去24小时内您疼痛最轻微的程度。
   （不痛）0　1　2　3　4　5　6　7　8　9　10（最剧烈）

5. 请选择下面的一个数字，以表示过去24小时内您疼痛的平均程度。
   （不痛）0　1　2　3　4　5　6　7　8　9　10（最剧烈）

6. 请选择下面的一个数字，以表示您目前的疼痛程度。
   （不痛）0　1　2　3　4　5　6　7　8　9　10（最剧烈）

7. 您希望接受何种药物或治疗控制您的疼痛？

8. 在过去的24小时内，由于药物或治疗的作用，您的疼痛缓解了多少？请选择下面的一个百分数，以表示疼痛缓解的程度。
   （无缓解）0 10%　20%　30%　40%　50%　60%　70%　80%　90%　100%（完全缓解）

9. 请选择下面的一个数字，以表示过去24小时内疼痛对您的影响。
   （1）对日常生活的影响
   （无影响）0　1　2　3　4　5　6　7　8　9　10（完全影响）
   （2）对情绪的影响
   （无影响）0　1　2　3　4　5　6　7　8　9　10（完全影响）
   （3）对行走能力的影响
   （无影响）0　1　2　3　4　5　6　7　8　9　10（完全影响）
   （4）对日常工作的影响（包括外出工作和家务劳动）
   （无影响）0　1　2　3　4　5　6　7　8　9　10（完全影响）
   （5）对与他人关系的影响
   （无影响）0　1　2　3　4　5　6　7　8　9　10（完全影响）
   （6）对睡眠的影响
   （无影响）0　1　2　3　4　5　6　7　8　9　10（完全影响）
   （7）对生活兴趣的影响
   （无影响）0　1　2　3　4　5　6　7　8　9　10（完全影响）

7.1.2　全面疼痛评估包括哪些内容

1. 疼痛病史：①疼痛部位、牵涉痛的位置、疼痛有无放射；②疼痛强度，包括过去 24 小时和当前的疼痛强度、静息时和活动时疼痛强度；③疼痛对活动的影响，包括对日常活动、情绪、与他人的关系、睡眠、爱好等的影响；④疼痛时间，包括疼痛发作时间、持续时间、持续性还是间歇性；⑤疼痛性质；⑥加重和缓解的因素；⑦其他相关症状；⑧目前的疼痛治疗计划，包括用药名称、剂量、间隔等；⑨患者用药的依从性；⑩目前疼痛缓解程度；⑪药物不良反应；⑫既往疼痛治疗情况；⑬与疼痛相关的特殊问题，包括疼痛对患者和家属的影响、患者和家属对疼痛和疼痛用药的态度、对疼痛和疼痛表达的文化和信仰、有无精神困扰、患者对疼痛治疗的期望等。

2. 社会心理因素：①有无抑郁表现；②家属和他人的支持；③药物滥用史；④镇痛药物使用不当或滥用的危险因素；⑤镇痛不足的危险因素（儿童、老年、少数民族、交流障碍、药物滥用史、神经病理性疼痛、文化因素等）。

3. 医疗史：①肿瘤治疗史、其他疾病、既往有无慢性疼痛；②体格检查；③实验室和影像学检查。

7.1.3　对患者进行疼痛评估的时机有哪些

1. 全面评估的时机：在患者首诊或入院时，医护人员需要对患者进行疼痛筛查，如筛查发现患者存在疼痛的问题，应进行全面疼痛评估以确定疼痛治疗方案。当病情发生变化出现新发疼痛，或疼痛的性质和部位发生变化时均需进行全面疼痛评估。

2. 常规评估的时机：每日常规评估一次，时间相对固定，评估患者过去 24 小时内大部分时间的疼痛强度并记录；出现爆发痛时随时评估和记录；给予疼痛治疗后，及时评价疼痛缓解情况，如给予口服吗啡应在给药后 60 分钟评价，皮下注射则在给药后 30 分钟评价，静脉给药后 15 分钟评价。

7.1.4　沟通障碍或意识不清的患者应如何进行疼痛评估

对这一特殊人群，疼痛评估的优先次序：①如果有可能尽量获得患者的主诉；②寻找引起疼痛的潜在原因和其他病因；③观察患者提示其疼痛存在的行为；④获得主要照顾者关于疼痛和行为改变的汇报；⑤尝试用镇痛试验缓解因疼痛引起的行为改变。在沟通和认知障碍的患者，一些疼痛行为可提示疼痛的存在，包括面部表情，身体动作、保护性行为、特殊语言或发声、精神状态及行为方式的改变等方面。对不能用言语沟通和认知障碍的患者应用评估工具有助于及时准确发现和评价患者的疼痛。目前常用于评估危重，有或无插管的成年患者疼痛的量表有行为疼痛量表（behavioral pain scale，BPS）和重症监护疼痛观察工具（critical care pain observation tool，CPOT）。此外，Edmonton 症状评估系统（ESAS）是有效的症状评估工具。各评估工具使用中各有优缺点，医护人员应根据评估对象的人群特点进行合理选择。

7.1.5 癌痛常见的类型有哪些

1. 根据疼痛的发生时间和延续时间可分为急性、慢性和突发疼痛。急性疼痛通常由疾病或损伤引起，起病明确，病期限定且可预测。患者通常表现为心悸、呼吸急促、血压升高、多汗、皮肤苍白、并伴有明显的焦虑。慢性疼痛通常由慢性病理过程造成，逐渐发生，并可能持续加重。患者通常表现为淡漠、迟缓、食欲不振、失眠等。突发疼痛通常突然发生，疼痛剧烈，且间断发生。在癌痛治疗中又称为爆发痛，指在持续存在且稳定的基础疼痛之外出现的疼痛骤然加剧的现象。

2. 根据疼痛的生理机制可分为伤害感受性疼痛和神经病理性疼痛。伤害感受性疼痛是由躯体和内脏结构遭受伤害并最终激活伤害感受器所引起的，可进一步分为躯体痛和内脏痛。躯体痛通常疼痛部位明确，如肿瘤骨转移或术后痛，可分为急性和慢性，通常表现为刺痛、酸痛、搏动性疼痛或压迫性疼痛；内脏痛由胸腹部脏器受肿瘤浸润、压迫或牵引引起，定位不明确，通常表现为挤压痛、痉挛痛、钝痛、胀痛或牵拉痛等。神经病理性疼痛由肿瘤浸润或治疗引起的外周神经或中枢神经系统受损所致，表现为烧灼样痛、刀割样痛、麻刺痛、伴耳鸣的耳痛、钳夹样痛、电击样痛等，往往伴有感觉或运动功能丧失。

7.1.6 癌痛的常用治疗药物有哪些

止痛药物的种类繁多，通常分为非阿片类和阿片类药物两大类。非阿片类药物又称非麻醉性止痛药，包括扑热息痛和非甾体类抗炎药（NSAIDs），以扑热息痛、阿司匹林、布洛芬、吲哚美辛为代表药物。非阿片类药物主要用于轻度疼痛，尤其是骨和软组织疼痛的治疗，也可作为辅助药物与强阿片类药物联合使用治疗中重度疼痛。阿片类药物又称麻醉性止痛药，根据其作用强度分为弱阿片和强阿片两类，通过与中枢神经系统的阿片受体结合而产生镇痛效应。前者以可待因和氨酚待因为代表药物，用于治疗中度疼痛；后者以吗啡、芬太尼、哌替啶为代表药物，用于治疗中重度疼痛。

7.1.7　选择和应用止痛药的原则是什么

WHO 于 1986 年发布了癌症疼痛控制的三阶梯治疗原则，目前已成为在国际上被广为接受的癌症疼痛的药物治疗方法。在癌症疼痛治疗中，选择止痛药应根据此原则。其核心含义是根据患者的疼痛强度选择相应阶梯的止痛药，轻度疼痛（NRS 评分 3 分及以下）选择以阿司匹林为代表的第一阶梯非阿片类药物；中度疼痛（NRS 评分 4 分 ~ 6 分）选择以可待因为代表的第二阶梯弱阿片类药物；重度疼痛（NRS 评分 7 分及以上）选择以吗啡为代表的强阿片类药物。非阿片类药物可增加阿片类药物的效果，针对疼痛性质不同阶梯均可以增加辅助用药，以提高镇痛效果（图 7 - 1 - 3）。随着三阶梯用药原则在临床的使用，越来越多的临床证据对癌痛治疗原则进行补充和完善，美国国家综合癌症网络（NCCN）对《成人癌痛指南》进行了多次更新，增加了很多内容，其中提到阿片类药物是癌痛治疗的重要药物，且长期使用相对安全。欧洲肿瘤内科学会（European Society for Medical Oncology，ESMO）和欧洲姑息治疗学会（European Association for Palliative Care，EAPC）相关指南也推荐使用小剂量强阿片类药物作为弱阿片类药物的替代选择。最佳镇痛药的选择取决于疼痛强度、现行的镇痛治疗以及伴随的疾病。治疗需要个体化，以确定药物的合适剂量，在镇痛效果和不良反应之间获得平衡。

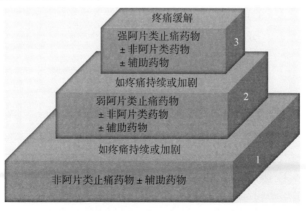

图 7 - 1 - 3　WHO 疼痛控制的三阶梯治疗原则

7.1.8 阿片类药物常用的给药途径有哪些

WHO推荐了止痛药应用的五个要点：口服、按时、按阶梯、个体化、注意细节。给药途径首选口服，口服给药方便、经济，既可免除创伤性给药带来的不适，又能增加患者的独立性。其他途径有经皮、经黏膜、经静脉、经皮下、肌肉等途径给药。经皮给药途径适用于稳定性疼痛，经皮下肌肉给药常用于处理爆发疼痛，静脉给药可用于处理难以缓解的疼痛危象。

7.1.9 阿片类药物的最大剂量是什么

阿片类药物的镇痛作用没有顶限，因此从镇痛作用方面阿片类药物无最大剂量限制。对于患者，应用阿片类药物的最大剂量是该患者对药物的副作用不能耐受的剂量。

7.1.10 不同阿片类药物口服及肠外给药以及与吗啡的等效剂量转换方法是什么

不同阿片类药物口服及肠外给药的等效剂量以及与吗啡的相对效能换算表如下所示。

阿片类药物	肠外剂量	口服剂量	转换系数（静脉∶口服）	镇痛持续时间
可待因	130mg	200mg	1.5	3~4h
芬太尼	100μg	—	—	1~3h
氢可酮	—	30~200mg	—	3~5h
氢吗啡酮	1.5mg	7.5mg	5	2~3h
左吗喃	2mg	4mg	2	3~6h
美沙酮	10mg	3~20mg	2	4~8h
吗啡	10mg	30mg	3	3~4h
羟考酮	—	15~20mg	—	3~5h
羟吗啡酮	1mg	10mg	10	3~6h
曲马多	—	50~100mg	—	3~7h

7.1.11 什么是爆发痛？应如何预防和处理

突发疼痛通常突然发生，疼痛剧烈，且间断发生。在癌痛治疗中又称为爆发痛，指在持续存在且稳定的基础疼痛之外出现的疼痛骤然加剧的现象。爆发痛发生快，持续时间短，疼痛强度多为中重度，且在基础疼痛已得到充分控制的情况下，爆发痛仍可以发生。爆发痛可分为两种类型；一种是偶发性爆发痛，通常有诱因可预知，如体力活动、咳嗽、吞咽、排尿、排便等；另一种是自发性或特发性爆发痛，常突然发生不可预知，且与患者的具体活动无关。

对于可预知的爆发痛，如将进行穿刺、伤口换药或其他有创检查或治疗，可预防给予止痛药物。口服给即释吗啡应提前 60 分钟，如皮下、肌内注射应提前 30 分钟。在不可预知的情况下出现的爆发痛，应给予即释止痛药物及时处理。

7.1.12　阿片类药物最常见的副作用有哪些

阿片类药物常见的副作用有便秘、恶心、呕吐、镇静、呼吸抑制、尿潴留、中枢神经系统毒性反应、肌阵挛、瘙痒等。

7.1.13　如何预防和处理阿片类药物引起的便秘

便秘是阿片类药物最常见的不良反应，其发生率为 90% ~ 100%。阿片类药物引起的便秘不因长期用药而产生耐受，即便秘不仅出现在用药初期，而且还会持续存在于使用阿片类药物的整个过程中。常规预防措施包括多饮水，多进富含纤维素的食物、适当活动等。但实际上，常规预防措施通常不能预防阿片类药物引起的便秘，因此，在 NCCN《成人癌痛指南》中明确规定，医生在开具阿片类药物的同时，应开出预防便秘的缓泻剂。患者在服用阿片类药物期间应按时服用缓泻剂预防便秘。建议刺激性泻剂和润滑性泻剂联合使用或应用二者的复合制剂，联合用药可提高缓泻效果同时可避免使用单一药物产生耐药性。避免使用容积型泻剂，如甲基纤维素等，由于此类泻剂吸水膨胀，使肠道内容物容积增大刺激肠壁引起排便，但虚弱的患者饮水受限反而会出现口干、腹胀甚至发生机械性梗阻。如果出现便秘，排除粪便嵌塞后，可增加刺激性泻药的剂量；重度便秘可用强效泻药，如硫酸镁，乳果糖口服；必要时使用直肠栓剂或温盐水灌肠。如果终末期患者阿片类药物引起的顽固性便秘常规预防无效，可考虑甲基纳洛酮 0.15mg/kg 皮下注射，最多每日 1 次。

7.1.14 如何预防和处理阿片类药物引起的恶心、呕吐

阿片类药物引起恶心、呕吐的发生率为30%，一般发生于用药初期，症状大多在4~7天内缓解。患者出现恶心、呕吐时，应排除其他原因所致，如便秘、脑转移、化疗、放疗或高钙血症等原因。阿片类药物引起的恶心、呕吐通常随着用药时间延长症状逐渐减轻至完全消失。预防方法：在用药第1周内，应同时给予胃复安等止吐药物预防。轻度恶心可用胃复安治疗，重度恶心、呕吐可按时给予止吐药。若排除其他原因，恶心、呕吐持续1周以上者，需减少阿片类药物剂量，或换用药物，或改变用药途径。

7.1.15 如何判断和解救阿片类药物引起的呼吸抑制

在初次使用阿片类药物或明显增加药物剂量时，患者可能会出现思睡或嗜睡的不良反应，一般数日后自行消失。在评估患者镇静程度的同时，应首先评估排除其他导致镇静的原因，如中枢神经系统病变、镇静药物、高钙血症、脱水、感染、缺氧等。如果排除其他因素，24~48小时后仍嗜睡，可使用精神兴奋剂。预防方法：初次使用阿片类药物的剂量不宜过高，剂量调整以原有剂量的25%~50%的幅度增加。老年人尤其应慎重滴定用药剂量。可辅助非阿片类药物以减少阿片类药物的剂量。

7.1.16 如何回答有关止痛药物成瘾的问题

长期应用阿片类药物会产生生理依赖性和耐药性，但不应与成瘾性混淆。阿片类药物的成瘾性也称精神依赖性，是指为了得到精神上的快感而不择手段地获取并使用药物的行为，是滥用药物的行为。事实上，有调查资料表明，麻醉性止痛药用于缓解癌症疼痛，极少发生成瘾，其成瘾率极低。生理依赖性是阿片类药物的药理特性之一，一般出现在突然停用药物或使用阿片类药物拮抗剂纳络酮时，其典型症状有焦虑、易怒、寒战、出汗、流涕、恶心、呕吐、腹痛等，也称戒断症状。护士应告诉患者无须担心停药带来的不适，因为当病因解除后，按照阿片类药物规范化的撤药方案，戒断症状完全可以避免。

7.1.17 使用芬太尼透皮贴剂的护理要点有哪些

临床常用的有芬太尼透皮贴剂（多瑞吉），用于疼痛相对稳定的维持用药，药物经皮肤持续释放，一次用药维持作用时间可达72小时。初次用药后4~6小时起效，12~24小时达稳定血药浓度。护理中应注意以下几方面：①部位选择：选择躯体平坦、干燥、体毛少的部位，如前胸、后背、上臂和大腿内侧，这些部位粘贴牢固不易松脱。②粘贴步骤：粘贴前用清水清洁皮肤，不要用肥皂或酒精擦拭，因无机溶剂可加快药物的吸收速度；待皮肤干燥后打开密封袋，取出贴剂，先撕下保护膜，手不要接触粘贴层，将贴剂平整地贴于皮肤上；并用手掌按压30秒，保证边缘紧贴皮肤。③每72小时更换贴剂，更换时应重新选择部位。④贴剂局部不要直接接触热源，因为温度升高，会增加皮肤对芬太尼的通透性，增加药物释放的速率，造成血药浓度骤升，可能出现药物过量，同时药物代谢加快也可导致镇痛时间缩短，持续高热的患者应提前更换贴剂以保证疼痛治疗的连续性。⑤芬太尼透皮贴剂禁止剪切使用。⑥用后的贴剂需将粘贴面对折放回药袋处理。⑦使用芬太尼透皮贴剂的患者，应注意观察药物不良反应并记录。

7.1.18 老年疼痛患者的护理要点有哪些

由于老年患者在生理、病生理、心理、社会等方面的特点，导致其在疼痛控制中的特殊性和复杂性。有调查发现老年癌痛患者多不愿意汇报疼痛，在忍受疼痛方面，尽可能表现得坚强。还有调查结果显示老年癌痛患者对疼痛治疗的顾虑程度明显高于年轻人，他们更加担心用麻醉性止痛药可能成瘾，担心不能停药或停药时会出现不适。此外，老年人群高发视听障碍、语言沟通障碍，也是导致患者不能及时汇报疼痛的原因之一。因此，护理中应注意对患者进行全面评估，鼓励患者表达疼痛感受并给予充分的理解和信任。向患者解释忍受疼痛不表示坚强，也不利于治疗和康复；并鼓励患者说出对疼痛药物和治疗存在的顾虑，给予正确的解释，消除患者的顾虑和担忧。

老年患者在疼痛控制中的另外一个特点是对阿片类药物的治疗效果和毒性反应更敏感。随着年龄增加，其体内肌肉、脂肪和水分的比率变化，影响了对药物的吸收，导致对阿片类药物治疗效果趋向于更敏感。因此，老年疼痛患者用阿片类药物的起始剂量应小于年轻人，一般为年轻人起始剂量的 25%～50%，并根据患者的反应缓慢加量。另外，随着年龄增加，肝肾功能减退，导致药物的代谢速率减慢，药物作用时间延长，并容易在体内蓄积，导致毒性反应增加。因此，护理中应特别注意对止痛药物不良反应的观察、预防和处理。

7.1.19　患者疼痛时能否使用安慰剂给予处理

不能。一方面，不同于镇痛药物，医护人员无法预测安慰剂的镇痛效果；另一方面使用安慰剂治疗疼痛对患者隐瞒实情违反了医学伦理学诚实的原则，因此，安慰剂只可用于科学盲法实验中，禁止用于癌痛的评估和治疗。

7.1.20　控制疼痛的非药物方法有哪些

控制疼痛的非药物方法主要包括创伤性非药物疗法、物理疗法和社会心理干预。创伤性非药物疗法包括姑息手术方法、麻醉方法、神经外科方法等。物理疗法包括皮肤刺激、锻炼、固定术、经皮神经电刺激（transcutaneous electrical nerve stimulation，TENS）及针灸疗法等。皮肤刺激包括冷、热、湿敷、按摩等。目前对癌症患者使用热疗的效果看法不一，但也没有明确的禁忌。按摩通过促进局部血液循环减轻疼痛，特别适用于活动受限引起的酸痛。锻炼可以增强肌肉力量，活动强直的关节，保持肌肉和关节的功能，并帮助恢复身体的协调与平衡，增加舒适感，但是应注意要适度。另外，当患者因肿瘤侵犯可能发生病理性骨折的情况下，应避免做任何负重的锻炼。改变体位是预防和缓解疼痛的常用方法，合适的体位因人而异，因病而异。多发骨破坏的患者可建议患者使用固定托，以预防变换体位时发生病理性骨折。社会心理干预方法采用认知和行为技术帮助患者得到疼痛被控制的感觉。转移或分散注意力、放松和意想是最常用并且容易操作的方法。心理治疗主要由精神病学专家、临床心理学家等专业人士来完成，专业的心理治疗可帮助疼痛患者更好地度过危机。适用于疼痛伴有焦虑、抑郁症状，或有自杀倾向的患者。支持组织可来自家庭、病友及社会各界，可帮助患者正确对待疾病，增强信心，并通过交流获得对自己治疗和康复有帮助的信息。

7.1.21 疼痛患者的健康教育包括哪些内容

1. 灌输无须忍痛的观念。

2. 教会患者正确使用疼痛评估工具，能够准确及时地向医护人员汇报自己的疼痛情况。

3. 指导患者正确服药。阿片类药物需由医生开具，仅限患者本人使用，如无医生同意，不可自行调整用药剂量和频率。指导患者正确服药，包括每种药物的用途、服药时间、服药注意事项、药物的不良反应、预防措施及自我护理要点，必要时提供文字说明。

4. 教会患者与家属正确理解阿片类药物的特性，包括成瘾性、生理依赖性、耐药性等，消除其顾虑和担忧，提高治疗依从性。

5. 提供出院后疼痛就医信息。告知患者出院后的取药方式及流程。由于各医疗机构麻醉药品的管理及镇痛药物资源有所差异，对异地就医的疼痛患者应指导其提前了解相关信息，以保证出院后疼痛治疗的连续性。

6. 告诉患者出院期间出现以下情况应及时与医护人员联系，包括：取药或服药过程中出现任何问题，新出现的疼痛，疼痛发生变化，现有药物不能缓解疼痛，严重的恶心、呕吐，3天未排便，白天易睡很难唤醒，意识模糊等。

7. 告诉患者和家属阿片类药物需在家中妥善保管。需谨慎使用，不能与酒精或其他违禁药物混合放置或使用。

7.2 疲乏

7.2.1 什么是癌因性疲乏（CRF）

癌因性疲乏（cancer related fatigue，CRF）是一种令人痛苦的、持续的，与癌症和癌症治疗有关的，躯体的、情感的和/或认知的劳累，或筋疲力尽的主观感受，这种感受与活动不成比例，并且伴有功能障碍。

7.2.2 CRF 对患者产生哪些影响

CRF 对患者的影响具体体现在以下方面：①全身无力或肢体沉重；②不能集中注意力；③缺乏激情、情绪低落、兴趣减退；④失眠或嗜睡；

⑤睡眠后感到精力仍未能恢复；⑥活动困难；⑦存在情绪反应，如悲伤、挫折感或易激惹；⑧不能完成之前能完成的日常活动；⑨短期记忆减退。有调查显示，在疲乏的患者中，91%患者认为疲乏妨碍了正常生活，88%患者认为疲乏改变了日常生活规律，53%患者感到悲伤、受挫、易怒，75%患者因疲乏调换了工作，65%的照顾者在患者疲乏严重期间，每月平均请假4~5天，20%的照顾者每周平均有1天不能工作。

7.2.3　CRF 与一般性疲乏有什么区别

CRF 不同于一般性疲乏，它的程度更重、更令人痛苦，通常不能通过休息来缓解。一般性疲乏仅引起有限的能量消耗，人们即使在极度疲乏时，也有能力完成他们真正想做的事，而在 CRF 时则无法完成。

7.2.4　引起患者 CRF 的相关因素有哪些

CRF 的相关因素包括不可治疗因素和可治疗因素。不可治疗的影响因素有：患者的年龄、性别、婚姻状况、职业以及教育程度等，很难通过实施干预而改变。但通过实施干预可以改变的是 CRF 的可治疗因素，即疼痛、抑郁、贫血、营养、药物作用、睡眠紊乱、不良睡眠习惯、活动减少，以及心、肺、肝、肾、内分泌等相关合并症，对这些因素的控制有助于缓解疲乏。

7.2.5　如何筛查及评估患者的 CRF

疲乏是患者的一种主观感受，因此，评估疲乏的最适宜的方式是患者的主诉。首先，医护人员应对所有的癌症患者进行 CRF 的筛查。数字评估量表是最常用的筛查工具，它是一条带数字刻度的线段，由0~10共11个分值组成，0代表没有疲乏，10代表最严重的疲乏，1~3为轻度疲乏，4~6为中度疲乏，7~10为重度疲乏。这个量表实施和计分简单，敏感性高。如果患者为中重度疲乏，应使用多维疲乏量表进行进一步评估，包括收集疲乏史及其对患者功能状态的影响、体格检查、评估与 CRF 同时存在的可治疗因素。

单维评估量表操作简单，易于回答，但评估内容单一、不深入，只能测量 CRF 的程度，无法反映它的表现和特点。常用量表如：数字评估量表、简短疲乏量表、视觉模拟量表、口述等级量表等。多维评估量表可用于测量疲乏的性质、严重性及影响因素等，是对 CRF 治疗和研究的重要评估工具。常用量表如：癌症治疗功能评估疲乏量表、Piper 疲乏量表 – 12、Schwartz 癌症疲乏量表修订版、多维疲乏量表、多维度疲乏症状量表等。

7.2.6　伴有 CRF 患者的健康教育内容有哪些

健康教育和咨询是有效控制 CRF 的重要措施。首先，在 CRF 开始前，护士有预见性地向患者及其家属说明，疲乏是一个常见症状，它不是治疗失败或疾病进展的表现，消除患者因担心而不报告疲乏的顾虑。其次，指导疲乏的患者掌握一般策略：监测疲乏水平、节省能量、分散注意力等。记疲乏日记可以帮助患者了解自己的能量变化，在能量高峰期安排活动。优先安排重要的事情，减少不必要的活动，尤其当他们经历中重度疲乏时。节省能量强调有效使用自己的能量，包括减少不必要的活动，合理安排自己的活动（如吃饭、会客等）。使用省力的工具，如穿浴袍而不使用毛巾擦干身体，使用助行器，床边柜等。分散注意力包括做游戏、听音乐、阅读、社交活动等方式。

7.3　恶心、呕吐

7.3.1　引起癌症患者恶心、呕吐的原因有哪些

引起晚期肿瘤患者恶心、呕吐的原因有很多，可能与各种潜在的病因有关，包括疾病因素：胃肠道梗阻、肿瘤、排空延迟、便秘、胃肠道刺激、颅内压升高等；代谢异常如高钙血症、低钠血症等；治疗因素如细胞毒性药物、阿片类药物、放疗等。此外，心理因素如恐惧等也可引发恶心、呕吐。在肿瘤患者所有导致恶心、呕吐的因素中，最为常见的因素是化疗。

7.3.2　化疗所致的恶心、呕吐分为哪几种类型

按照发生时间，化疗引起的恶心、呕吐通常分为急性、延迟性、预期性、爆发性及难治性 5 种类型。急性恶心呕吐一般发生在使用化疗药物 24 小时内，可在给药后 5 ~ 6 小时达高峰，但多在 24 小时内缓解。延迟性恶心、呕吐多在化疗给药 24 小时之后发生，常见于顺铂、环磷酰胺、阿霉

素以及化疗给药剂量大或 2 天及以上给药方案时，可持续数天。预期性恶心、呕吐是指患者在下一个周期化疗开始前就出现的恶心、呕吐，是一种对化疗药气味、看见或者甚至于听见有关化疗药的名称等信息的条件反射，常常发生在三四个化疗周期后患者体验过急性/延迟性恶心、呕吐后；预期性恶心、呕吐往往伴随焦虑、抑郁，与以往化疗相关性恶心、呕吐控制不良有关，发生率为 18% ~ 57%，恶心比呕吐常见。爆发性呕吐是指即使进行了止吐药预处理但仍出现的呕吐，并需要进行"解救性治疗"。难治性呕吐是指以往的化疗周期中使用预防性和/或解救性止吐治疗失败，而在接下来的化疗周期中仍然出现呕吐。

7.3.3 化疗药物致吐风险如何分级

不同化疗药物的致吐程度不一样，根据美国国立综合癌症网络（NC-CN）公布的止吐指南，化疗药物的致吐风险可分为高、中、低、轻微四级。高度致吐风险指用药后 90% 的患者有发生呕吐的风险；中度致吐风险指用药后 30% ~ 90% 的患者有发生呕吐的风险；低度致吐风险指用药后 10% ~ 30% 的患者有发生呕吐的风险；轻微致吐风险指用药后小于 10% 的患者有发生呕吐的风险。

7.3.4 对恶心、呕吐患者的评估要点包括哪些方面

1. 评估恶心与呕吐发生的时间、频率、原因、诱因、症状持续时间、呕吐的方式、特点，及呕吐物的量、颜色、性质、气味、有无混合物（如胆汁、血液、粪便等）。

2. 评估呕吐的伴随症状，如有无头痛、神志障碍、眩晕、胸痛、腹痛等，呕吐前是否伴有恶心。

3. 评估生命体征，如呼吸型态、次数、呼出的气体的气味、精神及神志状态、有无脱水征、黄疸、脑膜刺激征、体重变化。

4. 评估腹部体征，听诊肠鸣音是否正常，询问是否有便秘、腹胀、肠梗阻或肠蠕动过快等症状。

5. 了解患者呕吐与饮食的关系。

6. 大量呕吐的患者注意观察其有无相关并发症如水、电解质紊乱，酸碱平衡失调。

7. 询问患者是否服用过可能引起恶心、呕吐的药物。

8. 恶心、呕吐不仅对患者身体功能产生影响，也会对患者情感、认知、社会功能带来影响，注意观察患者因恶心、呕吐引起的情绪反应及表现。

9. 既往病史有无高血压、脑外伤、溃疡病、肝胆系统疾病、肾脏疾病、糖尿病病史。

7.3.5 恶心、呕吐的治疗原则是什么

1. 明确病因，针对原发病进行治疗，纠正可逆因素。如便秘予以缓泻剂；胃酸过多可予以中和胃酸、保护胃黏膜药物、H_2 受体拮抗药或质子泵抑制剂；颅压升高予以脱水剂及皮质类固醇激素；高钙血症予以降钙素、双膦酸盐等；保证足够的液体供给，维持水电解质平衡，纠正酸碱失衡等。

2. 合理应用止吐药物。临床常用的止吐药物包括 5 – HT_3 受体拮抗药（如昂丹司琼、格拉司琼、帕洛诺司琼等）、糖皮质激素（地塞米松）、NK – 1 受体拮抗药（阿瑞匹坦）、多巴胺受体阻滞药（甲氧氯普胺）、精神类药物（氟哌啶醇、奥氮平及劳拉西泮等）及吩噻嗪类。针对晚期肿瘤患者，化疗、放疗、阿片类药物、肿瘤切除术等不同情况下出现的恶心、呕吐，选用药物方案也不一致。

3. 辅以非药物疗法。

7.3.6 预期性恶心、呕吐的预防和处理措施有哪些

预期性恶心、呕吐重在预防，积极控制每一周期化疗相关的恶心、呕吐，消除患者的负性体验，可减轻预期性恶心、呕吐的发生。认知行为疗法可用于治疗预期性恶心、呕吐。在预防性止吐方案基础上仍然出现的爆发性呕吐给予解救性止吐方案，基本原则是酌情给予不同类型的止吐药，根据致吐风险确定给予患者的最佳治疗方案。如果呕吐患者口服给药难以实现，可以经直肠或静脉给药。预防优于治疗，常规予以止吐药物，而不是按需给药。

7.3.7 如何预防术后恶心、呕吐的发生

1. 针对基础病因，去除术后恶心、呕吐的促发因素或病因。
2. 识别中高危患者，并给予有效预防。

3. 无论预防还是治疗，不同作用机制的止吐药物联合使用，作用会增强而不良反应无明显叠加，联合用药的防治作用均优于单一用药。

4. 预防术后恶心、呕吐应在手术结束前静脉给予负荷剂量，持续静脉给药不易达到药物有效的效应室浓度。如果一类药物无效可加用另一类药物。

7.3.8 如何恰当应用非药物治疗方法减轻恶心、呕吐

1. 营养支持 对于不存在进食障碍的患者需消除顾虑，主动进食。在把握总体饮食原则的基础上，缓解胃肠道反应，增进患者食欲。对于恶心、呕吐明显无法进食以及存在营养不良的患者可考虑采取肠内营养和肠外营养支持。

2. 行为放松疗法 常见的放松训练方法包括呼吸放松、意象冥想放松、音乐治疗等。通过认知干预例如护士可以用患者感兴趣的话题转移或分散患者的注意力等。

3. 中医治疗 针对不同分型予以不同中药方剂。除外中药方剂治疗，针灸、穴位注射及穴位贴敷等中医技术也可用于降逆止吐。

7.3.9 常见的止吐药的不良反应有哪些，如何进行护理

便秘是 $5-HT_3$ 受体拮抗药最常见的不良反应，可指导患者调整饮食、适当活动预防，必要时遵医嘱服用缓泻剂；头痛也是 $5-HT_3$ 受体拮抗药副作用之一，指导患者可用热敷、按摩等方法缓解，必要时遵医嘱用止痛药。椎体外系症状主要见于长期或大剂量应用甲氧氯普胺，特别是年轻人，主要表现为帕金森综合征，可出现肌震颤、头向后倾、斜颈、阵发性双眼向上注视、共济失调等症状。注射给药可引起直立性低血压。护士应了解各种止吐药物的副作用，在用药过程中做好预防、观察及处理。

7.3.10 恶心、呕吐的相关并发症有哪些？应如何进行观察和预防

严重呕吐可导致患者热量和蛋白质摄入不足，体重下降、虚弱，出现营养失调。严重呕吐还可导致电解质失衡，表现为低钠血症、低钾血症或低镁血症，脱水、代谢性酸/碱中毒而出现相应的症状和体征。严重呕吐易使患者出现吸入性肺炎，特别是老年人和虚弱的患者，由于咽反射减弱或意识模糊更容易发生吸入性肺炎。吸入性肺炎可致非心因性肺水肿、继

发细菌性肺炎、脓胸、肺脓肿，甚至出现败血症休克或呼吸衰竭死亡。严重呕吐和干呕还可能导致食管下段和食管 - 胃交界处黏膜和皮下黏膜撕裂，出现马 - 韦综合征，表现为上消化道出血和疼痛。如全层撕裂可能出现纵隔炎、全层腹膜炎、脓毒血症，甚至死亡。

应了解晚期癌症患者常见的电解质失衡表现及脱水的临床表现。例如脱水患者注意血压、脉搏及体重变化。记录每日液体出入量，准确记录液体丢失，包括呕吐的时间、频次和量。大部分电解质失衡都不是独立发生的。护士应协助医生准确留取血样，严密监测患者的症状体征，监测血电解质变化情况，以便及时调整补液的速度和量。对可能发生呕吐的患者，应嘱其头偏一侧或坐起，以免呕吐时发生吸入性肺炎；对卧床患者、老年人和虚弱的患者应特别注意，观察患者有无呼吸频率加快、心动过速、发热、咳嗽、痰多等症状和体征，如有发生，能够做到及时发现，及时通知医生治疗。

7.4 吞咽困难

7.4.1 什么是吞咽困难

吞咽困难，也称吞咽障碍（dysphagia），为临床较为常见的症状，多种疾病均可涉及。一般认为，吞咽障碍是由于下颌、双唇、舌、软腭、咽喉、食管括约肌或食管功能受损所致的进食障碍。临床表现为对液体或固体食物的摄取、吞咽发生障碍，或吞咽时发生呛咳、哽咽，严重者可发生吸入性肺炎、脱水、营养不良等并发症。

7.4.2 引起癌症患者发生吞咽困难的常见原因有哪些

1. 疾病因素　为引起吞咽困难的主要因素。出现吞咽障碍较多见的肿瘤有脑瘤、头颈部肿瘤、食管癌等，且有 85% 的临终患者会出现吞咽困难。

2. 药物因素　许多药物存在吞咽困难的副作用，药物可能影响患者吞咽的整个过程，包括患者的意识状态、口腔和咽部的润滑和完整性、味觉和嗅觉、影响运动的协调性、导致胃肠道功能失调等，如抗精神病药物、抗组胺类药物等。

3. 人群因素 婴幼儿和老年人是较为特殊的群体，因为他们的生理解剖结构特殊而易出现吞咽困难。如老年人往往因为牙齿缺失、口腔敏感性降低、味觉和嗅觉改变、视力减退、目光注视与手的协调动作减退、独自进食、情绪抑郁等多种因素影响出现吞咽障碍。

4. 其他 异物及心理因素。

7.4.3 吞咽困难的患者常见的并发症有哪些

吞咽困难可导致患者出现吸入性肺炎、营养不良和脱水等并发症。

7.4.4 常用吞咽功能的评估方法有哪些

1. 直接观察法 直接观察患者进食、饮水或服药时的情况可以得到有关患者吞咽功能失调的有价值的信息，如咀嚼无效、口腔或咽部有食物残留、误吸、分泌物管理困难或梗阻等。

2. 反复唾液吞咽试验 旨在评定随意性吞咽反射的引发功能。

3. 饮水试验 通过饮水判断患者吞咽功能是否存在障碍。

4. 标准化床旁吞咽功能检查法 可作为研究吞咽障碍的工具和非专业医师用来简单筛查吞咽障碍的方法，也可作为进行吞咽造影检查的筛查法。

5. 吞咽障碍 7 级评定法 日本学者才藤 1999 年将将吞咽障碍分为 7 级，从 7～1 提示吞咽障碍程度递增。

7.4.5 对吞咽困难的患者应评估哪些内容

对吞咽障碍患者进行评估，内容不仅限于吞咽的生理过程本身，包括了解导致患者吞咽障碍的因素、目前的饮食习惯、食欲及饮食状况，评估肺炎、营养不良、脱水的风险、患病前是否使用了可导致吞咽障碍的药物、患者和家属参与治疗的愿望和对康复指导的依从性等，以明确哪些患者存在并发症的危险。另外，患者的安全和生活质量也是评估的一部分。

7.4.6 如何指导吞咽困难的患者进行摄食训练

1. 明确摄食训练的适应证 即患者不受刺激也处于清醒的意识状态，全身状态稳定，能产生吞咽反射，少量误吸能通过随意咳嗽咳出。

2. 摄食训练的时间 一般安排在饭前，每日 3 次，每次 20 分钟，训练时先清洁口腔。

3. 采用安全的吞咽体位 目的是减轻患者疲劳，辅助吞咽过程，减少误吸的发生。体位视病情而定，能坐起的患者取躯干垂直，头正中、颈部轻度向前屈曲位，这种体位可以最大程度地保护气道。对不能坐起的患者，一般让患者取躯干30°仰卧位，头部前屈，头转向咽部麻痹的一侧，重力的作用能引导食物接触咽部健侧，提高食物通过咽部的有效性。颈部前屈也是预防误吸的一种方法，能减少食团通过咽部的时间。

4. 选择适宜的食物形态 食物的形态应根据患者吞咽障碍的程度及康复阶段来调整，同时兼顾营养的需要，对所需食物进行加工。原则是先易后难，选择适宜吞咽障碍患者的食物，特征为柔软且密度均一，有适当的黏性、不易松散，通过咽及食管时容易变形不易在黏膜上残留，禁食刺激性食物。

5. 合适的一口量 即最适于吞咽的每次摄食入口量，正常人约为20ml。对患者进行摄食训练时，如果一口量过多，会从口中漏出或引起咽部残留导致误吸，过少则难以诱发吞咽反射。一般先以少量（3~4ml）开始，然后逐渐增加。

6. 指导患者去除咽部残留 当吞咽无力时食团常常不能被一次咽下而残留在口腔和咽部。去除残留的方法有：①空吞咽与交互吞咽：每次进食吞咽后，反复作几次空吞咽，使食团全部咽下，然后再进食。亦可每次进食吞咽后，饮极少量的水（1~2ml），这样既有利于刺激诱发吞咽反射又能达到除去咽部残留食物的目的，称为"交互吞咽"。②侧方吞咽：咽部两侧的"梨状隐窝"是最容易残留食物的地方，让患者转动或倾斜颈部，使同侧的梨状隐窝变窄，挤出残留物。同时，另一侧的隐窝变浅，咽部产生高效的蠕动式运动可去除残留物。③点头样吞咽：会厌谷是另一处容易残留食物的部位。当颈部后屈，会厌谷变得狭小，残留食物可被挤出，接着颈部前屈（点头）同时吞咽，便可去除残留食物。

7.4.7 如何指导患者采用辅助性的吞咽措施来改善吞咽功能

1. 辅助性的吞咽措施可提高患者吞咽的安全性和有效性，包括改变头颈部的姿势，改变食物的黏稠度，增加患者的感官意识，调整患者的喂食行为等。

2. 指导患者调整吞咽时的姿势：常用的方式是颈部前屈的姿势，这种姿势可以增加食团的压力，限制吞咽过程中喉的开放，降低咽部渗出和误吸的风险。其他的姿势包括头后仰、头向健侧倾斜、头转向患侧、头倾斜的同时颈部前屈等，由于吞咽困难发生的机制不同，这些措施可以单独使用，也可以联合使用。

3. 指导患者进行食物改进：食物改进是指改变食物或液体的结构、性状或黏稠度。如有的患者在进食稀液体时会出现误吸，但进食黏稠的液体则不会；慢性疾病消耗导致衰弱的患者可以选择软食，即将食物切成小片，或用肉汁、汤汁浸润食物；咀嚼功能障碍的患者，可以将食物磨碎、切碎或切成丁，稍微咀嚼就能形成食团；对于咀嚼功能明显下降及食管狭窄的患者可以采用匀浆膳，加入酸奶或土豆泥使之均匀光滑，不需要咀嚼就可下咽等。

4. 增加患者的感官意识：增加患者感官意识的技能包括用勺子给患者喂食时增加向下的压力，给患者提供酸的、冷的、需要咀嚼的食团，或大容量的食团，这些技巧在降低患者误吸风险的同时可诱发快速的喉部反射。

5. 指导患者进行口腔护理：重症患者评估口腔黏膜的状态、及时吸痰、保持口唇和口腔黏膜的湿润；为患者提供食物、液体或药物之前用手电仔细检查和评估口腔的状况；使用面罩加湿，给予连续性的口腔护理，有助于稀释分泌物，湿化口咽黏膜，最大程度地增进患者的舒适。

6. 帮助吞咽障碍患者选择经口进食的方式：包括避免患者用餐时受到干扰；增强患者的感官意识；提供易于喂养的用具；采用最佳的进食姿势，如在患者进食、饮水或服药时，让患者尽量坐直，防止身体下滑、头歪向一边；合理安排进餐的次数；少量多餐，进食高热量的食物等。

7.5 口干

7.5.1 什么是口干

正常情况下，口腔中唾液的分泌和消耗要达到平衡，即口腔中剩余一定量的唾液，以润滑、保护口腔中的黏膜、牙体和牙周组织。如果口腔中唾液分泌量减少或消耗量增加，口腔中就会出现唾液分泌和消耗的负平衡，即口干。持续的、顽固的、难以缓解的主观口干感觉，干扰人们的正常生活，称之为口腔干燥症。口干患者易出现龋齿、口腔黏膜损伤和口腔感染。严重的口干可能使患者进食时出现噎堵，甚至造成吸入性肺炎。口干患者还可能出现构音障碍及语音的改变，导致语言困难而减少社会交往。

7.5.2 哪些因素会导致癌症患者发生口干

1. 感染性疾病以及肿瘤或其他原因造成涎腺破坏或萎缩均可引起口干。

2. 肿瘤放化疗引起的口干：头颈部肿瘤放疗时，涎腺组织一般处在放射野中，受照射范围取决于肿瘤原发灶的部位和大小。在放疗的第一周，唾液量减少 50% ~ 60%。化疗及细胞毒性药物也会引起口干，如化疗后患者出现食欲不振、恶心、呕吐、腹泻等导致脱水。

3. 心理因素引发的口干：情绪变化、心理不平衡、心理紊乱，尤其是抑郁症均可引起口干。

4. 癌症患者合并内分泌疾病，如糖尿病、更年期妇女口干症等。

5. 血液系统疾病，缺铁性贫血和恶性贫血均可引发口腔干燥症。

6. 药源性口干：很多药物有口干的不良反应，如抗胆碱能类药物、抗组织胺药、酚噻嗪类药物、抗抑郁药、阿片类药物、β 受体拮抗药、利尿剂、抗癫痫药物、镇静催眠药都可引起口干。

7. 佩戴义齿的患者：因义齿固定不良或难以固定也可以造成口干。

7.5.3 对口干患者进行评估的内容有哪些

1. 口腔干燥症的评估包括主观的口干感觉和客观的口干表现两个方面，以便更好地评估口腔干燥症的严重程度和治疗效果。

2. 全面回顾患者的病史、目前的用药等，有助于识别导致患者口干的原因。

3. 主观的评估内容包括：口腔和口唇的干燥程度，是否影响语言、咀嚼和睡眠，进食和吞咽时口干的情况，休息时口干的情况，进食及休息时小口啜饮的频率等。

4. 客观口干可通过口腔内的检查发现口干的征象：如口腔颊黏膜苍白干燥，红舌，舌体干燥有裂缝，唾液池消失，出现口腔溃疡、齿龈炎或念珠菌感染。同时还要观察腺体是否肿胀，提示局部有压迫；以及是否存在龋齿。口腔外的检查包括嘴唇是否干裂、是否存在口角炎或伴有念珠菌等。

5. 记录患者口干的程度，应用最广泛的口干程度分级表是美国放射治疗协作组（RTOG）－欧洲癌症研究和治疗组（EORTC）提出的放射性口干燥症分级标准：口干分为 0 级~4 级：0 级表示没有口干；1 级为轻度口干，对刺激有反应；2 级为中度口干，表现为对刺激反应差；3 级为完全的口干、对刺激无反应（重度）；4 级为唾液腺纤维化。

7.5.4 如何指导患者应对口干

1. 全面评估患者口干的程度和相关因素，包括患者血液指标，排除糖尿病、甲亢等相关疾病。

2. 向患者讲解口干的原因及治疗口干的重要性，根据原因给予相应干预措施。

3. 保持适宜的环境湿度，指导患者在室内环境中应用空气加湿器，必要时遵医嘱给予雾化吸入。

4. 指导患者戒烟酒，避免饮用含乙醇的饮料，避免食用过干、过硬的食物；饮食口味宜清淡。

5. 指导患者勤漱口，保持口腔清洁湿润。

6. 指导患者适当饮水。可少量、多次啜饮；大量、无节制的暴饮会增加排尿次数，给患者增加新的困扰。

7. 指导患者正确服用药物，避免服用引起口干的药物（如阿托品等）。

8. 症状严重的患者可应用唾液的代用品。唾液代用品的耐受性优于人工唾液，最容易接受的是口腔喷雾等措施。因唾液代用品可能含有羧甲基纤维素或来自动物的黏蛋白，因此在应用时要注意对患者文化或宗教禁令的评估。

9. 观察和记录患者口干缓解情况，指导患者使用护唇用品，防止口唇皲裂。

10. 预防口腔并发症：最常见的是龋齿和白色念珠菌感染。指导患者进餐后刷牙，每天至少用牙线清洁牙齿一次。限制含糖饮食，限制饮用酸性饮料。根据患者龋齿发生的情况和唾液腺损伤程度，选择局部用氟的类型、方法和频率。局部使用含高浓度钙和磷的制剂。对虚弱易感人群可用苏打水含漱预防白色念珠菌感染。

7.6 呃逆

7.6.1 什么是呃逆

呃逆是反复的、不随意的、痉挛性膈肌及肋间肌收缩，随后突然声门闭合产生一个特有的声音。在呼吸周期任何瞬间包括呼气期都可发生呃逆，但典型呃逆是在吸气峰值后产生，其发作特点是突然发作，每分钟数次或数分钟一次，可自行终止，症状反复。呃逆总的发生率为0.39%，男性者呃逆的发生率（0.70%）明显高于女性患者（0.03%）；据估计癌症患者中的发病率为10%~20%。

7.6.2 引起癌症患者发生呃逆的常见原因有哪些

1. 解剖结构的改变刺激膈神经和迷走神经的外周分支引起呃逆：如肿瘤直接侵犯膈肌或在膈肌临近部位的转移；腹部或纵隔的肿瘤手术、腹腔镜检查或手术、肝癌或肺癌的动脉介入治疗插管等刺激膈肌而致呃逆等。

2. 代谢紊乱也是引起患者顽固性呃逆的原因之一。电解质或酸碱平衡失调可发生呃逆，如小细胞肺癌患者血钠、血钙降低时，膈肌及其他肌肉出现颤动或抽搐而引起呃逆。

3. 炎症和感染性疾病，如脓毒血症、心包炎、肺炎、胸膜炎以及可能引起迷走神经兴奋的食管炎、胃炎、胰腺炎、肝炎、心肌梗死等也会引起呃逆。

4. 药物因素：引起呃逆的药物包括类固醇激素、化疗药物、多巴胺拮抗剂、甲地孕酮、甲基多巴、尼古丁、阿片类药物、肌松剂等。地塞米松是导致联合化疗的肿瘤患者出现顽固性呃逆的主要原因。在以顺铂为基础化疗药的化疗过程中，呃逆的发生是地塞米松和顺铂共同作用的结果。高剂量顺铂引起呃逆可能与顺铂刺激肠嗜铬细胞上的 5-HT 受体后，兴奋迷走神经导致膈肌痉挛有关。

5. 精神因素：神经症等。

7.6.3 对呃逆患者进行评估包括哪些内容

1. 评估患者呃逆的频率、持续时间及呃逆症状发作的特点，如呃逆发作与饮食、吞咽、大笑、深呼吸、突然受冷或体位改变有无联系。

2. 评估患者的一般状况，包括有无感染的征象，进行全面检查，如颞动脉有无压痛，咽部有无炎症，耳部是否有异物，甲状腺是否肿大，是否存在肺炎、心包炎、腹胀或腹水、谵妄、中风的征象等。

3. 评估呃逆期间患者的饮食情况，有无食欲不振以及因呃逆导致吞咽困难而进食减少或不能进食等。

4. 评估呃逆对患者睡眠的影响，如整夜呃逆导致失眠等。

5. 评估呃逆对患者心理精神状况的影响，如烦躁、焦虑、苦恼、抑郁、无助等。

6. 评估患者导致呃逆的可能原因，如近期有无创伤、手术、炎症或感染性疾病、代谢紊乱及用药史，如应用地塞米松、含有铂类化合物和紫杉醇等药物的化疗等。

7. 评估患者有无因癔病而连续吞气的现象。

7.6.4　呃逆患者的护理要点有哪些

1. 做好心理护理及解释工作，缓解患者因呃逆带来的紧张、焦虑等负性情绪。

2. 观察和记录呃逆发作的特点及频率。

3. 及时处理呃逆引起的恶心、呕吐等不适，保证患者营养及水分的摄入，避免辛辣、过冷、过热的饮食及饮品。

4. 指导患者正确使用非药物治疗措施，并观察效果。如使患者屏息呼吸；或闭口、鼻用力呼气，使咽鼓管及中耳压力增加；压迫甲状软骨；用胡椒或鼻烟使患者打喷嚏；刺激患者悬雍垂或鼻咽部等。

5. 按医嘱使用药物对症处理。

6. 处理呃逆引起的睡眠障碍，保证患者充足的睡眠。

7.7　便秘

7.7.1　便秘的主要临床表现是什么

便秘表现为排便次数减少、粪便干硬和/或排便困难。排便次数减少指每周排便少于 3 次。

7.7.2 癌症患者合并便秘的常见原因有哪些

1. 生活方式因素：饮食结构不合理、食物中膳食纤维摄入不足；疾病影响致饮水受限；体质虚弱导致卧床时间长，活动量明显减少；由于检查、治疗、环境改变、便器使用不当等导致患者忽略或抑制便意，应用缓泻剂和/或灌肠过度或不当，导致排便习惯改变等。

2. 病理因素：各种肿瘤、炎症或其他因素引起的肠梗阻、肠扭转、高钙血症、低钾血症、脊髓损伤、肛门直肠功能异常、精神心理障碍（如抑郁、厌食）等。

3. 治疗因素：长期使用抗酸药、抗抑郁药、抗组胺药、钡剂、降压药、铁剂、阿片类止痛药、部分化疗药物（如长春新碱）以及 5 - 羟色胺受体拮抗药，都可能引起便秘。

7.7.3 便秘患者如何合理使用缓泻剂

常用的缓泻剂根据其作用机制大致可分为 4 类：渗透性泻剂、膨胀性泻剂（溶剂型泻剂）、刺激性泻剂及润滑性泻剂。使用中应注意：矿物盐类泻剂可引起电解质紊乱，故应慎用于老年人和心肾功能减退者；乳果糖等不吸收糖长期服用可产生耐药性，且使用不当可造成严重腹泻、脱水、电解质紊乱，对老年张力迟缓型便秘效果不佳；容积性泻剂不适用于不能用力排便及食物中缺乏纤维素的慢性便秘，进水受限的患者，大量服用可导致胃肠胀气，使腹部紧张，甚至继发消化道的机械性梗阻。长期大剂量使用刺激性泻剂可损伤肠壁神经丛细胞，反而会加重便秘。矿物油应慎用，因其影响脂溶性维生素的吸收，且被组织吸收可导致肉芽肿。缓泻剂通常空腹服用效果较好。

7.7.4 癌症患者合并便秘的治疗原则是什么

总体治疗原则是根据便秘的病因、类型和严重程度进行个体化的综合治疗。

1. 积极预防 增加纤维素摄入、多饮水、适量运动、养成良好的排便习惯等。

2. 合理使用缓泻剂 不同类型的缓泻剂作用机制不同，优缺点各不相同，应根据便秘的类型选择不同的缓泻剂，并注意观察不良反应。

3. 非药物治疗　合并精神心理障碍、睡眠障碍等患者需请专业人员会诊；生物反馈是治疗盆底肌功能障碍所致便秘的有效方法；按摩、针灸等也有助于缓解患者的便秘。

4. 外科治疗　如经非手术治疗后仍不缓解，结合病情变化可考虑手术治疗。

7.7.5　便秘患者的护理要点有哪些

1. 生活方式调整　评估便秘的风险因素，识别高危人群，指导合理饮食、运动，养成规律的排便习惯。

2. 用药护理　应掌握正确用药的方法，熟知各类缓泻剂的适应证和禁忌证，严密观察患者用药的副反应。

3. 指导患者恰当应用非药物疗法　腹部顺时针按摩，足三里、三阴交等穴位按摩，针灸等。

4. 严密监测并发症　严重便秘可继发粪便嵌塞，甚至出现肠梗阻。严密观察排便情况，及早发现及时处理。

7.8　腹泻

7.8.1　什么是腹泻

正常人的排便习惯为 1～2 次/天到 1 次/（1～2）天，粪便多为成型或软便。少数健康人可达到 3 次/天到 1 次/3 天。粪便含水量为 60%～80%，粪便量一般少于 200 克/天。当粪便稀薄（含水量超过 85%），且次数超过 3 次/天，排便量超过 200 克/天时，则为腹泻。

7.8.2　腹泻的发生机制分为哪几类

从病理生理的角度可将腹泻发生的机制分为渗透性、分泌性、炎症性和动力性四类。

7.8.3　常见的引起肿瘤患者腹泻的原因有哪些

1. 肿瘤本身　肠道肿瘤如结直肠癌、小肠恶性肿瘤、胃肠道恶性淋巴瘤、胰腺癌、类癌综合征等。

2. 手术　肠道肿瘤手术时，会切除部分肠段，造成肠道功能改变和肠黏膜吸收面积减少，导致腹泻。常见于结肠癌、小肠肿瘤。

3. 化疗　化疗药物干扰了肠细胞的分裂，可以导致胃肠道黏膜层破坏和肠上皮脱落，杯状细胞和隐窝细胞不成比例增加和非典型增生，破坏微绒毛细胞的重吸收功能，导致肠腔液体增加，最终导致小肠内吸收和分泌功能失去平衡而造成。

4. 放疗　腹部、盆腔、下胸部或腰部脊柱放疗后肠黏膜损害，导致放射性肠炎，继发肠黏膜萎缩和纤维化，引起急性渗出性腹泻。

5. 肠道感染　由于免疫功能低下、放化疗、大量使用抗生素及营养不良等，并发肠道感染性腹泻。

6. 肠内营养液　配置、保存及使用过程中的温度、浓度、速度不当。

7.8.4　如何评估腹泻的程度

国家癌症研究所（National Cancer Institute, NCI – CTCAE V4.03）关于腹泻的毒性分级标准见下表。

分级	1	2	3	4	5
腹泻	大便次数增加<4次/日	大便次数增加4～6次/日，排出物中度增加，不影响日常生活	大便次数增加≥7次/日，便失禁，需要24小时静脉补液，需住院治疗，排出物重度增加，影响日常生活	危及生命（如血液动力学衰竭）	死亡

7.8.5　化疗引起腹泻的治疗原则是什么

化疗引起腹泻的主要治疗目的是控制症状，加速黏膜修复并预防继发性感染。主要包括：①腹泻每天超过5次或出现血性腹泻时需停止化疗。②使用止泻药：目前较常用的药物包括：黏膜保护类药物如思密达；抑制肠道平滑肌收缩如洛哌丁胺；生长抑素类药物如奥曲肽等。③抗感染治疗，留取便标本检验，根据病原菌及药敏试验选择相应抗生素治疗。④对症处理，补充足够的营养，维持水及电解质平衡。⑤积极处理并发症。

7.8.6　如何指导患者正确使用洛哌丁胺

洛哌丁胺也称易蒙停，是治疗伊立替康所致迟发性腹泻的常用药物，也可以用于其他急、慢性腹泻的治疗。它通过激动肠壁的 u – 阿片受体和阻止乙酰胆碱和前列腺素的释放，拮抗平滑肌收缩，而减少肠蠕动和分泌，延长肠内容物的滞留时间，从而起到止泻的作用；同时，它又可以增加肛门括约肌的张力，抑制大便失禁和便急。用于伊立替康导致的迟发性腹泻的给药方法是：首次剂量4mg，以后每2小时一次，每次2mg，腹泻停止后再服用12小时，总时间限度不能超过48小时。用于其他急性腹泻的使用方法为：首次4mg，以后每次不成形便后服用2mg，24小时总量不能超过16mg。对于慢性腹泻的服用方法为：首次4mg，维持剂量为每日2~12mg，即1~6粒，分次服用。指导患者正确服用药物，同时应密切观察患者有无腹胀腹痛，排气排便停止，如出现，应立即停止服药物并通知医生，警惕麻痹性肠梗阻的可能。

7.9 呼吸困难

7.9.1 常见的呼吸困难有哪几种类型

呼吸困难按照病因主要分为以下五种类型：①肺源性呼吸困难：是最常见的呼吸困难类型，包括所有由上呼吸道、气管、支气管、肺、胸膜、纵隔病变，以及胸廓运动及呼吸肌功能障碍等所致的呼吸困难；②心源性呼吸困难：如心力衰竭、心包积液的癌症患者，根据严重程度可进一步分为劳力性呼吸困难、夜间阵发性呼吸困难和端坐呼吸；③中毒性呼吸困难：如酸中毒的癌症患者；④血源性呼吸困难：如重症贫血、大出血或休克的癌症患者；⑤神经性呼吸困难：如紧张、焦虑的癌症患者。

7.9.2 肺源性呼吸困难根据临床表现可分为哪三类

肺源性呼吸困难根据临床表现可分为：①吸气性呼吸困难：由于喉、气管和大支气管受压或阻塞所致，可见于胸部疼痛、喉和气管肿瘤、食管癌或纵隔肿瘤致气管受压等患者；②呼气性呼吸困难：由于肺组织病变，如弹性减弱及小支气管痉挛、狭窄所致，可见于合并慢性阻塞性肺疾病、支气管哮喘的患者；③混合性呼吸困难：由于肺呼吸面积减少或胸廓运动受限所致，可见于并发严重肺部感染、大量胸腔积液、肺栓塞等的癌症患者。

7.9.3 癌症患者发生呼吸困难的常见原因有哪些

癌症患者发生呼吸困难的常见原因如下：①肺癌及其他部位肿瘤肺转

移导致气道受压或阻塞、肺有效呼吸面积减少、胸廓运动受限、胸腔积液等；②放射性治疗致放射性肺炎；③化疗后因免疫功能低下致肺部感染；④患者营养状况差导致呼吸肌无力。

7.9.4 呼吸困难常见的伴发症状有哪些

呼吸困难常见的伴发症状包括咳嗽、咳痰、发热、胸痛、上腔静脉阻塞综合征、神志改变等。

7.9.5 如何评估患者呼吸困难的严重程度

护士可以采用数字评分法（numerical rating scale，NRS）简单地评估患者呼吸困难的严重程度。该方法是用数字来表示呼吸困难强度或困扰程度，将一条横线等分成 10 段，按 0 ~ 10 分次序表示呼吸困难的严重程度/困扰程度。0 分表示"没有呼吸困难/困扰"，10 分表示"极度呼吸困难/困扰"，患者选择其中一个数字代表自己呼吸困难的强度/困扰程度（图 7 - 9 - 1）。在临床工作中，护士不仅要评估患者现在呼吸困难是几分，还要评估患者最好情况下是几分，最坏情况下是几分，平均或大部分时间是几分，从而全面了解患者呼吸困难的严重程度。

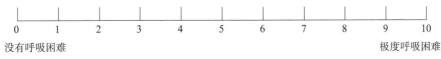

图 7 - 9 - 1　呼吸困难数字评分法

7.9.6 如何评估患者呼吸困难对患者日常生活的影响

可采用医学研究委员会（Medical Research Council，MRC）呼吸道症状问卷呼吸困难亚量表来评估患者呼吸困难对其日常生活的影响。该量表是询问患者感知到的呼吸困难的程度，并分成 5 个级别，见下表。

级别	描　　　述
第 1 级	仅在剧烈活动时有呼吸困难
第 2 级	当快走或上缓坡时有气短
第 3 级	由于呼吸困难，在平地上步行比同龄人慢，或者以自己的速度在平地上行走 1500 米或 15 分钟时需要停下来呼吸
第 4 级	在平地上步行 100 米或几分钟后需要停下来呼吸
第 5 级	因为明显的呼吸困难而不能离开房屋或者当穿、脱衣服时有气短

7.9.7 缓解癌症患者呼吸困难的治疗措施有哪些

1. 病因治疗 治疗呼吸困难首要的就是针对可逆性病因的治疗，如大量胸腔积液患者给予胸腔置管引流、胸腔灌注化疗、肿瘤致气道阻塞或肿瘤广泛肺转移的患者给予姑息性化疗、局部姑息放疗、支架植入等，贫血患者给予输血或促红细胞生成素，肺部感染患者给予抗感染药物治疗，哮喘患者给予糖皮质激素、沙丁胺醇、茶碱类等支气管解痉药物，咯血患者给予止血药物或介入治疗，心力衰竭患者应用强心、利尿和扩血管药物，心包积液患者给予心包穿刺，胸部疼痛患者给予药物止痛等。

2. 针对呼吸困难症状的措施

（1）药物治疗 ①阿片类药物：如果患者不存在呼吸抑制、氧合作用受损及 CO_2 浓度升高等情况，使用阿片类药物可有效缓解呼吸困难的症状。对于未使用阿片类药物止痛的患者，推荐起始剂量为口服吗啡 5mg/4h 或 2.5mg/2h 或皮下注射 3mg/4h 或 1.5mg/h；而对于需要同时使用阿片类药物止痛的患者，建议增加常规每日剂量的 25%，皮下注射 30 分钟或更长可达高峰，需密切监测患者呼吸频率。②抗焦虑药物：苯二氮䓬类药物如劳拉西泮、咪达唑仑等因抗焦虑作用和可减轻呼吸困难所致的不适感而用于呼吸困难的患者，既可单独应用，也可联合阿片类药物应用。但因该类药物具有肌肉松弛作用，所以可能会加重呼吸困难的严重程度，特别是在癌症恶液质和肌肉减少症的患者中应谨慎应用。③氧气：对于因低氧血症、肺水肿、肺心病、肺动脉高压所致的呼吸困难，可通过氧气吸入缓解呼吸困难的程度。低氧血症时，可加大氧流量或采用面罩吸氧，但若伴有二氧化碳潴留，则应持续低流量吸氧，以维持低氧对呼吸中枢兴奋性。④其他药物：类固醇类药物可用于癌性淋巴管炎、放射性肺炎、上腔静脉综合征、癌因性气道阻塞等引起的呼吸困难；精神安定剂、抗抑郁药等可减轻呼吸困难患者的焦虑抑郁情绪，进而缓解其呼吸困难症状。

（2）非药物治疗 多种非药物治疗的方法，如神经肌肉电刺激、胸壁震动、使用助行器、呼吸功能锻炼、调整体位、节省体力、开窗通风、手持风扇、冷水洗面、针灸、听音乐、转移注意力、放松训练等也可提高患者对呼吸困难的适应能力和应对能力。

7.9.8 呼吸困难患者的护理要点有哪些

1. 评估 通过详细的病史以及体格检查、辅助检查等评估引起患者发生呼吸困难的病因；恰当应用 VAS、NRS、MRC 呼吸困难亚量表等评估工具准确评估呼吸困难的程度；同时评估患者有无疲乏、失眠、注意力不集中、紧张、焦虑、烦躁不安、恐惧、孤独、抑郁等负性情绪，以及呼吸困难对患者日常活动或生活质量造成的影响。

2. 一般护理措施　保持病室环境安静、清洁、舒适，空气流通，温湿度适宜。合并哮喘的患者，避免室内湿度过高和可能的过敏原（如尘螨、刺激性气体、花粉等）。协助患者选择舒适的卧位。根据呼吸困难的强度合理安排休息和活动量，把日常所需物品放置在患者可伸手够到的地方。如果病情许可，有计划增加活动量，如室内走动、散步、室外活动等，逐步提高活动耐力。指导患者进食高蛋白、高营养、易消化、少刺激饮食，每次进餐不宜过多。

3. 治疗相关护理措施　通常采用低流量持续吸氧，加强气道湿化，做好"防火、防震、防油、防热"，保证用氧安全。保持呼吸道通畅，如患者伴有咳嗽、咳痰，遵医嘱给予雾化治疗，协助患者叩背，指导患者采用深呼吸、有效咳痰的方法，必要时给予机械吸痰。针对呼吸困难发生的病因，积极配合医生给予相应的处理措施，如胸腔置管引流、胸腔注药、全身化疗等。动态观察患者呼吸困难的强度、患者心理 – 社会反应、药物治疗效果和不良反应等，有异常时及时通知医生。

4. 心理护理　呼吸困难可引起患者烦躁不安、焦虑、恐惧等，而负性情绪又可进一步加重患者呼吸困难的程度。因此护士应适时陪伴和安慰患者，分析发生呼吸困难的原因，讲解各种治疗方案的过程和护理要点；教会患者和家属采用非药物治疗措施，如手摇风扇、助行器、放松疗法、音乐疗法等，帮助患者和家属积极应对呼吸困难症状；鼓励患者适时表达自己的内心感受，随时表达身体的不适和痛苦；如患者存在心理问题，可请专业人员给予心理辅导。

7.10　排尿紊乱

7.10.1　排尿紊乱的常见临床表现有哪些

临床上晚期肿瘤患者常见的排尿紊乱有：尿频、尿急、尿痛等膀胱刺激征；排尿困难；尿潴留和尿失禁等。

7.10.2 尿频的诊断标准是什么

尿频通常指患者 24 小时内排尿的次数明显增多，国际尿控学会规定每天排尿次数 ≥8 次，且夜尿次数 ≥2 次即可定义为尿频，因为在这种频度下往往会影响到人的生活质量。

7.10.3 膀胱过度活动症的主要症状是什么

膀胱过度活动症（OAB）是一种以尿急症状为特征的症候群，常伴有尿频和夜尿症状，可伴或不伴有急迫性尿失禁，其明显影响患者的日常生活和社会活动，已成为困扰人们的一大疾病。

7.10.4 排尿困难患者的护理要点有哪些

主要包括：安慰患者，消除其紧张心理；保持病室安静；嘱患者多饮热饮品，要求每天饮水在 1000ml 以上，使尿量增加刺激排尿；诱导排尿；改变环境与体位，尽量扶助其下床排尿；膀胱按摩排尿法。若以上方法不能排尿者，肌内注射新斯的明，1 小时后仍无效，紧急情况下可考虑导尿。其他措施还包括盆底肌肉锻炼、膀胱功能强化训练、中医技术等。

7.10.5 改善排尿功能的非药物治疗方法有哪些

1. 间歇清洁导尿　如果膀胱顺应性良好（即正常膀胱容量前提下膀胱内压力 ≤40cmH$_2$O），该措施得当，并无明显的泌尿系感染风险。但该措施的良好实施需要护理上进行专业的指导。

2. 骶神经调节术　通过骶 3 孔留置电极，并于长期植入体内的起搏器连接对骶 3 神经进行长期电刺激（低频为主，主要刺激感觉神经），以恢复膀胱逼尿肌的功能。骶神经调节术作用机制较为复发，如外周神经完整，有双向调节的作用，因此也常用于非神经源性逼尿肌收缩力减低的患者，以帮助逼尿肌恢复排尿功能。

7.10.6 如何指导患者做床上排尿训练

耐心指导和训练患者在床上使用便盆小便，并解释必要性。术前两天开始练习，每天 3~4 次。有研究显示：术前经过排尿训练者，术后排尿困难的发生率明显低于未经排尿训练者。术后护士应体贴患者，帮助创造良好的环境，对患者自行排尿给予鼓励，树立自行排尿的信心，尽可能使患者以习惯姿势排尿。

7.10.7 热敷应用于改善排尿困难时的注意事项有哪些

热敷时应注意观察患者的生命体征及面色，注意有无腹胀、腹膜刺激征等情况。膀胱过度充盈者严禁用力按压，以防膀胱破裂。

7.10.8 什么是膀胱按摩排尿法

膀胱按摩排尿法：操作者站在患者一侧，将手置于其下腹部，轻轻向左右推揉膨隆的膀胱 10～20 次，以促使其腹肌松弛，然后用一手掌自膀胱部向下推移按压，另一手以全掌按压关元、中极两穴位，以促进排尿。推移按压时一定要用力均匀，由轻至重，逐渐加大压力，切忌用力过猛，以防损伤膀胱。一般持续推移 1～3 分钟，尿液即可推出，但推移按压不能停止，否则排尿即中断，待按压至尿液排空后，再缓缓松手。如经过推移与按压一次后未见尿液排出，不可强力按压，应再依以上顺序反复操作，直至排尿成功。该法适于因疼痛、体位等因素而发生排尿困难的患者。

7.10.9 如何指导患者进行盆底肌肉锻炼

1. 应尽早在床上行半坐位和坐位的平衡训练，改变患者体位，同时屏气增加腹压。患者在不收缩下肢、腹部及臀部肌肉情况下，自主收缩会阴及肛门括约肌，每次收缩 5～10 秒，放松 5～10 秒，重复 10～20 次，持续时间越长越好，3 次/天。

2. 患者呼吸训练时，嘱患者吸气时收缩肛门周围的肌肉，维持 5～10 秒，呼气时放松。

3. 患者取坐位，由后向前缓慢把肛门、阴道尿道周围等盆底肌收缩上提，感觉想阻止肛门排气，缓慢放松，10 秒/次，连续 10 次，还可以协助患者坐在马桶上，两腿分开，开始排尿，有意识收缩盆底肌肉，使尿液中断，如此反复排尿止尿，使盆底肌得到锻炼。

7.10.10 如何指导患者进行排尿强化训练

患者全身情况趋于稳定，尿道口有尿液流出，说明膀胱已建立反射性排尿机制，可以试着拔除尿管，拔管前夹闭尿管 3～4 小时，患者饮水后待膀胱充盈时再拔，拔管后协助患者自行排尿，并观察尿液颜色、性质、量，排尿次数、膀胱充盈情况，复查 B 超测定膀胱残余尿量。对仍不能自行排尿且排尿后残余尿量在 200ml 以上的患者给予间接性导尿，在无菌条件下定时导尿，有规律地排空尿液。实施前要为患者制定饮水计划，定时定量饮水，进行定时排尿习惯训练，提醒患者定时排尿，即用手指在患者耻骨联合上方进行有节奏地轻快叩击 6～7 次，反复进行，可以采取摩擦大腿内侧，捏掐腹股沟等，利用扳机点排尿法诱发膀胱收缩而产生排尿；还可以采取热敷下腹部，听流水声等辅助措施。嘱患者自行排尿后再插入导尿管排尽尿液同时要测定残余尿量，根据膀胱残余尿量制定导尿次数，残余尿量大于 200ml，每天导尿 3～4 次，残余尿量在 100～200ml，每天导尿 2 次，说明膀胱功能稍弱，自动排尿大于每 2 小时一次或残余尿量在 100ml 以下，膀胱容量在 250ml 以上，可终止导尿，停止导尿后仍需应用手法辅助完成排尿，在膀胱充盈，膀胱底达脐下 2 指时，将一手掌触摸胀大的膀胱由底部向体部环形按摩，动作要均匀，由轻到重，待膀胱成球状，用手托住膀胱底部向会阴部挤压，挤压时嘱患者使用腹压直至排出尿液。间歇导尿期间每 1～2 周复查尿常规一次，细菌培养，以后每 2～4 周一次，发现尿液异常及时留取尿标本送检并报告医生。

7.10.11　尿失禁患者如何进行皮肤护理

1. 及时更换尿布，并用温开水清洗会阴部、阴茎、龟头及臀部皮肤，保持会阴部皮肤清洁干燥。

2. 留置导尿者保持尿道口的清洁，每日 2 次用 0.5% 碘伏棉球消毒并擦会阴及尿道口的分泌物污垢。

3. 使用避孕套式尿袋法的患者使用前洗净会阴，涂爽身粉保持干燥，每日 2 次。

4. 对行保鲜膜袋法的男患者，每次排尿后及时更换保鲜膜袋，每次更换时用温水清洁会阴部皮肤，阴茎、龟头、包皮等处的尿液及污垢要清洗干净。每日冲洗会阴 2 次，保持会阴皮肤清洁、干燥，预防皮肤湿疹的发生。

5. 采用高级透气接尿器法的患者注意接尿器应在通风干燥、阴凉清洁的室内存放，禁止日光暴晒，经常冲洗晾干。使用时排尿管不能从腿上通过，防止尿液倒流。注意会阴部清洁，每日用温水擦洗。最具有预防性的措施仍集中在减轻受压、变换体位、加强营养等方面，而不只是单纯地对尿失禁的护理。

7.10.12　什么是暗示疗法

暗示疗法就是运用暗示作用的积极方面作为治疗疾病的一种方法，主要用于前列腺癌根治术后的患者。患者因尿失禁感到尴尬而产生焦虑和抑郁的心理。首先运用通俗语言向患者及家属说明尿失禁是前列腺癌根治术后的常见并发症，安排家属进行陪护，使其情绪稳定。医护人员多用积极肯定的语言，让患者产生"我一定会好的"的意念，但也要让他们认识到治疗尿失禁需要一个过程，避免急躁的心理。同时，设法转移其注意力，改变患者一味专注于"尿失禁"的心理。帮助患者建立积极治疗的行为模式，每2~3小时提醒患者如厕，先让患者听5~15分钟的流水声，或用温开水冲洗会阴部，同时轻轻按压腹上部，培养患者产生尿意和增强患者的排尿控制能力。另外，每次如厕前要询问患者有无尿意，患者感觉到有尿意并且可排出尿液则给予赞赏，无尿意且未能排出尿液则给予鼓励，说明下次再试，淡化患者对排尿的期望。对于不能自行排尿的患者，指导其使用间歇性自我导尿的方法。久而久之，通过以上行为强化训练，建立患者排尿的条件反射。对患者每天的进步应加以肯定，让其产生"我正逐渐恢复"的意识，增强战胜疾病的信心。

7.10.13　尿频、尿急患者局部皮肤的护理要点有哪些

女性因生理特殊，尿道短（成年女性4~5cm），尿道缺乏抗逆流组织器官，周边有阴道、肛门易引起污染器官，加之小阴唇表面皱褶多，增加会阴区护理难度。尿液对皮肤有刺激性作用，个人会阴区皮肤护理可减轻局部皮肤不适感，有助于减轻尿急症状。合理指导高锰酸钾温水坐浴，每周2次，高锰酸钾稀释为1:5000，坐浴时间为10~15分钟，强调高锰酸钾不能过浓，不能过于频繁。高锰酸钾属于强氧化剂，高浓度或频繁使用易使皮肤干燥，引起会阴区皮肤瘙痒，合理使用可减少局部皮肤不适感。保持局部皮肤干燥，避免或减少使用成人纸尿裤及尿片等。

7.10.14　慢性尿潴留患者如何进行功能训练的指导

1. 用温度50℃左右的温热毛巾敷在患者膀胱区5分钟左右，利用腹肌收缩促进排尿。

2. 热滚动按摩法　把 0.9% 氯化钠注射液玻璃瓶洗净，倒入 60℃ 左右的热水放入布套以免烫伤患者。给患者做好解释工作后，让患者平卧，伸直下肢，布袋置于膀胱区，滚动布袋大概 20 分钟。利用热作用和按摩刺激相结合的物理疗法刺激膀胱逼尿肌收缩，促进排尿，此法还有利于膀胱和尿道消肿。如果不能即时见效，则重复进行。

7.10.15　什么是通便诱导排尿法

对术后尿潴留患者用开塞露刺激排便诱导排尿；在不使用其他方法的情况下，一般在术后 6 ~ 8 小时以内，膀胱充盈，尿液不能自行排出，使用开塞露通便诱导排尿法，方法是取开塞露 2 个（药液 20ml/只），根据患者手术部位及病情取侧位或仰卧位，将开塞露顶端剪去挤出少许润滑，然后插入肛门将药液全部挤入，嘱患者臀部并拢夹紧，以防药液漏出，尽量保留 15 分钟。

7.10.16　尿潴留患者输液时有哪些注意事项

根据患者的情况、药物性质、输液总量掌握输液速度。如术后不需要快速补充血容量，输液速度应维持在 30 ~ 40 滴/分钟，这样可以使肾排出的原尿减少，从而推迟膀胱充盈的时间。随麻醉药作用逐渐消失，排尿反射逐渐恢复。当排尿反射正常时，膀胱则不会因过度充盈而发生尿潴留。

7.10.17　留置导尿管患者的护理要点有哪些

1. 有些手术由于手术创面微小血管出血，易引起血凝块，术后须进行持续膀胱冲洗。因此，须保持冲洗管道通畅，妥善固定尿管。避免拉力过大以至注有液体的气囊强行拉出，造成牵拉损伤后局部水肿和出血。

2. 防止留置尿管引起的尿路感染，在留置尿管期间，由于患者肛门排出物、被褥或内衣裤触碰污染尿道口及周围黏膜。所以，每日需进行尿管护理及微碱性皂液或清水清洗会阴区和尿管近段。

3. 拔除尿管的时机：拔管前夹闭尿管引流，嘱患者多饮水，待膀胱充盈后再拔除尿管或拔除尿管前向膀胱内冲入 0.9% 氯化钠注射液 250ml，使膀胱充盈再拔除尿管。护理人员还随时观察患者尿液的颜色以及尿量等；要尽可能早地拔出导尿管，让其能够自行排尿，避免尿路感染的发生。

7.11 瘙痒

7.11.1 引起癌症患者瘙痒的常见原因有哪些

1. 与肿瘤浸润皮肤有关的瘙痒：外阴基底细胞癌、乳腺癌皮内生长等。

2. 与生长于身体/器官远端部位肿瘤相关的瘙痒：又称副肿瘤性瘙痒，主要表现为副肿瘤性皮肤病。肺癌、乳腺癌、前列腺癌、胃癌和咽癌中都有报道出现过副肿瘤性瘙痒的病例。

3. 与侵犯重要生命器官有关的瘙痒：肿瘤生长扰乱重要生命器官的正常功能会引起瘙痒。肿瘤侵犯肝脏引起胆汁淤积性瘙痒，宫颈癌侵犯外阴引起外阴瘙痒，直肠癌和乙状结肠癌伴有肛门瘙痒、前列腺癌引起持续性阴囊瘙痒。

4. 血液肿瘤引发的瘙痒：真性红细胞增多症、霍奇金病、某些类型的白血病多发性骨髓瘤等。

5. 与抗肿瘤治疗有关的瘙痒：大多数抗肿瘤药物都会引起皮肤干燥、脱屑及瘙痒。另外，还有一些抗肿瘤药物会导致超敏反应，患者会出现不同程度皮肤瘙痒。放疗引起皮肤干燥也会出现瘙痒。

7.11.2 对皮肤瘙痒患者的评估要点有哪些

1. 准确询问病史：包括原发疾病、手术史、过敏史、用药史、非处方药物用药史、目前及以往对瘙痒及过敏的治疗和处置。用药史包括目前应用和以往（至少1年内）使用过的药物。

2. 详细评估瘙痒的部位、严重程度、起病情况、病程、瘙痒性质（灼热感、疼痛感、叮咬感、针刺感）、生活地区以及诱发因素（如体力活动、是否接触水、自身关注程度）。

3. 严重的瘙痒患者会产生心理障碍，注意评估患者心理状况。

7.11.3 皮肤瘙痒患者的护理要点有哪些

1. 指导患者正确进行局部药物涂抹，遵医嘱正确服药。

2. 观察患者用药后主要不良反应，并给予相应指导。

3. 局部涂抹辣椒素前，可外用麻醉药预防局部疼痛、烧灼、热痛觉过敏和红斑等不良反应。

7.12 发热

7.12.1 引起癌症患者发热的常见原因有哪些

癌症患者发热与许多因素有关，其中肿瘤性发热原因比较复杂，可能有以下几个方面：肿瘤生长迅速，肿瘤组织相对缺血、缺氧，造成组织坏死，或因治疗引起的肿瘤细胞破坏，释放肿瘤坏死因子而发热；肿瘤本身产生内源性致热源引起发热；肿瘤侵犯或影响体温调节中枢；肿瘤内白细胞浸润，引起炎性反应；肿瘤细胞释放抗原物质引起机体免疫反应引起发热；肿瘤合并感染，如中心型肺癌分泌物滞留导致感染引发发热；胆管细胞癌、胰头癌等并发胆道感染引起发热；白血病粒细胞减少，机体抵抗力降低，全身和局部感染引发发热。

7.12.2 发热患者的评估要点有哪些

评估患者发热的原因、程度、热型及持续时间，患者的意识状态、其他生命体征（如心率、血压、呼吸）及伴随症状，了解患者的相关检查结果。

7.12.3 发热患者的护理要点有哪些

1. 给药护理

（1）遵医嘱给予患者合适的降温药物，指导患者正确使用降温药物。

（2）观察用药后患者体温变化，并进行记录。

（3）观察用药后主要不良反应，指导患者对症处理。

2. 日常生活护理

（1）患者应进食清淡、易消化、富含维生素的食物，多饮水，保证充足的水分摄入。

（2）嘱患者卧床休息，避免劳累，减少机体消耗。

（3）开窗通风，保持室内空气清新，保持适宜的温湿度。

（4）鼓励患者多漱口，保持口腔清洁、湿润，做好患者口腔护理。

（5）发热出汗时及时更换衣物，避免着凉。

（6）做好患者及家属的安全宣教，确保安全措施到位。

7.13 焦虑、抑郁

7.13.1 引起癌症患者焦虑的常见因素有哪些

癌症本身可引起焦虑，如神经内分泌肿瘤（如嗜铬细胞瘤）、小细胞肺癌、甲状腺癌等；癌症的诊断，治疗的不良反应及经济上的压力都能诱发焦虑；一些药物也可以引起不同程度的焦虑，如干扰素、类固醇激素、某些止吐药（如异丙嗪和甲氧氯普胺）、抗精神病药（如氟哌啶醇、氯丙嗪、利培酮）、精神兴奋药（如哌甲酯）、免疫抑制剂（如环孢霉素）、支气管扩张剂（如沙丁胺醇气雾剂）；突然停用大剂量酒精、麻醉性镇痛剂、镇静催眠剂也可导致焦虑。

7.13.2 引起癌症患者抑郁的常见因素有哪些

癌症原发或转移到中枢神经系统会引起抑郁；代谢综合征（如乳腺癌和肺癌患者常出现的高钙血症）可诱发抑郁；常见导致抑郁的药有氨甲蝶呤、长春新碱、天冬酰胺酶、盐酸甲基苄肼以及干扰素等；年轻、既往有抑郁发作、社会支持不足的癌症患者发生抑郁的风险较高。

7.13.3 如何评估患者的焦虑

焦虑的临床表现包括心理症状和躯体症状。心理症状为苦恼、担忧、悲伤和恐惧等负性情感；躯体症状多种多样，心血管系统方面可有心悸、心动过速、胸闷憋气或胸痛；呼吸系统方面可有咽部不适、呼吸困难、过度通气；消化系统方面可有吞咽困难、食欲减退、腹部绞痛、恶心、腹泻或便秘；还可有坐立不安、出汗、头晕、震颤、易疲劳等症状。

常用的评估工具有医院焦虑抑郁量表（Hospital Anxiety Depression Scale，HADS）、广泛性焦虑自评量表（General Anxiety Disorder – 7，GAD –7）、汉密尔顿焦虑量表（Hamilton Anxiety Scale，HAMA）。

7.13.4 如何评估患者的抑郁

抑郁的核心症状为心境或情绪低落、兴趣缺乏及乐趣丧失。诊断抑郁状态时至少应包括此三种症状中的1~2个。心理症状群包括焦虑、自责自罪、精神病性症状（妄想或幻觉）、认知症状（注意力和记忆力下降）、自杀观念和行为、精神运动迟滞或激越；躯体症候群包括睡眠障碍、食欲紊乱、性欲缺乏、精力丧失、晨重夜轻，非特异躯体症状如全身疼痛、周身不适、胃肠功能紊乱、头痛、肌肉紧张等。

常用的评估工具有患者健康问卷-9（Patient Health Questionnaire-9，PHQ-9）、贝克抑郁自评量表（Beck Depression Rating Scale，BDI）、心理痛苦温度计（Distress Thermometer，DT）、汉密尔顿抑郁量表（HAMD）。

7.13.5 评估患者的焦虑、抑郁的时机有哪些

评估患者的焦虑、抑郁的时机有最初诊断癌症，初次入院，癌症治疗过程中，复查期间发生复发转移等病情变化，病情终末期，存在躯体症状，生活中出现重大的应激事件时等。有研究显示，正在化疗、家庭支持状况较差或极差、无手术机会的癌症患者，抑郁患病率较高。

7.13.6 焦虑、抑郁的治疗原则有哪些

轻度焦虑患者使用支持性治疗或行为治疗已足够，目前很多研究表明正急治疗、放松训练、支持表达性团体治疗、音乐治疗；运动治疗等方法在改善癌症患者焦虑方面有着很明显的效果，但对于持续恐惧和焦虑的患者需要药物治疗。应用抗焦虑药时必须考虑抗焦虑药物和癌症治疗药物之间可能的相互作用。从小剂量开始服用，如果耐受好再逐渐增加剂量。由于癌症患者的代谢状态发生了改变，给予癌症患者的药物维持剂量要比健康个体的低。

由于不能早期识别抑郁，抗抑郁治疗药物已经被广泛地用来治疗各种躯体疾病伴发的抑郁障碍，其使用原则：①开始剂量要根据患者情况，一般前几天先采取半量，然后逐步过渡到合适剂量；②要缓慢增加治疗剂量，抗抑郁剂一般要2~4周起效，不要急于加量，停药时逐渐减少剂量；③维持治疗6~9个月，对癌症患者的治疗维持量要比身体健康的精神疾病患者的剂量低；④根据患者的临床特征，选用安全性高和副反应少的药物，要考虑到对抗癌治疗和癌症所在器官功能的影响。

7.13.7 癌症患者应用抗焦虑、抗抑郁药物的常见分类及药物副作用有哪些

抗焦虑药物分为苯二氮䓬类、抗精神药、抗抑郁药三类。苯二氮䓬类可引起患者不同程度的中枢神经系统反应如警觉性下降、思睡、肌肉无力、异常兴奋等；抗精神病药物通常镇静作用较强。

癌症患者应用的抗抑郁药物大致分为选择性 5 - 羟色胺再摄取抑制剂（SSRIs）、三环类（TCAs）、其他药物三类。选择性 5 - 羟色胺再摄取抑制剂（SSRIs）主要不良反应有恶心、疲乏；三环类药物可能导致过渡性镇静、记忆力减退，后转为躁狂发作；其他常用药物如文拉法辛会导致恶心、口感、便秘等；应用曲唑酮可能会出现头晕、恶心、疲乏等。

7.13.8 焦虑、抑郁患者的护理要点包括哪些

评估引起焦虑、抑郁的危险因素，采取预防措施；对焦虑、抑郁的患者采取一般护理措施包括提供舒适的就医环境、向患者讲解疾病及治疗相关知识、协助医生缓解患者的躯体症状、健康指导及心理护理、促进家属及社会支持、病情观察并记录；指导患者正确用药，预防和观察药物不良反应；建议患者积极采取非药物治疗措施如认知行为疗法等。

7.13.9 如何预防癌症患者自杀

密切观察满足存在心理痛苦、持续疼痛、抑郁状态、年龄较大中一个或几个条件的癌症患者是否有自杀倾向，及时对患者进行自杀筛查和评估。医务人员要准确识别床单等可能被用作自杀工具的设备物品，指导家属认识危险物品，如药物、锐利物品、锋利餐具、长围巾等，并将之妥善保管或及时移走，保证患者所处环境安全；加强巡视；积极缓解患者的疼痛、心理痛苦等症状，加强社会支持，及时给予心理治疗及精神科药物干预，评估疗效并记录，做好交接班；共同防范患者自杀。

7.13.10 如何回答患者有关抗焦虑、抗抑郁药物依赖的问题

长期服用抗焦虑、抗抑郁药物确实会有药物依赖的问题，但在医生的指导下，短期应用不会出现成瘾，且相对安全；需要注意的是要在医生的指导下用药，不得私自调药、停药，并及时向医生汇报服药后的效果及副作用。

7.13.11　如何评估抗焦虑、抗抑郁药物的有效性

患者症状好转，通过相应心理测试及问卷调查，评分较前下降，则说明使用药物有效。

7.13.12　改善焦虑、抑郁的非药物方法有哪些

可采取支持性心理治疗和认知行为治疗。支持性心理治疗的关键是耐心倾听、有效沟通、教育患者；认知行为治疗包括放松训练、自我催眠、意向引导训练等。

7.14　失眠

7.14.1　引起癌症患者失眠的常见因素有哪些

易感因素：包括性别尤其是女性、年龄、既往失眠史、失眠的家族史、焦虑或抑郁等精神障碍等。

诱发因素：包括手术、住院、放疗、化疗、疼痛、谵妄、内分泌治疗等。另外，某些药物如咖啡因、茶碱、抗胆碱能药、抗高血压药、皮质激素和抗肿瘤药等也可引起失眠，一些镇静催眠药的突然撤药也会引起反跳性失眠。

维持因素：包括不良的睡眠行为如卧床时间过多，不良的睡眠卫生习惯，昼夜节律紊乱等，患者对睡眠的一些错误认识和观念，如对睡眠抱有不切实际的期待，不能正确看待自己的睡眠问题。

7.14.2　如何评估患者的失眠

患者的性别、年龄、诊断、目前接受的治疗方法、有无失眠史及失眠家族史、家庭及人际关系、经济条件等基本情况；询问患者失眠的发病时间、睡眠时长、临床表现（入睡困难、早醒、醒后难入睡、睡眠浅等）；是否出现与睡眠相关的日间功能损害（如疲劳或全身不适、注意力或记忆力减退、日间思睡、兴趣减退、紧张、头痛、头晕等）。

评估工具：匹茨堡睡眠质量指数量表（Pittsburgh Sleep Quality Index，PSQI）和 Epowrth 嗜睡评估表（Epowrth sleepiness scale，ESS）。

7.14.3 改善失眠的药物分类及药物副作用有哪些

1. 非苯二氮䓬类药物包括唑吡坦、佐匹克隆、扎来普隆等药物，副作用与剂量及患者的个体敏感性有关，主要为头痛、口苦、思睡等。

2. 苯二氮䓬类药物的副作用及并发症较明确，包括：日间困倦、认知和精神运动损害、失眠反弹及戒断综合征，长期大量使用会产生耐受性和依赖性。

3. 抗抑郁药物通常用曲唑酮、米氮平、阿米替林、多虑平等，应用可能会出现头昏、疲乏、嗜睡等。

7.14.4 失眠的癌症患者使用药物治疗期间的护理要点有哪些

评估引起失眠的危险因素，积极采取预防措施；保证患者睡眠环境良好，积极控制躯体症状，提供有效的心理情绪辅导；指导患者正确用药，预防和观察不良反应；应用非药物疗法促进患者睡眠。

7.14.5 改善失眠的非药物治疗方法有哪些

认知行为治疗（CBT – I），包括睡眠相关认知治疗、音乐治疗、运动治疗、行为干预（如睡眠限制及刺激控制）及教育（如睡眠卫生）。

7.15 谵妄

7.15.1 导致癌症患者谵妄的危险因素有哪些

病因通常为多因素。对于年龄较大、既往患有痴呆症、严重疾病尤其是癌症晚期、感染、手术后、应用精神活性药物或麻醉性镇痛药等的癌症患者来说，发生谵妄的风险很大。导致谵妄最常见的药物是麻醉药；化疗药包括甲氨蝶呤、氟尿嘧啶、长春新碱、长春碱、博来霉素、卡莫司汀、顺铂、天门冬酰胺酶、甲基苄肼等；其他药物如糖皮质激素、白介素 – 2、两性霉素 B 或阿昔洛韦、阿片类药物也会引起患者谵妄；认知功能及肝肾功能的损害是晚期癌症患者谵妄的主要危险因素。

7.15.2 如何评估患者的谵妄

评估患者有无意识障碍（注意力的集中、保持、转移能力降低）、认知改变（如记忆缺陷、定向不良、言语障碍）或出现知觉障碍，而又不能用原先存在或正在进展的痴呆症来解释。

症状是否是在短时期（通常数小时或数天）发展起来的，并在一天中有波动趋势；病史、躯体检查或实验室检查是否有证据表明障碍是躯体情况的直接生理后果。

谵妄的评估工具包括简易精神状况检查（Mini – Mental State Examination，MMSE）、意识障碍评估（The Confusion Assessment Method，CAM）、谵妄护理筛查量表（The Nursing Delirium Screening Scale，Nu – DESC）。

7.15.3 谵妄患者的护理要点有哪些

保证病区环境的整洁；做好患者的睡眠护理；保证患者安全，做好病情记录，观察用药的不良反应，提供有效的心理护理。

7.15.4 如何做好谵妄患者的安全管理

评估患者的情况，创造一个安全的环境，以防患者跌倒或受到伤害，如移去一些患者可能拿来伤害自己的物质或设备。若患者谵妄发生前是戴眼镜或助听器的，在谵妄时同样让他们戴上，以帮助他们能够看清或听清，给患者安全感，消除患者的恐惧。应用最少的受限干预措施可适当增加家属陪护。尽量不要采取躯体限制或约束等手段。

7.15.5 治疗谵妄的药物有哪几类

治疗谵妄的药物有抗精神病药物（氟哌啶醇、奥氮平、喹硫平、氯丙嗪、利培酮）、苯二氮䓬类（劳拉西泮）及麻醉药（丙泊酚）。

7.15.6 氟哌啶醇常见的副反应及使用注意事项有哪些

氟哌啶醇是一种强有力的多巴胺阻滞剂，低剂量（0.5～3mg）便能够有效控制躁动、妄想、恐惧等症状。常见的副反应包括锥体外系副反应、迟发性运动障碍、心律失常、急性肌张力障碍等。静脉途径给药能够加快副反应的发作，因此美国食品及药物管理局（FDA）建议静脉使用氟哌啶醇时监测心电图。

7.15.7 控制谵妄的非药物治疗方法有哪些

非药物干预包括吸氧、环境改变，如将患者置于安静、采光好的房间，房间里摆放着患者熟悉的物品，醒目的钟表或日历，有家人的陪伴等，这些方法有助于患者减轻焦虑和定向力障碍。

第 **8** 篇　并发症管理

8.1 骨髓抑制

8.1.1 哪些药物容易引起患者骨髓抑制

除激素类、左旋门冬酰胺酶和博来霉素外，大多数抗肿瘤药物均可引起不同程度的骨髓抑制。作用较强的药物如下所示。

1. 烷化剂　氮芥类（盐酸氮芥、美法仑）、亚硝基脲类（尼莫司汀、卡莫司汀、洛莫司汀、司莫司汀、福莫司汀）、其他类（塞替派、白消安）。

2. 抗代谢药　甲氨蝶呤、氟尿嘧啶、阿糖胞苷、氟达拉滨和巯嘌呤。

3. 抗肿瘤抗生素　蒽环类抗生素（多柔比星、阿柔比星、表柔比星、吡柔比星、柔红霉素）、放线菌素 D、博来霉素和丝裂霉素。

4. 抗肿瘤植物药　长春碱、长春瑞滨、紫杉醇、多西他赛、高三尖杉酯碱、拓扑替康、伊立替康、依托泊苷和替尼泊苷。

5. 铂类　卡铂、顺铂。

8.1.2 如何判断患者骨髓抑制的严重程度

WHO 抗肿瘤药物致骨髓抑制分度标准见下表。

血液系统	0 度	Ⅰ度	Ⅱ度	Ⅲ度	Ⅳ度
血红蛋白 HGB（g/L）	≥110	95～109	80～94	65～79	<65
白细胞 WBC（$\times10^9$/L）	≥4.0	3.0～3.9	2.0～2.9	1.0～1.9	<1.0
粒细胞 N（$\times10^9$/L）	≥2.0	1.5～1.9	1.0～1.4	0.5～0.9	<0.5
血小板 PLT（$\times10^9$/L）	≥100	75～99	50～74	25～49	<25
出血	无	瘀点	轻度失血	明显失血	严重失血

8.1.3 对骨髓抑制的高危患者如何进行健康宣教

1. 预防感染　化疗期间避免到人员密集的地方活动，外出佩戴口罩。

2. 饮食　鼓励患者进食营养丰富、高热量、高蛋白、高维生素、清淡、易消化饮食，少食多餐，多食含铁丰富的食物，增加鸡鸭鱼肉、蛋类、豆类、新鲜蔬菜和水果的摄入，维持营养均衡。

3. 活动　根据体力情况进行适当的有氧活动，如散步、打太极拳。

4. 口腔护理　日常多饮水，饭后漱口或刷牙，保持口腔清洁。

5. 病情观察　定期监测血常规（每周 1～2 次），若血常规异常及时就诊，若白细胞低于 $1.0 \times 10^9/L$ 应给予保护性隔离；严密监测生命体征，及时发现感染征象；观察皮肤黏膜有无瘀点、瘀斑等；观察口腔黏膜有无溃疡和糜烂，有无牙龈出血等；注意大便的性质、颜色，警惕消化道出血。

8.1.4 中性粒细胞减少患者的护理要点有哪些

1. 病房环境的管理 病房每天开窗通风 2 次，避免风直接吹向患者，以防受凉；室内物品摆放尽可能少，不要放置鲜花；根据血常规情况增加病房消毒及物品表面、地面的消毒清洁；当患者粒细胞 $< 1.0 \times 10^9/L$ 时，及时采取保护性隔离措施，每日湿式清洁后采用紫外线照射病房 2 次，40 分钟/次。

2. 预防感染 告知患者避免到公共场所，并限制及减少人员探视，禁止有呼吸道感染的人员接触患者，预防交叉感染，必要时戴口罩；加强食品安全，避免进食生冷食物，水果应充分洗净后食用；注意个人卫生，饭前、便后认真洗手，注意口腔卫生，餐后漱口，做好会阴及肛周皮肤卫生等。

3. 药物治疗 根据医嘱按时给予患者升血药物，因升血药物可刺激患者骨髓造血系统，出现肌肉、关节酸痛等不适症状，指导患者卧床休息，减少活动，可遵医嘱用止痛药缓解疼痛。

4. 病情观察 监测体温变化，有无咳嗽、咳痰，口腔黏膜有无溃疡、糜烂等，如有异常，及时告知医生。

8.1.5 血小板减少患者的护理要点有哪些

血小板降低存在发生自发性出血的危险，血小板 $< 50 \times 10^9/L$ 时存在出血危险，血小板 $< 30 \times 10^9/L$ 时出血危险增加，血小板 $< 10 \times 10^9/L$ 时易出现颅内出血、呼吸道出血等，危及患者生命，因此应做好预防出血的各项护理措施。

1. 预防出血 减少活动，避免磕碰，必要时绝对卧床休息；不要用力擤鼻涕及用手挖鼻腔；用软毛牙刷刷牙，避免使用牙签剔牙；避免进食粗糙、生硬、刺激的食物，预防消化道出血；保持大便通畅，避免用力排便，必要时使用软化剂；避免剧烈咳嗽，必要时应用镇咳药，呕吐时使用止吐药，避免骤起骤坐；各项穿刺后，使用正确的按压方法（三指按压），并延长局部按压时间，避免皮下出血。

2. 升血小板药物治疗 遵医嘱按时给予患者升血小板药物，观察用药后的反应，如有不适，及时告知医生；避免服用阿司匹林等含乙酰水杨酸的药物。

3. 病情观察　要严密观察患者生命体征及病情变化，注意有无出血倾向，有异常及时告知医生。观察尿液、大便的颜色；观察皮肤黏膜有无瘀斑、瘀点，鼻腔、牙龈有无出血等；观察有无头痛、头晕、视物模糊、喷射性呕吐、呼吸急促、昏迷等。

8.1.6　红细胞和血红蛋白减少患者的护理要点有哪些

1. 饮食　给予高蛋白、高热量、高维生素、易消化饮食；缺铁性贫血者增加含铁丰富食物如动物肉类、肝脏与血、蛋黄、海带、木耳和铁强化食物等，但不应与减少食物铁吸收的食物或饮料（如浓茶、咖啡、牛奶等）同服。

2. 活动　合理休息与活动，轻度贫血可适当活动，中度或重度应卧床休息；卧床患者专人陪护，满足生活所需，防止跌倒等意外伤害。

3. 药物治疗　遵医嘱按时给予重组人促红细胞生成素（EPO）或输血治疗，观察用药后的反应，如有不适，及时告知医生。

4. 病情观察　观察面色、皮肤和黏膜情况，以及自觉症状，如：乏力、头晕、心悸、胸闷、气短等；观察有无咯血、鼻腔出血、便血、阴道出血等，及时给予止血治疗，以防失血进一步加重贫血。

8.2　口腔黏膜炎

8.2.1　肿瘤患者合并口腔黏膜炎的高危因素包括哪些

1. 治疗因素　放疗区域包括头颈和口腔部位的患者容易发生口腔黏膜改变。如果这些放疗患者同时接受化疗，其发生风险明显增加。正在接受干细胞移植的和血液肿瘤患者容易发生口腔黏膜炎。化疗患者合并口腔并发症的风险取决于药物种类、剂量和给药频次，药物剂量大且持续时间长，发生黏膜炎的风险增加，主要药物有 5 - 氟尿嘧啶、甲氨喋呤及嘌呤拮抗剂等抗代谢类药物。

2. 个体因素　年龄是影响因素之一，儿童容易发生口腔黏膜炎，因为黏膜上皮细胞代谢活跃，对细胞毒性药物作用更敏感。老年人一旦发生口腔黏膜损伤修复较慢，症状持续时间长。治疗前的口腔健康状况也是主要的影响因素，健康清洁的口腔不易发生口腔黏膜损伤，而口干和佩戴义齿的患者则容易发生。

3. 其他因素 肾功能衰竭、中性粒细胞减少、营养状况差、使用激素治疗、用抗胆碱能药物等患者容易合并口腔黏膜炎。

8.2.2 口腔黏膜炎有哪些临床表现

口腔黏膜炎的临床表现主要为局部疼痛，黏膜红斑、糜烂、溃疡，颌下、颈部淋巴结肿大，极少数可出现发热、乏力等全身症状。化疗所致的口腔黏膜炎多发生在化疗后5天，一般持续7天左右，发生部位多在口唇黏膜与左、右颊黏膜。其特点为开始黏膜苍白，出现齿痕，继而出现数个米粒大小的出血点，或血疱、肿胀、黏膜破溃糜烂，并形成一个或数个溃疡面，溃疡周围红肿、疼痛，严重时黏膜广泛糜烂，可达咽及食管，深部可达肌层，表面覆盖一层白色膜状物和坏死组织。溃疡多发生在口唇、口角、舌面、颊部、齿颊沟、上颚等处。体质衰弱和有免疫抑制的患者易继发真菌感染。

8.2.3 口腔黏膜炎的预防和治疗原则有哪些

继发于癌症治疗的口腔黏膜炎 MASCC/ISOO 循证临床实践指南，见下表。

推荐的干预措施（即有强力的证据支持干预措施在下列治疗情景的有效性）	建议的干预措施（即有稍弱的证据支持干预措施在下列治疗情景的有效性）
1. 对于接受静脉推注 5－氟尿嘧啶（5－Fu）化疗的患者，专家小组推荐使用 30 分钟口腔冷冻疗法预防口腔黏膜炎（证据级别Ⅱ）。 2. 对于因血液恶性肿瘤而接受高剂量化疗和全身放射治疗并随后进行自体干细胞移植治疗的患者，专家小组推荐使用重组人类角质细胞生长因子－1（KGF－1/palifermin60μg/（kg·d），连续三天，移植前三天及移植后三天）预防口腔黏膜炎（证据级别Ⅱ）。 3. 当患者接受造血干细胞移植前的高剂量化疗或联合全身放射治疗时，专家小组推荐可使用低剂量激光治疗（波长 650nm，功率40mW，传送到组织的治疗剂量为 2J/cm²）预防口腔黏膜炎（证据级别Ⅱ）。 4. 当造血干细胞移植患者出现口腔黏膜炎疼痛时，专家小组推荐患者使用自控性吗啡镇痛（证据级别Ⅱ）。 5. 当头颈部癌症患者接受中剂量放射治疗（不高于50Gy）并无同步化疗时，专家小组推荐使用苄达明漱口水预防口腔黏膜炎（证据级别Ⅰ）	1. 在所有年龄组和所有的癌症治疗方式中，专家小组均建议使用口腔护理方案预防口腔黏膜炎（证据级别Ⅲ）。 2. 当患者接受造血干细胞移植前的高剂量美法仑或联合全身放射治疗时，专家小组建议可使用口腔冷冻法预防口腔黏膜炎（证据级别Ⅲ）。 3. 当头颈癌患者接受放射治疗并不同步化疗时，专家小组建议使用低剂量激光疗法（波长约632.8nm）预防口腔黏膜炎（证据级别Ⅲ）。 4. 当患者接受常规或大剂量化疗或联合全身放射治疗时，专家小组建议使用芬太尼透皮贴剂治疗口腔黏膜炎所致疼痛（证据级别Ⅲ）。 5. 对于接受同步放化疗的头颈部癌症患者，专家小组建议使用 0.2% 的吗啡漱口水治疗口腔黏膜炎所致疼痛（证据级别Ⅲ）。 6. 专家小组建议使用 0.5% 多虑平漱口水治疗口腔黏膜炎所致疼痛（证据级别Ⅳ）。 7. 对于接受放射治疗或同步放化疗的口腔癌患者，专家小组建议口服锌补充剂预防口腔黏膜炎（证据级别Ⅲ）

不推荐的干预措施（即有强力的证据表明干预措施在下列治疗情景的无效性）	不建议的干预措施（即有稍弱的证据表明干预措施在下列治疗情景的无效性）
1. 对于接受放射治疗的头颈部癌患者，专家小组不推荐使用 PTA（多黏菌素，妥布霉素，两性霉素 B）和 BCoG（杆菌肽，克霉唑，庆大霉素）抗菌锭剂和 PTA 糊剂预防口腔黏膜炎（证据级别Ⅱ）。 2. 当患者接受造血干细胞移植前的高剂量化疗或联合全身放射治疗时（证据级别Ⅱ），或头颈癌患者接受放射治疗或同步化放疗时（证据级别Ⅱ），专家小组均不推荐使用抗菌多肽漱口水预防口腔黏膜炎。 3. 对于接受化疗的癌症患者（证据级别Ⅰ），或接受放射治疗（证据级别Ⅰ）或同步化放疗的头颈部患者（证据级别Ⅱ），专家小组均不推荐使用硫糖铝漱口水预防口腔黏膜炎。 4. 对于接受化疗的癌症患者（证据级别Ⅰ），或接受放射治疗的头颈部癌症患者（证据级别Ⅱ），专家小组均不推荐使用硫糖铝漱口水治疗口腔黏膜炎。 5. 当患者接受造血干细胞移植前的高剂量化疗或联合全身放射治疗时，专家小组不推荐使用静脉注射谷氨酰胺预防口腔黏膜炎（证据级别Ⅱ）	1. 当头颈癌患者接受放射治疗时，专家小组不建议使用洗必泰漱口水预防口腔黏膜炎（证据级别Ⅲ）。 2. 当患者接受自体或同种异体造血干细胞移植前的高剂量化疗时，专家小组不建议使用粒细胞巨噬细胞集落刺激因子（GM－CSF）漱口水预防口腔黏膜炎（证据级别Ⅱ）。 3. 当头颈癌患者接受放射治疗时，专家小组不建议使用米索前列醇漱口水预防口腔黏膜炎（证据级别Ⅲ）。 4. 对于接受骨髓移植的患者，专家小组不建议口服己酮可可碱预防口腔黏膜炎（证据级别Ⅲ）。 5. 当头颈癌患者接受放射治疗时（证据级别Ⅲ），或当患者接受造血干细胞移植前的高剂量化疗或联合全身放射治疗时（证据级别Ⅱ），专家小组不建议口服毛果芸香碱预防口腔黏膜炎

注：该版指南更新于 2014 - 11 - 07，由 Karis Cheng and Eileen Cheng 于 2016 - 5 - 25 译成中文。

8.2.4　口腔黏膜炎患者的护理要点有哪些

1. 护理评估　评估高危因素，加强宣教，遵医嘱给予预防措施；如患者已发生口腔黏膜炎，评估患者口腔黏膜炎部位、程度及黏膜炎所致疼痛情况等，遵医嘱给予相应的处理。

2. 口腔护理　指导患者保持口腔清洁，常用淡盐水或清水漱口，每 2～4 小时一次，以清除口腔内的残渣，润滑口腔黏膜。使用漱口液时应先含漱，再鼓漱，时间至少 1 分钟。指导患者用软毛牙刷，每天刷牙 2～3 次，每次刷牙 2～3 分钟，建议使用含氟牙膏，如牙膏引起刺激，则使用淡盐水或清水刷牙。当血小板数低于 $20 \times 10^9/L$，改用软棉擦拭牙齿，防止出血。避免使用含酒精和柠檬甘油的口腔清洁用品，以防口腔干燥。

3. 饮食指导　鼓励患者多吃新鲜蔬菜、水果，食物应新鲜可口；避免进食粗糙、坚硬、带骨刺、辛辣食物，避免黏膜损伤和疼痛；进食微温或凉的食物和饮料；避免进食柑橘类饮料或食物，防止刺激口腔黏膜；鼓励患者多饮水，多食多汁的食物；鼓励使用吸管，有利于吞咽；对于不能进食的患者，可给予肠外营养。

8.3 体腔积液

8.3.1 患者体腔置管术前应做哪些准备

1. 操作前向患者做好解释工作，说明目的、配合方法及术后注意事项，消除紧张、恐惧情绪，取得配合。

2. 告知患者置管过程中如有不适，应及时举手示意，待医生停止穿刺动作后再说话或咳嗽，避免形成气胸或脏器损伤。

3. 教会患者根据自身感受调节引流速度，减轻不良反应。

8.3.2 如何配合体腔置管

1. 为患者摆好体位，充分暴露穿刺点。

2. 穿刺时密切观察患者意识、面色、血压、脉搏、呼吸的变化。

3. 如遇咳嗽，可给予止咳药物，待咳嗽缓解后再进行穿刺，避免造成气胸或脏器损伤。

4. 在胸腔穿刺过程中如患者出现心慌、大汗、血压下降，应考虑胸膜刺激征。立即停止穿刺，置患者于平卧位，配合医生处置。

5. 置管完成后，连接引流袋，固定于低于胸腔的位置。

6. 妥善固定管路，粘贴标识。

8.3.3 体腔积液引流过程中患者的护理要点有哪些

1. 妥善固定管路，将导管固定于便于观察的位置。嘱患者避免剧烈活动，妥善保护，防止牵拉。护士每班检查导管置入深度及各部位衔接是否紧密，以防管路脱落。

2. 保持导管通畅，嘱患者翻身、活动时防止导管扭曲、受压、打折等，造成管路引流不畅。

3. 腹腔积液引流第一次引流量不超过1000ml，每次引流量最多不超过

3000ml。胸腔积液引流第一次引流量控制在 800～1000ml；连续引流时，引流速度控制在每日间断引流 1000～1500ml 以内，对于体弱或不能耐受的患者，应控制在 500～800ml 以内，避免复张性肺水肿的发生。心包腔积液引流第一次抽液量不要超过 100～200ml，再次抽液可增加至 300～500ml，抽液速度宜慢，抽液过快或过多，会引起大量血液回心致肺水肿。

4. 如果遇积液引流不畅，可变换体位，调整管路位置。

5. 体腔积液引流过程中，密切观察患者的呼吸、脉搏、血压、面色等全身情况。

6. 观察并记录引流液的量和性质。

7. 预防感染，密切观察穿刺处皮肤有无红肿，局部有无渗血、渗液。按时给伤口换药及更换接头。每次由导管抽取积液或注入药物时均需严格执行无菌技术操作原则。

8.3.4 进行体腔内注药患者的护理要点有哪些

1. 对于恶性体腔积液患者一般要求将体腔积液引流干净，再进行体腔内注药。

2. 体腔注药前应确定穿刺引流管在体腔内后再行腔内注药，以免造成其他部位的损伤。

3. 注药过程中如遇阻力，应停止注入药物进行检查。

4. 注药结束后，协助患者 5～10 分钟变换体位一次，包括平卧位、俯卧位、侧卧位、膝胸卧位、坐位，确保化疗药物到达体腔各处，以提高疗效，同时观察患者用药后反应。

5. 根据化疗药物的性质，给予止吐、水化、利尿等治疗。

6. 观察局部皮肤情况，有无红肿、渗出、疼痛，如有异常及时告知医生予处理。

7. 注药结束后，避免立即拔除置管，以免因窦道形成，造成液体外渗。如拔管后，出现液体外渗需查找原因，必要时可进行缝合。

8.4 恶性肠梗阻

8.4.1 恶性肠梗阻的常见病因有哪些

引起恶性肠梗阻的病因通常分为两大类，即癌性因素和非癌性因素。

癌性因素包括：原发肿瘤的肠腔内占位、肠壁浸润引起肠梗阻，常见结直肠癌；肿瘤播散造成肠系膜或网膜肿物或粘连引起肠梗阻，常见胰腺癌、卵巢癌或胃癌，前列腺癌或膀胱癌，晚期肿物也可播散到直肠引起梗阻。非癌性因素包括：腹内疝、放疗后肠道狭窄、粘连等。

8.4.2 癌症患者合并肠梗阻的高危人群有哪些

肿瘤患者中容易合并恶性肠梗阻的患者包括结直肠癌、卵巢癌、胃癌患者。此外，在晚期恶性肿瘤患者中，年龄大、虚弱、长期卧床、合并腹水、低钾血症、腹腔感染的患者，以及肠道术后早期、化疗期间、腹腔化疗后、服用阿片类药物、止泻治疗中的患者，均容易并发肠梗阻，需密切观察。

8.4.3 恶性肠梗阻的常见症状有哪些

恶性肠梗阻的常见症状包括恶心、呕吐、腹痛、腹胀、肠鸣音改变、可出现便秘、腹泻或排气排便停止。这些症状出现的时间和程度与梗阻的部位及程度有关。高位梗阻如十二指肠梗阻患者呕吐出现早，呕吐大量不消化食物，通常无明显腹痛或腹胀，可出现厌食。小肠梗阻患者早期出现中重度呕吐，肠鸣音活跃，腹痛在上腹部或脐周，性质多为绞痛，中度腹胀。高位梗阻早期仍可有排气排便，甚至出现排便次数增加或排不成形便，以后逐渐减少。低位大肠梗阻呕吐出现晚，腹胀明显，疼痛部位多在中到下腹部，位置深，间歇长，容易被忽略。不完全肠梗阻则症状不典型，大部分仅出现肛门排气排便减少，但如果处理不及时，可能进展到完全肠梗阻。在肠梗阻患者中，恶心、呕吐、腹痛可以是急性发作的，但大部分情况下，梗阻的发生以及从不完全梗阻到完全梗阻这个过程都是逐渐发生和发展的。

8.4.4 恶性肠梗阻的治疗原则及方法有哪些

恶性肠梗阻的治疗目标在于改善生活质量。通常根据患者的疾病阶段、预后、进一步接受抗肿瘤治疗的可能性、全身状况以及患者的意愿等综合因素决定治疗方案。常用的治疗方法有手术治疗、药物治疗及其他姑息治疗方法。

手术治疗适用于粘连引起的机械性梗阻，局限肿瘤引起的单一部位梗阻，以及可能通过进一步化疗获益的患者。禁用于近期开腹手术证实无法进一步手术、既往手术或影像学显示肿瘤弥漫性转移、可触及腹腔弥漫性肿物、大量腹水等患者。通常选择的手术方案包括松解粘连、肠段切除、肠段吻合、肠造瘘。

药物治疗在晚期肿瘤合并肠梗阻的治疗中起重要作用。积极的药物治疗可以使大部分患者的恶心、呕吐、腹痛和腹胀等症状得到有效缓解，从而避免放置鼻胃管、手术等。常用药物包括止痛药、止吐药、激素类药物及抗分泌药。

其他治疗包括：补液适用于存在脱水症状的患者，可经静脉或皮下输液，建议每日补液量 1～1.5L。全胃肠外营养（TPN）在恶性肠梗阻的治疗中的作用仍存在争议，目前不推荐作为恶性肠梗阻的常规治疗。自张性金属支架适用于十二指肠或直肠下段梗阻的治疗，常见并发症包括局部疼痛、出血和肠穿孔，禁用于多部位梗阻及肿瘤腹膜播散的患者。鼻胃管引流（NGT）仅推荐用于暂时性减少胃潴留，长期使用限于应用药物治疗症状不能有效缓解，又不适合进行胃造瘘的患者。胃造瘘适用于药物治疗无法有效缓解呕吐症状者。结肠减压管用于减轻急性肠管扩张预防穿孔，可经内镜或引导下置入。这种减压管可以帮助患者清空肠道移除粪便，一些相关研究还在探索中。

8.4.5 恶性肠梗阻患者的护理要点有哪些

1. 识别高危人群，积极采取护理干预措施。很多非癌性因素导致的恶性肠梗阻如果及早采取护理干预措施通常可以避免或延缓其发生。例如，对进食差、恶心、呕吐、腹泻的患者应密切监测电解质变化，及时纠正低钾血症；对服用阿片类药物的患者，应指导患者按时服用缓泻剂，预防便秘；对卧床、腹水、肠道肿瘤及局部复发的患者指导其合理饮食，适量活动，预防便秘；肠道手术术后早期给予正确饮食指导，逐渐恢复正常饮食，避免早期进食高脂、油腻、干硬食物，避免暴饮暴食。

2. 熟悉肠梗阻的常见症状和体征，密切观察，早期发现。例如腹泻患者服用止泻剂期间应密切监测肠鸣音变化，一旦出现肠鸣音明显减弱或患者腹胀，应警惕麻痹性肠梗阻的发生。

3. 正确实施各种护理措施。包括留置鼻胃管期间的口腔、管路护理、引流液的观察和记录，如有异常及时通知医生。粪便嵌塞引起的肠梗阻需行灌肠处理。准确记录液体出入量。

4. 正确和安全给药。熟悉常用药物的名称、剂型、用法及用量，遵医嘱正确给药。对肠梗阻引起的腹痛，应按时注射止痛药或按时更换止痛贴剂控制基础疼痛；出现爆发疼痛及时处理；如患者使用患者自控镇痛泵（PCA）镇痛，应指导患者正确操作。抗分泌药物的使用需特别注意，短效奥曲肽需按时皮下注射；对预期生存时间超过 1 个月需要使用长效奥曲肽控制症状时，需先皮下注射短效奥曲肽 1 周，注射长效奥曲肽后再注射 1 周短效奥曲肽，以保证药物浓度稳定起效；注意观察药物副作用。此外，明确肠梗阻的患者禁止使用刺激性泻剂，以免出现肠痉挛引起剧烈疼痛，甚至出现肠穿孔。

5. 补液和全胃肠外营养支持的护理。评估患者有无脱水征象；补液不宜过多，每日 1～2L，可经静脉或皮下输注；根据患者具体情况掌握合适的补液速度；评价补液后症状缓解情况。对使用 TPN 的患者，营养液应在符合要求的环境里配置，严格无菌操作，现用现配；静脉高营养液体因渗透压高，需经中心静脉管路输注以避免对外周血管的刺激；输注过程观察患者有无不适。补液及给予胃肠外营养支持期间记录患者液体出入量，监测电解质变化，如有异常及时纠正。

6. 心理、精神支持和辅导。肿瘤患者合并的肠梗阻通常是在综合因素作用下发生，引起肠梗阻的主要病因不同，预后也有所不同，应给予有针对性的辅导。

8.5 静脉血栓

8.5.1 静脉血栓发生的机制是什么

静脉血栓发生的机制包括静脉血流瘀滞、静脉血管壁损伤和高凝状态。

8.5.2 癌症患者为什么容易发生静脉血栓

1. 静脉血流淤滞 肿瘤外压血管及长期卧床均可导致。
2. 血管的损伤 肿瘤直接侵犯、中心静脉插管及其他有创性检查、手术引起的血管损伤、化疗的某些药物毒性。

3. 高凝状态 肿瘤前凝血因子增多、细胞因子紊乱、内皮功能障碍、细胞间相互作用、凝血因子浓度增加、血小板活性增加及复发性血小板增多症等。

4. 由于某些原因，化疗本身也可促进高凝状态的发生，可能与化疗引起的呕吐、腹泻所致脱水、化疗药物对血管内皮系统损伤有关。

8.5.3 癌症患者常见的静脉血栓类型有哪几种

癌症患者常见的静脉血栓类型包括肺栓塞和深静脉血栓形成两种类型。

8.5.4 如何预防患者发生下肢深静脉血栓

1. 了解患者全身的凝血功能情况，积极纠正高血压、糖尿病和心血管疾病。

2. 术中正确摆放体位，避免双下肢受压悬吊过久，尽量缩短手术时间，盆腔手术操作轻柔，避免伤及髂血管。

3. 术后早期床上或下床活动，可以从被动的肢体活动开始，促进下肢肌肉收缩和舒张，锻炼肌肉，促进血液循环。

4. 介入化疗后密切观察肢体变化，压迫不宜过紧、时间过长。

5. 尽量避免下肢静脉穿刺，选用上肢静脉输液，以减少下肢静脉的损伤。

6. 避免使用不必要的止血药，肿瘤患者可使用祛聚、抗凝和抗血小板药物进行预防，如小剂量肝素、华法林和肠溶阿司匹林等药物。

8.5.5 下肢深静脉血栓患者的临床表现有哪些

下肢深静脉血栓可分为周围型、中心型和混合型。周围型也称小腿静脉丛血栓形成，血栓形成后，因血栓局限，多数症状较轻，临床主要表现为小腿疼痛和轻度肿胀。中心型也称髂骨静脉血栓形成，表现为臀部以下肿胀，下肢腹股沟及患侧腹壁浅静脉怒张、皮温升高、深静脉走向压痛。混合型即全下肢深静脉及肌肉静脉丛均有血栓形成。

1. 患肢肿胀：肿胀发展程度，须依据每天用卷尺精确地测量，并与健侧下肢对照粗细。方法：大、小腿周径的测量点，分别为髌骨上缘以上

15cm，髌骨下缘以下 10cm 处。双侧相差 >1cm 有临床意义。

2. 压痛：静脉血栓部位常伴有肌肉、腘窝、腹股沟等部位的压痛。

3. Homans 征：将足向背侧急剧弯曲时，可引起小腿肌肉深部疼痛。小腿深静脉血栓时，Homans 征为阳性，这由于腓肠肌及比目鱼肌被动伸长时，刺激小腿血栓静脉而引起。

4. 浅静脉曲张：深静脉阻塞可引起浅静脉压升高，发病 1～2 周后可发生浅静脉曲张。

8.5.6　下肢深静脉血栓患者的护理要点有哪些

1. 一旦确诊应立即卧床休息，发病早期绝对卧床 10～14 天，以防血栓脱落。

2. 抬高患肢高于心脏水平 20～30cm，促进静脉回流，局部硫酸镁湿敷促进水肿消退。

3. 遵医嘱予尿激酶溶栓、肝素抗凝、低分子右旋糖酐祛聚治疗。

4. 鼓励患者多饮水，每天饮水 2000ml 以上，多食蔬菜、瓜果、含纤维素食物，以降低血液黏稠度，减少血小板附壁而加速血小板聚集、血栓增多增大。

5. 严密观察患者生命体征变化，患肢皮温，每天测量双下肢同一平面周径，观察肿胀有无消退，有无呼吸困难、胸痛，一旦突然出现呼吸困难、胸痛、咳嗽、咯血等，应立即配合抢救。

8.5.7　肺血栓栓塞患者的临床表现有哪些

临床表现：轻度肺栓塞，患者可无任何症状；重者表现为突然呼吸困难、胸闷、胸痛、发绀、咳嗽、咯血、心动过速、低血压、发热等症状。

8.5.8　肺血栓栓塞患者的护理要点有哪些

1. 确诊后的患者立即给予心电监护，严密监测呼吸、血压、心率、血氧饱和度等。

2. 患者绝对卧床休息 2 周，保持床单位清洁、卧位舒适、皮肤护理等。

3. 早期正确给氧，给予鼻导管或面罩吸氧，还应根据缺氧程度、血气分析结果，及时调整给氧的流量、时间和方式，必要时行机械通气。

4. 遵医嘱予抗凝及溶栓治疗，并观察患者有无出血等副作用，常见的有颅内出血、穿刺部位出血、牙龈出血、呕血、咯血、血尿、纵隔内或腹腔内出血。

5. 肺栓塞患者多有胸痛表现，且疼痛常剧烈，护士应遵医嘱及时给予镇静、止痛药物，同时注意药物副作用，尤其是呼吸抑制作用，严格按照药物的适应证和禁忌证，加强对患者呼吸的观察。

6. 给予清淡、易消化、富含维生素、低盐、低脂饮食，多食富含纤维素的粗粮及蔬菜，少量多餐，保证每天饮水量，保持大便通畅。

7. 密切观察患者病情变化，尤其是呼吸困难、胸痛及咯血的情况，有异常及时告知医生。

8. 由于肺栓塞发病急、病情重，患者易出现烦躁、焦虑甚至恐惧的心理，因此护士应向患者耐心讲解疾病相关知识，及时解答患者问题，从而减轻患者心理负担，使患者积极配合治疗和护理工作。

8.6 癌症相关淋巴水肿（cancer – related lymphedema，CRL）

8.6.1 什么是 CRL

癌症相关淋巴水肿指的是肢体异常肿胀及多种其他症状的综合征，通常由癌症相关治疗（如腋窝手术和/或放疗）所致，同时受患者个体因素的影响（如肥胖），易被感染或肿瘤等因素激发。依据严重程度可分为四期（0 期~Ⅲ期），其中，0 期又叫隐性期，特点是仅有主观症状的改变，但并无显性淋巴水肿；Ⅰ期的特点是呈凹陷性水肿；Ⅱ期的特点是出现纤维化；Ⅲ期的特点是出现淋巴象皮肿。

8.6.2 CRL 的相关危险因素有哪些

主要包括治疗相关因素、患者相关因素、疾病相关因素。治疗相关因素包括淋巴结清扫数目、术后放疗、前哨淋巴结活检等，仅前哨淋巴结活检是保护性因素。患者相关因素包括体质指数、感染史、高龄、高血压、充血性心衰等。疾病相关因素包括淋巴结有无转移、疾病分期等。

8.6.3 CRL 的发生机制是什么

淋巴系统功能的正常与否取决于淋巴载荷及运输能力。淋巴载荷指的是淋巴液的体积；运输能力指的是在一定时间内淋巴系统可转运淋巴液的最大体积。当淋巴载荷的增加超过了转运的最大能力，淋巴系统就会被压垮，导致淋巴转运不足或失败，并最终导致淋巴水肿。

8.6.4 CRL 的风险人群有哪些

CRL 常见于乳腺癌、妇科恶性肿瘤、头颈癌、黑色素瘤、泌尿生殖系统癌症等患者。

8.6.5 CRL 的预防措施有哪些

CRL 一旦出现，即不可治愈，因此，淋巴水肿重在预防。淋巴水肿的预防措施主要包括：预防患侧肢体出现伤口、预防患肢感染、预防肌肉劳损、避免束缚患侧区域、避免暴露患侧肢体于高温下、进行促进淋巴回流运动。

8.6.6 CRL 的评估方法有哪些

CRL 的评估方法主要包括客观测评法和主观症状测评法。客观测评法主要包括：①水置换法，是评估 CRL 的金标准，但是临床应用受限；②臂周长测评法，特点是操作简单方便，但是测评者间信度会受影响；③红外线测量仪法，特点是结果准确但是费用较高；④生物电阻抗法，特点是可早期发现 CRL，但是不适用于内置起搏器及植入式除颤仪的患者。主观症状测评法中应用较成熟的量表主要有：乳腺癌相关淋巴水肿问卷（the lymphedema and breast cancer questionnaire，LBCQ）及妇科癌症淋巴水肿问卷（the gynecologic cancer lymphedema questionnaire，GCLQ）。

8.6.7 CRL 的治疗措施有哪些

1. 非手术治疗有以下几种。

（1）综合消肿治疗（complete decongestive therapy，CDT）：它被认为是淋巴水肿的标准治疗方法。CDT 主要治疗内容包括：淋巴人工引流、多层低弹绷带加压包扎、锻炼、患肢细致的皮肤护理、戴合适的弹力袖套。

CDT 分为两个阶段，治疗阶段及终身自我管理阶段。

（2）活动锻炼：近年来越来越多的研究证实，适度、有治疗师等专业人士严密监测的锻炼并不增加患者出现淋巴水肿的风险。

（3）低强度激光疗法（low-level laser therapy，LLLT）：其治疗原理是可降低促纤维化转化生长因子的表达和 I 型胶原在胫骨前肌的沉积，有助于预防组织纤维化。

2. 手术治疗方式主要有两种：切除手术和重建手术。CRL 的手术治疗的适用人群仅仅局限于其他的治疗方式失败，权衡各种治疗方式，利弊相当时。

8.6.8 CRL 的护理要点要注意什么

1. 识别高危险人群，给予重点关注。连续监测，早期识别淋巴水肿症状，包括上肢或下肢肿胀，其中也可能包括手指或脚趾；上肢或下肢沉重感；皮肤紧束感；上肢或下肢关节移动困难；皮肤增厚，伴或不伴皮肤的改变，如出现水泡或疣；穿衣服、鞋子、手镯、手表或戒指时，感到紧束；下肢或脚趾感到瘙痒；下肢有烧灼感；睡眠困难；脱发。

2. 准确评估淋巴水肿，为已确诊淋巴水肿患者制定有效护理措施或转介至专业治疗师。

3. 做好患者宣教，促进患者自我管理。

第 **9** 篇　围手术期护理

9.1 概述

9.1.1 为什么要指导患者术前戒烟戒酒

1. 长期吸烟会刺激支气管黏膜，导致呼吸道分泌物增多，香烟中有害物质使呼吸道抵抗力下降，出现咳嗽、咳痰等症状；手术后抵抗力下降，容易导致肺部感染；长期吸烟身体处于缺氧状态，会导致伤口供血减少，影响伤口愈合；降低疼痛敏感性，需要使用更多的镇痛药物来缓解疼痛。

2. 长期或大量饮酒损伤肝脏功能，引起酒精性肝硬化；饮酒可不同程度地损伤胃、食管黏膜，增加术后应激性溃疡发病率，造成消化道出血；长期饮酒使麻醉、术后镇痛效果降低；饮酒可引起机体免疫力低下，增加术后伤口并发症的发生率。

9.1.2 患者术前如何进行呼吸功能锻炼

患者术前进行呼吸功能锻炼的方式主要包括：腹式呼吸、缩唇呼吸、有效咳嗽训练。

1. 指导患者练习胸、腹式深呼吸　胸式呼吸训练：患者取坐位，吸气时双肩放松，气体由鼻慢慢吸入，使胸廓慢慢扩张，然后屏气2~3秒，呼气时用口慢慢呼出，每日2~4次。腹式呼吸训练：指导患者取平卧位，双膝半屈使腹肌放松，一只手放于胸部，另一只手放于腹部。吸气时，用鼻缓慢吸入，尽力鼓腹，胸部不动；呼气时，用口呼出，同时收缩腹部；缓呼深吸，深吸气后屏气2秒，然后缩唇慢呼气，呼气时间是吸气时间的2倍，熟练后增加训练次数和时间，使之成为患者不自觉的呼吸习惯。

2. 缩唇呼吸训练　指导患者用鼻吸气，用口呼气，呼气时口唇缩拢似吹口哨状或鱼嘴状，持续而缓慢的呼气，同时收缩腹部。吸与呼时间之比为1:2或1:3，尽量深吸慢呼，呼吸7~8次/分钟，每次10~15分钟，每天训练2次。缩唇呼气使呼出的气体流速减慢，延长呼气时间，防止呼气时小气道因塌陷而过早闭合，有利于肺泡内气体排出，改善肺通气和换气。

3. 有效咳嗽练习　术前3天指导患者进行有效咳嗽训练，患者取卧位或坐位，先行5~6次深而慢的呼吸，于深吸气末屏气1~2秒，身体前倾，然后用力咳嗽，将痰液咳至咽部，再用力将痰咳出。在咳嗽前先轻叩患者胸部和背部，振动痰液，以利排痰。患者掌握有效的咳嗽方法，能清除呼吸道分泌物，预防肺不张及肺部感染。

9.1.3 患者术前加强营养的重要性是什么

1. 手术创伤会引发高分解代谢及负氮平衡，引起营养不良。

2. 促进和提高机体对手术的耐受力，减少切口愈合不良、感染的发生率。

3. 减少术后并发症，加快术后康复，改善预后。

9.1.4 如何给予患者术前饮食指导

1. 对于能进食者给予高热量、高蛋白、高维生素饮食，食物应新鲜、易消化；对于不能进食或禁食患者，应从静脉补给足够能量、氨基酸类、电解质和维生素，必要时可实施全胃肠外营养（TPN）。

2. 较消瘦的患者要加强营养，使患者能在短期内增加体重；较肥胖的患者要给高蛋白、低脂肪的膳食，以储存部分蛋白质并消耗体内脂肪，因为体脂过多会影响伤口愈合。

3. 对患不同部位肿瘤的患者要有针对性地安排膳食，如肝、胆、胰肿瘤的患者要用低脂膳食，而胃肠道肿瘤的患者术前要安排少渣流食或半流食，以减少胃肠道内残渣。一般患者在术前 12 小时应禁食，术前 2～4 小时禁水，以防止麻醉或手术过程中发生呕吐、吸入性肺炎，胃肠道内较多食物积存也将影响手术的顺利进行。

9.1.5 术前备皮的原则和方法是什么

术前备皮方法包括剃毛法、化学脱毛法。术前备皮应遵循以下原则。

1. 保证皮肤完整性。

2. 尽量靠近手术开始时间进行备皮。

3. 除非毛发阻碍手术操作，否则不需备皮；如需备皮，需使用专门备皮器。

9.1.6 患者术前如何进行肠道准备

指导患者术前 3 日开始进无渣流质饮食，术前 2 日进食流质饮食，术前 1 日清洁肠道，在 1000ml 温水中融入聚乙二醇电解质散 1 袋，半小时内服下，嘱患者服用后多活动，2小时内将4袋全部服完，排出黄色清水样便为止，术前1日给予1500～2000ml的静脉补液，术前12小时应禁食，术前2～4小时禁水。

9.1.7 为什么患者术前须停止使用抗凝药物？一般停止多长时间后患者才可以接受手术

因为在药物有效浓度范围时，口服抗凝剂是术后出血的重要危险因素。一般患者术前一周停用抗凝药物方可接受手术。

9.1.8 术后患者翻身时应该注意什么

1. 翻身间隔时间视病情及皮肤受压情况而定。皮肤红肿或破损时应增加翻身次数，做好床边交接班。一般白天1～2小时翻身一次，晚间3～4小时一次，保证好患者睡眠，治疗护理与翻身同步进行，减少对患者不必要的打扰，同时注意保暖，防止受凉。

2. 协助患者翻身动作要轻柔，搬动患者时应将患者抬离床面，避免拖、拉、拽、推。

3. 每次翻身要检查局部受压皮肤情况。

4. 患者身上置有导管，应防止其脱落。如果患者带有鼻饲管、尿管、各种引流管时，翻身前要松解管路，翻身后要检查管路是否脱落或受压。

5. 对骨折患者的翻身，上下动作还应协调，保护好患者的肢体，以防骨折再移位。脊柱骨折或脊椎术后的患者应保持脊柱的功能位置。

6. 神志清醒的患者，应让患者积极配合，平卧时把颈部稍稍垫高，保持呼吸通畅。

7. 翻身后应保持床单平整、清洁、干燥。保持患者舒适卧位，必要时将床档升高，以确保安全。

9.1.9 手术后患者发生尿潴留该如何处理

1. 物理方法

（1）腹部热敷：用热水袋在下腹部热敷或轻轻按摩膀胱区，可刺激膀胱肌肉收缩促进排尿。

（2）诱导排尿：让患者听流水声，或者用温水冲洗会阴部，可起暗示和条件反射作用，促使排尿。

2. 药物治疗 新斯的明有兴奋胃肠道平滑肌及膀胱逼尿肌、促进排气和排尿的作用，对术后尿潴留、肠胀气疗效较好。

3. 中医方法 出现尿潴留后给予口服顺气祛痰的中药方剂，或者给予针灸，如针刺曲骨、三阴交等穴位刺激排尿。

4. 上诉方法均无效时，可采用导尿术。

9.1.10 如何处理手术后患者出现的恶心、呕吐

对于未接受预防用药或预防用药失败而发生术后恶心、呕吐（PONV）的患者，采取综合措施。首先考虑 PONV 的相关因素，如是否正确给予阿片类药物、咽喉部是否有血液、有无肠道梗阻、低血压或缺氧、有无极度的疼痛和焦虑等，对合并以上因素者给予及时纠正，包括停用阿片类药物、吸氧、静脉水化、升血压、吸净胃内容物、减轻疼痛和焦虑等多项措施。然后才考虑药物治疗，措施包括选择合适的药物类型和剂量、个体化用药、复合用药方案和中医针灸疗法。

1. 未接受预防用药的患者，通常选用 $5-HT_3$ 受体拮抗剂；预防用药失败者，如果早期的 PONV，不应给予重复剂量的预防性用药（如预防性使用昂丹司琼无效的患者，治疗时再次使用昂丹司琼效果等同于安慰剂），而需要选用不同作用机制的药物。超过 6 小时者，可重复使用预防性用药中所选择的药物，但除外地塞米松和东莨菪碱，因为其均为长效药。

2. 复合用药 当单一用药无效时，可考虑复合用药。二联用药如 $5-HT_3$ 受体拮抗剂 + 氟哌利多或地塞米松；三联用药如 $5-HT_3$ 受体拮抗剂 + 氟哌利多 + 地塞米松。

3. 中医针灸疗法 有研究发现针刺内关穴对减少术后恶心、呕吐发生率及减轻症状效果较好，是目前运用针刺治疗术后恶心、呕吐的重点穴位之一。

9.1.11 如何处理手术后患者出现的腹胀

1. 严密观察患者腹部体征变化，保持腹腔引流管、尿管通畅，及时发现并排除腹腔出血、尿潴留等异常情况。

2. 排除机械性肠梗阻，鼓励患者尽早下床活动，热敷腹部及腰骶部，适当进行腹部顺时针按摩，促进排气排便功能恢复；也可采用温水足浴疗法。

3. 腹胀严重时禁食、禁饮，持续胃肠减压，可予肠外营养支持治疗，维持水、电解质平衡。

4. 非直肠手术患者可给予开塞露或 0.9% 氯化钠注射液灌肠，每日 1 次。

5. 药物治疗：甲氧氯普胺、吗丁啉、西沙必利、新斯的明等。

9.1.12 为什么要观察术后患者的排气情况

肠梗阻是腹部术后常见的并发症，术后肠麻痹在腹部手术后均有不同程度的发生。胃肠不同部位的动力在腹部手术后恢复时间并不相同，一般小肠在 12~24 小时即可恢复，胃约需 24~48 小时，结肠最慢，需要 3~5 天。肛门排气是术后患者肠道蠕动功能恢复的标志，也是鉴别肠梗阻和肠麻痹的标志。

9.1.13 术后哪些原因会影响手术切口愈合

1. 患者因素　高龄、肥胖、营养不良、糖尿病、吸烟。不同年龄组织细胞的再生能力不同，一般组织再生能力随年龄的增加而减退。另外，老年人由于血管容易出现硬化使局部血液供应减少，致使伤口愈合延迟。肥胖患者广泛的皮下脂肪术后容易形成死腔和血肿，易发生感染；脂肪组织导致伤口的张力增加伤口血供不足，易发生液化坏死，影响伤口的愈合。蛋白质、维生素、微量元素缺乏，不能为组织再生提供所需的营养，会使伤口愈合延缓。糖尿病患者，血液中含糖较多，同时伴有血管病变，会影响伤口愈合。吸烟者血液循环中一氧化碳和血红蛋白的结合降低了对氧的运输能力，尼古丁会使周围血管收缩，影响伤口愈合。

2. 手术因素　缝合技术、止血不彻底、电刀使用不当，使伤口局部血循环不良及神经支配受损而影响愈合。

3. 局部放疗　放疗会引起皮肤组织损伤，为放疗后手术伤口愈合带来障碍。

4. 药物　免疫抑制剂、细胞抑制剂、激素类抗凝剂对伤口有直接的负面影响，会抑制细胞增生，影响组织的修复。

5. 感染　伤口感染时渗出物很多，会使正在愈合的伤口或已缝合的伤口裂开，或者导致感染扩散加重损伤。

6. 心理因素　患者长期处在压抑、紧张、焦虑的不良心理状态下，通过神经内分泌系统致机体免疫功能受损，从而间接地影响伤口的愈合；相反，积极的心态有利于伤口的愈合。

9.1.14 如何预防术后深静脉血栓

1. 术前预防　如患者术前有下肢深静脉血栓，应予术前植入腔静脉滤器，或溶栓治疗缓解后再行手术。

2. 术中预防　指导患者进入手术室前穿好抗血栓压力带（弹力袜）。

3. 术后预防

（1）物理预防　①早期活动：手术当天，患者可在床上活动，抬高下肢。术后早期下床活动，逐渐增加活动时间；指导患者进行踝泵运动，通过小腿部肌肉收缩和舒张促进下肢静脉血液回流。②指导患者术后3个月内应一直穿戴逐级加压弹力袜，卧床期间每日使用间歇性压力充气装置进行治疗，促进下肢静脉血液回流。

（2）药物预防　对高危患者，围手术期遵医嘱给予抗凝药物如低分子肝素、利伐沙班等进行预防治疗。

（3）加强观察　术后应注意观察患者下肢皮肤的颜色、温度、肿胀情况，重视患者的主诉，及时发现血栓。

（4）监测血液指标　如血小板升高、D－二聚体升高、凝血试验异常时，密切观察，遵医嘱进行相应的抗凝治疗。

9.1.15 如何预防术后肺部并发症

1. 要求吸烟的患者术前戒烟至少2～4周。

2. 指导患者术前进行呼吸功能锻炼，腹部手术患者练习胸式呼吸；胸部手术患者练习腹式呼吸，以增进吸气功能。术前术后也可使用呼吸训练器进行吸气锻炼。

3. 术前予雾化、肺部理疗、指导患者如何在术后与呼吸机配合，减少清醒后机械通气时的紧张和不适，对降低术后肺部并发症也有一定作用。

4. 教会患者正确的咳嗽、咳痰方法。

5. 协助和指导术后患者拍背咳痰，用双手按住患者的季肋部或切口两侧，让患者深吸一口气后用力咳嗽；对于不能有效咳嗽的患者可通过刺激天突穴引发咳嗽。

6. 按时给予并指导患者进行雾化吸入治疗，稀释痰液，易于咳出。

7. 鼓励患者早期下床活动。

9.1.16 术后引流管的护理要点包括哪些

1. 妥善固定 患者卧床时引流装置挂于病床的同侧。对于较细和易脱出的引流管应用胶布或专用导管固定装置加强固定于患者皮肤上。患者下地活动时，应将引流袋妥善固定于衣服上，并保证引流袋低于引流管出口处，以促进引流及防止引流液反流。每日观察引流管缝合线的情况，如有松脱，及时通知医生。

2. 保持通畅 定时巡视和挤压引流管，防止引流管堵塞、打折。

3. 防止感染 定期更换引流袋和引流瓶，操作时遵循无菌原则。引流袋/瓶内引流液较多时，及时倾倒，防止反流。

4. 观察记录 定时评估引流液的颜色、性质和量，做好准确的护理记录，特别是术后 24 小时内。如有异常，及时通知医生。

5. 管路宣教 向患者和家属解释清楚管路的作用、自我护理事项，避免管路意外脱出。

6. 管路标识 记录清楚、准确，如管路名称、置管日期等，粘贴牢固。

9.1.17 手术后早期活动的意义是什么？如何指导术后患者活动

早期活动有助于改善全身血液循环、促进伤口愈合，减少因下肢静脉回流减慢而引起的血栓形成，有利于增加肺活量，减少肺部并发症，还有利于肠道和膀胱功能的恢复，减少腹胀和尿潴留的发生。早期下床活动可增加患者对治疗效果的信心。

手术当天患者可在床上活动。如果术后无禁忌，鼓励并协助患者在术后第一天下床活动，活动 4 次，每次 15~20 分钟，以后循序渐进，逐步增加活动量。

9.2 腹部肿瘤围手术期护理

9.2.1 对患者术前评估的内容都包括哪些

1. 肿瘤局部评估 准确评估肿瘤的分期及术前放疗、化疗、免疫治疗等的疗效，组织多学科查房，选择正确的手术方式。

2. 全身情况评估　评估是否存在增加手术危险性或对恢复不利的明显异常情况，包括影响整个病程的各种潜在因素，如心、肝、肺、肾、内分泌、血液、免疫系统功能以及营养和心理状态等。

9.2.2　胃肠道肿瘤患者术后饮食指导内容包括哪些

一般术后第一天可少量饮水，每次 10～20ml，每日 100～200ml。患者排气、胃肠功能恢复后，指导患者遵医嘱按照清流食、流食、半流食、软食的步骤过渡饮食。患者术后早期既需要补充营养，又要结合自身实际和对食物的耐受情况区别对待，宜遵循"循序渐进、少量多餐、细嚼慢咽"的原则。

1. 清流食　术后一般 3～5 天左右，经医生许可后，可由进食稀米汤起始，逐渐增加稀藕粉或菜水、清淡的肉汤等。每次 30～50ml 起始，逐渐加量至 80～100ml。清流食一般持续 2 天左右。此阶段注意避免牛奶、豆浆等产气的食物。

2. 流食　清流食无明显腹泻、腹痛等症状，经医生许可过渡到流食阶段。流食一般包括米汤、藕粉、杏仁霜、米糊、低脂酸奶、豆腐脑、菜汁、果汁。每次 50ml 起始，逐渐加量至 80～100ml。流食一般持续 3 天左右。

3. 半流食　流食阶段无明显腹泻、腹痛等症状，经医生许可过渡到半流食，包括大米粥、烂面条、疙瘩汤、面片、发糕、土豆泥、嫩蛋羹、嫩豆腐、酸奶、肉泥、果泥、瓜果类蔬菜泥（如西红柿、冬瓜、南瓜、西葫芦、茄子等去皮制软）及肠内营养制剂或匀浆膳。由每次 50～80ml 起始，逐渐加量至 100～150ml。半流食一般持续到术后 3～4 周。应注意避免叶菜、韭菜、饺子、鲜豆类、油炸食品等不易消化的食物（但可将叶菜用搅拌机制成匀浆食用）。

4. 软食　术后 1 个月左右，逐渐过渡至软食（如馒头、面条、软饭、水煮嫩蛋、嫩叶菜、菜花等）及细软的水果，及肠内营养制剂或匀浆膳。营养制剂或匀浆膳从每次 150ml 起始，逐渐加量至 200～300ml。此阶段一般持续 3～5 个月左右，无明显腹胀腹痛等症状，则可逐渐过渡到普食。半年至一年之内饮食注意清淡、细软、好消化，避免粗硬、油腻、刺激性及过冷过热的食物（如辣椒、芹菜、蒜苗、干豆、肥肉、油条、奶油蛋糕、冰激凌等）。

如果饮食过渡太慢、体重下降过快或发生贫血、腹泻、便秘等情况，建议请营养师会诊。

肠道手术患者饮食过渡较胃部手术患者快，患者可以从流食开始，逐渐过渡到半流食、软食直至普食，从少量开始逐渐增加每次的进食量，手术初期进食以细软、易消化饮食为主，避免粗硬、油炸烧烤等食物，进食量以感觉 7~8 分饱为宜。

9.2.3 倾倒综合征的临床表现有哪些

远端胃大部切除术后的患者因胃容积减少，幽门缺失，进食后有时会发生倾倒综合征，出现不适症状。倾倒综合征分为早期倾倒综合征和晚期倾倒综合征。早期倾倒综合征常发生在进食后 15~30 分钟，主要表现为进食后头晕、心悸、心动过速、极度软弱、大量出汗、颤抖、面色苍白或潮红，重者有血压下降、晕厥；患者饱胀不适、恶心、呕吐、肠鸣、腹泻等，与胃容量缩小、幽门失控后大量食物快速进入空肠有关；晚期倾倒综合征常发生在餐后 2 小时左右，出现低血糖症状，如软弱无力、饥饿感、心慌、出汗、头晕、晕厥等，为糖类吸收过快导致胰岛素分泌增加，继发性血糖下降所致。

9.2.4 胃癌术后患者如何避免发生倾倒综合征

胃癌术后患者通过调整饮食习惯可以大大减少倾倒综合征的发生，主要的预防措施如下。

1. 干稀分食 进餐时只吃较干食物，在进餐前 30 分钟、餐后 60 分钟后喝水或进液体食物，以减缓食物进入小肠的速度，也促进食物的消化吸收。

2. 注意体位 进餐时采取半卧位，细嚼慢咽，餐后斜卧 30 分钟可减轻不适症状。

3. 低糖饮食 术后早期禁用精制糖及糖加工成的食物，如甜饮料、甜果汁、甜点心、蛋糕等，每日主食少于 5 两，宜选用含可溶性纤维较多的食物如小米粥、魔芋挂面、杂面馒头等，以延缓糖吸收，减少低血糖的发生。

9.2.5 胃肠道肿瘤术后常见并发症有哪些

胃肠道肿瘤术后常见的并发症有出血、吻合口漏、肺不张、吻合口梗阻、切口裂开和功能性胃排空障碍。

9.2.6 胃肠道肿瘤术后出血的临床表现及护理要点包括哪些

1. 临床表现 术中止血不完善、创面渗血未完全控制、原痉挛的小动脉断端舒张、结扎线脱落等，都是造成术后出血的原因。术后出血可发生在手术切口、空腔脏器及体腔内。临床表现为患者烦躁、心率增快（往往先于血压下降）、趋向休克情况。切口出血表现为覆盖切口的敷料被血浸湿。腹腔内出血表现为腹腔引流管有较多的新鲜血引出，非手术治疗多难奏效，一旦明确诊断应立即再手术止血。胃出血表现为胃管内有大量鲜血或呕血。多数患者经非手术治疗，如禁食、输血、止血药物及胃镜下止血等措施可使出血停止。少数患者非手术治疗无效、病情逐渐加重需手术止血。

2. 护理 术后密切观察患者的生命体征。定时挤压引流管，保持通畅，观察引流液的颜色、性质和量，观察伤口敷料的情况。胃管保持持续有效的负压吸引。引流管内如有大量鲜红色血液，及时通知医生，给予对症处理。呕血时协助患者平卧，头偏向一侧防止误吸。

9.2.7 胃肠道肿瘤术后吻合口瘘的临床表现和护理要点包括哪些

1. 临床表现 吻合口瘘多发生在术后一周内，主要原因为吻合口张力大、低蛋白血症、组织水肿、吻合口周围脓肿等。临床表现为高热、脉速、腹膜炎以及引流管引出浑浊含胃肠内容物的液体。无弥漫性腹膜炎的患者可给予禁食，胃肠减压，充分引流，肠外营养支持，纠正水、电解质紊乱和维持酸碱平衡，全身应用广谱抗生素等措施，多数患者 4~6 周可痊愈。发生弥漫性腹膜炎患者需立即进行手术修补。

2. 护理 妥善固定胃管、引流管，保持通畅，观察引流液的颜色、性质、气味。准确记录患者液体出入量。如有异常，及时通知医生。因病程较长，给予患者和家属心理支持。

9.2.8 胃肠道肿瘤术后吻合口梗阻的临床表现和护理要点包括哪些

1. 临床表现 吻合口梗阻多在术后由流食改为半流食时出现。临床表现：上腹部膨胀感和溢出性呕吐，呕吐物含有或不含有胆汁，腹部可触到压痛性包块。胃肠减压可引出大量液体。

2. 护理 重视患者的主诉，及时与医生沟通，给予对症治疗包括禁食、胃肠减压、纠正水、电解质紊乱和酸碱失衡、营养支持等。保持胃肠减压通畅，准确记录出入量。

9.2.9 胃肠道肿瘤术后切口裂开的临床表现和护理要点包括哪些

1. 临床表现　切口裂开常发生于术后一周左右，患者在突然用力时，自觉切口剧痛，随即肠或网膜脱出，大量液体自切口流出，可分为完全性全层裂开和深层裂开而皮肤缝线完整的部分裂开。切口裂开后，应立即用无菌敷料覆盖，送手术室重新缝合。切口部分裂开的处理，视情况而定。

2. 护理　指导患者咳嗽时，用双手从腹部两侧向中间挤压，避免咳嗽时横膈突然大幅度下降，骤然增加腹部压力，适当的使用腹带也有一定的预防作用。患者腹胀时，及时通知医生给予处理，如胃肠减压。

9.2.10 胃肠道肿瘤术后功能性胃排空障碍的临床表现和护理要点包括哪些

1. 临床表现　功能性胃排空障碍也称胃瘫，多见于术后 4～10 日。临床表现为上腹部饱胀，呕吐含胆汁胃内容物。钡餐检查可见胃扩张、胃潴留而无蠕动。治疗方法主要包括禁食、胃肠减压、3% 温盐水洗胃、补钾、应用胃动力促进剂、针灸等。

2. 护理

（1）做好管路护理，保持胃肠减压通畅，观察胃液的颜色、性质和量并记录。

（2）准确记录 24 小时出入量，定期复查血生化，保持水、电解质平衡。

（3）补充营养，做好肠内和肠外营养护理。

（4）给予患者心理护理，可结合针灸、按摩等方法，促进胃动力恢复。

（5）遵医嘱给予胃肠动力药物治疗。

（6）鼓励患者多下床活动，促进胃肠蠕动。

9.2.11 肝癌患者手术前为什么要进行吲哚氰绿清除试验（ICG 检测）

ICG 检测能评估细胞完整性、处理能力和排泄功能等有效肝功能总和。

在外科，ICG 试验可用以评估预切除肝脏的大小，特别是肝癌和肝硬化患者术前肝脏储备功能的评定，帮助外科医生衡量切除安全性和进行个体化评估，如肝移植时供体是否合适，以及活体肝移植时受体评估等。临床上，术前、术后第五天进行 ICG 检测。肝脏功能越差，其储备功能越差，MELD（model for end - stage liver disease）评分则越高。吲哚菁绿 15 分钟滞留率（ICG R15）能及时反映肝切除术后的肝功能损伤或隐匿性肝损伤，为临床提供必要的手段防范由于药物治疗、手术创伤、肝脏失血等因素导致的急性肝衰竭，其特异性和敏感性均达到 80%，优于常规生化指标。

9.2.12　ICG 试验注意事项有哪些

1. 检查前患者排空大、小便，禁食水 8 小时。

2. 携带一周内的血常规化验结果。

3. 检查前 15 分钟内勿剧烈运动，避免心情紧张。

4. 检查时避免携带手机等无线设备或手机处于关机状态。

5. 操作过程中备抗休克应急设施，嘱患者保持安静，勿动、勿说话（大概 8 分钟左右）。

6. 检查完毕小便会呈现蓝绿色，嘱患者多饮水。

9.2.13　对于凝血功能差的肝癌患者如何进行术前护理及指导

1. 保持病室安全整洁，有防止磕碰或摔倒的安全措施，如穿防滑鞋，病床设护栏；保持床单位平整，被褥衣裤轻软。

2. 治疗和护理操作动作轻柔，尽可能避免侵入性操作；如不可避免，进行各种穿刺后，增加按压止血时间，至少 5～10 分钟；穿刺时尽量选择小型号针头，避免使用止血带。

3. 避免用力擦洗皮肤。

4. 避免肢体碰撞或外伤，指导患者使用电动剃须刀，不要使用刮胡刀。

5. 指导患者使用软毛牙刷刷牙，避免使用牙签或牙线剔牙；避免用力擤鼻或挖鼻，可使用滴鼻剂湿润鼻腔，增加空气湿度，维持在 50%～60%。

6. 给予易消化的软食或半流食，消化道出血者暂禁饮食。

7. 保持大便通畅，预防发生便秘，避免干硬的粪便损伤肠黏膜，或潜在颅压增高引发颅内出血。

8. 避免情绪激动，以免颅压升高。

9. 遵医嘱术前 3 天给予维生素 K₁肌内注射，必要时补充凝血酶原或输血，以改善凝血功能。

9.2.14 肝部分切除术后患者排气后如何进行饮食指导

食物以多样化、易消化、低脂肪、低蛋白、高维生素饮食为宜，并遵循少食多餐的饮食原则。

1. 患者排气拔除胃管后，可给予饮温水，每次 100～150ml，每 2 小时一次。如果进水后感到胃很快排空了，可以缩短两次进水间隔时间。

2. 如果当日喝温开水无特殊情况，次日照此方法喝米汤、果汁、菜汁等流食。

3. 进流食无特殊情况，开始进半流食。如大米粥、小米粥、细面条汤、薄面片汤、鸡蛋羹、豆腐脑等。可以交替进食以上食物，每天以 5～6 餐为宜，少量多餐。

4. 进半流食三天无特殊情况，开始增加软食。如面包、蛋糕、发面馒头、发面花卷、包子皮、软米饭以及各种水果。每日 4～5 餐，中间可穿插流食。

5. 进食软食 3 日后基本可以恢复普食，如各种面食、炒菜、各种肉类、各种煲汤等。

6. 肝癌术后患者因血小板减少或食管静脉曲张易发生出血现象，因此不要进食过于坚硬和粗纤维食物，以免食管静脉破裂出血。

9.2.15 肝癌患者术后常见的并发症有哪些

肝癌患者术后常见的并发症包括出血、胆瘘、腹水、膈下积液或脓肿、肝肾功能衰竭、肝性脑病。

9.2.16 肝癌术后出血的护理包括哪些

1. 严密观察病情，尤其是术后 48 小时内，监测生命体征，保持引流通畅，观察引流液的性状，当日腹腔引流出鲜红色血性液体一般不超过300ml，若血性液体增多，应警惕出血。

2. 告知患者术后不应过早下床活动，应卧床休息 1～2 天，可在床上适当活动，应注意避免剧烈咳嗽及其他增加腹压的活动。

3. 若患者为凝血异常性出血，应遵医嘱补充凝血酶原复合物、纤维蛋白原、输血、纠正低蛋白血症。

4. 短期内大量出血或持续引流出较多鲜红色血性液体，若经输血、补液，患者血压、脉搏仍不稳定，应做好再次手术止血的准备。

9.2.17 肝癌术后胆瘘的护理要点有哪些

1. 术后应保持引流管通畅，妥善固定引流管，避免脱管，并注意引流液颜色、性状、量的变化。

2. 观察患者术后有无腹痛、发热、腹膜刺激征，切口或引流液内有无胆汁。

3. 若胆瘘形成局部积液，应尽早在 B 超引导下穿刺置管引流。

4. 若发生胆汁性腹膜炎，应尽早手术。

9.2.18 肝癌术后腹水的护理要点包括哪些

1. 指导患者进食高热量、高蛋白、高维生素、低盐或无盐、易消化的饮食，随病情变化及时调整饮食，避免进食刺激性强、粗纤维多和较硬的食物。

2. 准确记录 24 小时出入量，控制钠和水的摄入量，每日测量腹围及体重，观察腹水的消长情况。

3. 加强皮肤护理，防止因强迫体位引起压力性损伤的发生。

4. 大量腹水者因腹腔内压增高，横膈上抬，常伴有呼吸困难，嘱患者卧床休息并取半卧位，使膈肌下移，以增加肺活量，必要时吸氧，以减轻呼吸困难。

5. 进行腹水引流时，注意无菌操作，每次引流腹水量 1000～3000ml，以免大量放腹水引起大量蛋白质丢失和电解质紊乱；同时观察并记录腹水的量、颜色和性质，并严密观察患者神志变化。

6. 遵医嘱给予利尿治疗，同时注意水、电解质平衡。

9.2.19 肝癌术后膈下积液或脓肿的护理要点包括哪些

1. 保持引流通畅是最主要的预防措施，应妥善固定引流管，若引流液逐渐减少，一般于术后 3～5 天拔管。

2. 膈下积液、脓肿一旦发生，应积极抗感染，可在 B 超、CT 引导下穿刺置管引流，引流管应加强冲洗和吸引。

3. 对高热患者给予相应护理，遵医嘱使用抗生素。

9.2.20 肝癌术后肝肾衰竭的护理要点包括哪些

1. 术后常规给氧 3～4 天，流量为 5～6L/min，以提高血氧含量，增加肝细胞的供氧量，以利于肝细胞的再生与修复。

2. 遵医嘱予以保肝治疗，慎用对肝脏有损伤的药物。

3. 术前予 0.9% 氯化钠注射液灌肠，术后保持大便通畅，避免便秘，必要时给予灌肠，避免肠道内氨的产生与吸收，定时检测血氨变化。

4. 注意观察患者神志、皮肤、巩膜及尿液的颜色变化。如患者出现烦躁不安、谵妄、昏迷等肝性脑病的先兆，或黄疸逐渐加深，肝功能各项指标不见好转，应考虑肝功能衰竭，及时通知医生。

5. 密切观察和记录出入量，若尿量 < 30ml/小时，应报告医生及时处理。

9.2.21 肝癌术后肝性脑病的护理要点包括哪些

1. 注意观察患者意识状态　与患者交谈了解患者的反应和回答问题的能力、计算力等，及早识别肝性脑病，及早干预。

2. 消除诱因，减少有毒物质的产生和吸收　保持大便通畅，积极控制上消化道出血，及时清除肠道内积存血液和其他含氮物质；用弱酸液灌肠，忌用肥皂水灌肠；避免使用含氮药物、催眠药、麻醉药及对肝脏有毒的药物。注意保持水、电解质和酸碱平衡。

3. 合理饮食　低脂、低蛋白、高维生素饮食。

4. 加强安全护理　防止自伤、跌倒坠床、管路滑脱等不良事件发生，必要时加床栏或使用约束带，保证患者安全。

5. 预防感染　加强皮肤护理、口腔护理，防止皮肤、呼吸系统、泌尿系统感染。

9.2.22 肝癌术后患者出院指导包括哪些内容

1. 规律生活，保持心情舒畅，乐观对待疾病。

2. 合理饮食，不吃霉变、油炸、辛辣、腌制食物，禁烟、酒，遵循高热量、高维生素、适量蛋白、低脂肪、少食多餐的饮食原则。若合并肝硬化、门脉高压、食管及胃底静脉曲张的患者应避免粗硬的食物，一旦饮食不当，可引起上消化道出血。此外，患者一定要注意饮食卫生，不洁饮食可引起肠道感染，影响术后恢复。

3. 按医嘱服用保肝及抗病毒药物。

4. 带引流管出院的患者每天记录引流液的量、颜色及性状，每周更换引流袋，引流袋的位置应低于引流管口 20～30cm，定期进行伤口换药。

5. 肝脏手术创伤较大，术后恢复需要较长时间，出院后需根据情况休息 2～3 个月，逐渐恢复到正常生活，避免劳累，适当锻炼，避免重体力劳动。

6. 出院后 1 个月复查 B 超、肝功能；术后 2 年内病情无特殊者每 3 个月复查 1 次，2～5 年每 6 个月复查一次，5 年以上每年复查一次。

9.2.23 如何指导黄疸患者进行自我护理

1. 调节心理状态，增强战胜疾病的信心。

2. 合理休息与活动，戒烟、酒。

3. 饮食护理

（1）肝病患者引起的黄疸除肝昏迷要限制蛋白质外，原则上给予高蛋白、高热量、高维生素、低脂肪饮食。多食富含维生素 C 与维生素 B 族的水果、蔬菜为宜。

（2）胆道疾病所致黄疸患者应给予低脂饮食。

（3）黄疸伴有腹水患者应限制钠盐和水的摄入。

4. 皮肤护理

（1）每天温水洗浴或擦浴。

（2）选择清洁、柔软、吸水性强的棉布衣裤。

（3）避免抓挠皮肤，剪短指甲，必要时要求患者佩戴手套加以保护。

（4）严重瘙痒者可给予外用止痒药。

5. 保持排便通畅，必要时遵医嘱服用缓泻剂。

9.2.24 对行 PTCD 患者如何进行护理及指导

1. 心理护理 减轻患者顾虑，缓解术前紧张情绪。

2. 术前护理 完善术前检查，做好术前皮肤准备，讲解 PTCD 引流的目的及注意事项。

3. 术后护理

（1）术后严密监测生命体征 24 小时，4 小时内每 15～30 分钟监测生命体征 1 次，平稳后 2～4 小时监测一次。

（2）平卧 6 小时后患者无不适可下床轻微活动。

（3）术后妥善固定引流管，引流管应低于引流管口 20～30cm，保持引流管通畅，勿扭曲、打折，注意引流液的颜色、性质、量，并观察穿刺部位有无渗血、渗液。

（4）饮食以高热量、高蛋白、低脂肪、富含维生素、易消化为宜，逐渐过渡到普食。

（5）观察皮肤黄染消退情况。

（6）每周更换防反流引流袋，注意无菌操作。

（7）出现引流管固定位置的皮肤有异常，引流液的颜色鲜红或暗红色，引流液量突然减少、胸痛、胸闷、呼吸困难、畏寒、发热、右上腹胀痛、脱管等应及时通知医生。

9.2.25 如何指导患者进行胆汁回输或口服胆汁

1. 讲解胆汁回输或口服胆汁的重要性。

2. 隔日更换防反流引流袋。

3. 回输或口服的胆汁应清亮、无渣、无血性液。

4. 回输或口服的胆汁应经过纱布过滤。

5. 饭前 30 分钟口服胆汁，口服后可服用果汁或蜂蜜，如有胃部不适可于口服胆汁前加服胃黏膜保护剂。

6. 回输胆汁速度起始速度易慢，以 20ml/h 为宜，患者无不适可逐渐调节至 100ml/h，回输胆汁后应用 0.9% 氯化钠注射液或白开水 10～20ml 冲洗胃肠管。

7. 冬季胆汁可加温至 36～40℃ 回输或口服。

8. 观察患者口服胆汁后有无恶心、呕吐、腹胀、腹痛、腹泻等情况的发生。

9.2.26 如何护理及指导血糖不稳定的胰腺癌患者

1. 饮食 根据运动强度测算总热量的供给，每日进食 5～6 餐，并做到定时、定量、定餐。

2. 运动　饭后一小时开始运动，每次 40～60 分钟，若血糖低于 5.5mmol/L，应进食后再运动，运动时携带含糖食品。

3. 药物　将口服降糖药改为注射胰岛素或使用胰岛素泵。

4. 监测　每日监测七点血糖（餐前、餐后及睡前或凌晨 2～3 点）。

5. 自我管理　保持良好的情绪，保证充足的睡眠，戒烟限酒，减重，避免低血糖的发生。

9.2.27　如何应对术后患者发生低血糖

1. 患者出现心悸、出汗、饥饿等症状，测定血糖水平，以明确诊断，立即通知医生。

2. 非糖尿病患者血糖 < 2.8mmol/L，或糖尿病患者血糖 ≤ 3.9mmol/L 时，立即通知医生，遵医嘱尽快协助患者补充糖分。神志清醒者，遵医嘱口服糖类食物（以葡萄糖为佳），或用糖水、饮料、方糖、蜂蜜、饼干、牛奶等替代。意识障碍者，遵医嘱给予葡萄糖液静脉注射或胰升糖素肌内注射。

3. 遵医嘱及时复查血糖，根据血糖情况，继续给予葡萄糖口服、摄入含淀粉或蛋白质食物、葡萄糖静脉注射等处理。

4. 意识障碍者加强基础护理，保证患者安全。

5. 向患者讲解发生低血糖的原因以及应对低血糖的相关知识，取得患者配合。

9.2.28　胰腺癌手术后会出现哪些并发症

胰腺癌手术后并发症主要为出血、应激性溃疡、胰瘘、胆漏、功能性胃排空障碍（胃瘫）。

9.2.29　胰腺癌术后出血的临床表现及护理要点包括哪些

1. 临床表现　术后早期 1～2 天内的出血可因凝血机制障碍、创面广泛渗血或结扎线脱落等引起；术后 1～2 周发生的出血可因胰液、胆汁腐蚀以及感染所致腹腔血管破裂引起。表现为呕血、便血、腹胀、腹痛，以及出汗、脉速、血压下降等。

2. 护理要点

（1）术后密切监测生命体征，定时监测中心静脉压和尿量。在补液足够的情况下，患者出现烦躁或意识淡漠、脸色苍白、四肢冰冷、脉速、呼吸短促、血压下降、尿少等休克早期现象，提示出血的可能性，立即报告医生，迅速建立静脉通路，补充有效循环血量。

（2）严密观察腹腔引流管引流液的性质、颜色、量，保持引流通畅，并注意引流切口敷料渗血情况。做到早发现、早治疗。

（3）保持胃管通畅，保持合适的负压，观察胃液的性质、颜色、量。

（4）呕血时协助患者平卧，头偏向一侧防止误吸。

（5）密切观察患者的大便颜色、性状。

（6）遵医嘱给予止血药物、抑酸药物、生长抑制素等。

（7）根据患者出血情况，遵医嘱给予输血治疗；必要时协助医生内镜下止血，或再次手术止血。

9.2.30 胰腺癌术后应激性溃疡的临床表现及护理要点包括哪些

1. 临床表现　一般出现在术后 7～14 天，表现为呕血、柏油便或胃管内引流出大量血性液。患者表现为面色苍白、脉搏细数、血压下降。

2. 护理要点

（1）注意观察胃管引流液的颜色、量。

（2）每日询问患者有无反酸、胃内灼热感等症状。

（3）密切观察患者大便的颜色、性状。

（4）出现应激性溃疡按应急流程处理：①留置胃管，吸出积血、消化液。②配血、急查血常规、离子、凝血功能，并根据血红蛋白、离子等结果给予输血及补充胶体、晶体。③奥美拉唑 80mg 静脉入壶，另外奥美拉唑 80mg 加入 0.9% 氯化钠注射液 100ml，10ml/h 持续静脉泵入（8mg/h）。④监护、吸氧等支持治疗，开放 2～3 条静脉通路。⑤输入止血药物。⑥腺素 2mg + 洁维乐 20g + 凝血酶冻干粉 1000 单位 + 碳酸氢钠 50ml 加入 250ml 冰盐水中每 2 小时胃管内注入一次，注入后夹闭胃管 30 分钟。⑦量大，出血较急者给予醋酸奥曲肽注射液（善宁）0.1mg 皮下注射，q8h。⑧联系胃镜止血，胃镜既可诊断又可治疗，即使出血已经停止，胃镜检查仍有意义。

（5）做好患者的健康宣教，给予相关心理指导。

9.2.31 胰腺癌术后胰瘘的临床表现及护理要点包括哪些

1. 临床表现　胰瘘多发生于术后 5～7 天。表现为腹痛、腹胀、发热、腹腔引流液淀粉酶增高。典型者可自伤口引流出清亮液体，腐蚀周围皮肤，引起糜烂、疼痛。胰液外漏易造成消化不良，水、电解质紊乱，膈下积液感染，皮肤损伤等。

2. 护理要点

（1）连续腹腔双套管冲洗，建议 40～60 滴/分，半卧位或低半卧位，有利于冲洗液排出。

（2）做好引流管护理，保持有效冲洗和吸引，防止胰液积存腐蚀周围组织及腹腔血管，密切监测患者生命体征，注意有无腹腔出血。

（3）冲洗时常发生引流管口渗液，需及时更换敷料。

（4）患者翻身及各项操作引起引流管摩擦均容易导致引流管口皮肤发红、糜烂，可预防性在引流管口周围皮肤涂氧化锌软膏保护。

（5）应用奥曲肽、生长抑制素等抑制胰液分泌，禁食并给予 TPN 以促进胰瘘的愈合。

（6）如保守效果不满意，必要时行手术处理。

9.2.32　T 型引流管的护理要点有哪些

1. 妥善固定引流管，每日挤压引流管 2～3 次，保持引流管通畅，检查引流管有无折叠、扭曲或受压。

2. 观察并准确记录引流液的颜色、量、性质，术后 24 小时内，引流量较少，呈墨绿色或深褐色，有时可含有少量细小结石和絮状物；以后逐渐变为浅褐色、淡黄色或金黄色。

3. 预防感染，每周更换引流袋 1 次，注意无菌操作；引流袋位置不可高出切口平面，以防胆汁倒流。

4. 观察患者体温，腹部体征，大、小便颜色及黄疸消退情况。

5. 拔管前先行夹管，再做 T 管造影，证实胆总管通畅方可拔管。造影后保持 T 管开放 24 小时，使造影剂充分排出；拔管后引流管口如有渗液应及时更换敷料。

9.3　胸部肿瘤围手术期护理

9.3.1　食管癌患者术前为什么要做口腔洁治

进行口腔洁治主要是为了去除菌斑、牙结石，预防感染。牙齿表面会不断形成牙菌斑，清除不到位，加上唾液中的矿物盐逐渐沉积，日久天长就会形成牙石，牙石的多孔结构容易吸收大量的细菌毒素，牙石形成后无法通过刷牙去除，需要进行洗牙予以清除。对于食管癌患者术前洁牙可保持口腔清洁，消除感染隐患，预防术后并发症。

9.3.2 胸部肿瘤手术后留置胸腔闭式引流的目的及护理要点是什么

1. 目的

（1）排除胸腔内积气、积血和积液，调整胸内压，维持纵隔的正常位置，促使术后肺扩张。

（2）根据引流液的颜色、量、性质，可以及早发现并发症，以便及时处理。

2. 护理要点

（1）保持管路的密闭，各接头应连接紧密；水封瓶长管置于水面下 3 ~ 4cm，保持直立位；搬运患者及更换胸瓶时，用止血钳夹闭引流管。

（2）引流装置保持无菌，定时更换引流瓶，注意无菌操作；引流瓶位置低于胸腔 60 ~ 100cm，防止引流液逆流。

（3）保持引流管通畅，每 1 ~ 2 小时挤压胸管一次，避免导管受压、扭曲、堵塞；妥善固定，防止管路滑脱。

（4）鼓励患者咳嗽、深呼吸运动，以利液体、气体排出，促进肺扩张。

（5）观察引流液的颜色、性质、量，做好相关记录。

9.3.3 全肺切除术后患者的护理要点有哪些

1. 胸腔闭式引流管接无菌水封瓶，引流管夹闭，严防松开；遵医嘱短时开放，开放时速度宜慢。

2. 观察气管位置是否居中以判断纵隔位置，观察有无皮下气肿。

3. 严格限制输液总量，24 小时补液量应控制在 2000ml 以内。

4. 输液速度缓慢且均匀，以 20 ~ 30 滴/分为宜。

5. 避免过度健侧卧位，防止发生纵隔移位。

6. 加强呼吸道护理。

9.3.4 胸部肿瘤患者术后常见并发症有哪些

胸部肿瘤患者术后常见的并发症包括出血、肺不张和肺炎、乳糜胸、吻合口漏、肺栓塞。

9.3.5 胸部肿瘤患者术后出血的临床表现及护理要点包括哪些

出血多发生于术后 24 小时内，要密切观察引流液的颜色、性质、量，引流液大于 100ml/小时，呈鲜红色，有血凝块，同时伴有血压下降、脉搏增快、尿量减少等低血容量表现，疑为活动性出血。需立即通知医生，密切观察生命体征变化，严格记录出血量，给予止血治疗，安抚患者，必要时输血或手术止血。

9.3.6 胸部肿瘤患者术后肺不张和肺炎临床表现及护理要点包括哪些

1. 临床表现　多见于老年人、长期吸烟者，患有急、慢性呼吸道感染者。患者术后呼吸活动受到限制，肺泡和支气管容易积聚分泌物，堵塞支气管则造成肺不张及肺部感染。临床表现为术后早期发热、呼吸和心率偏快，严重者可出现发绀、呼吸困难等症状。胸部 X 线检查有典型的肺不张或肺炎征象。

2. 护理要点　预防为主，要求患者至少术前 2 周戒烟，指导患者术前、术后进行呼吸功能锻炼，或使用呼吸训练器。术后鼓励患者早期下床活动，保持呼吸道通畅，按时做雾化吸入，指导患者正确咳嗽、咳痰，协助患者排出支气管内分泌物，同时防止术后呕吐物或口腔分泌物误吸。遵医嘱合理应用抗炎药、祛痰药物等，必要时配合医生行气管镜吸痰。

9.3.7 胸部肿瘤患者术后乳糜胸护理包括哪些

注意观察患者有无胸闷、气急、心悸、血压下降等症状，观察引流液的颜色、性质、量；嘱患者禁食，给予肠外营养支持；必要时行胸导管结扎术。

9.3.8 胸部肿瘤患者术后吻合口漏的临床表现及护理要点包括哪些

患者可出现呼吸困难、胸腔积液和全身中毒症状，如高热、寒战、脉速、白细胞升高甚至休克，胸腔穿刺可抽出浑浊液体等；应立即禁食、水，监测生命体征，保持口腔清洁；保持各引流管的通畅，妥善固定，持续胃肠减压，观察记录引流液的颜色、性质、量；加强营养支持，纠正水、电解质紊乱；遵医嘱合理应用抗生素；做好心理护理。

9.3.9 胸部肿瘤患者术后肺栓塞的临床表现及护理要点包括哪些

临床表现为呼吸困难、大汗、胸痛、发绀、右心衰竭、低血压、低血氧、咯血等。术后做好预防措施，预防深静脉血栓发生，给予患者穿着抗血栓压力带（弹力袜），行踝泵运动，指导其适度下地活动，定时做双下肢气压式循环驱动治疗等；遵医嘱行预防性抗凝治疗；一旦患者出现肺栓塞症状应立即通知医生，嘱患者绝对卧床休息，持续吸氧，密切监测生命体征，保持呼吸道通畅，床旁备有抢救用品及仪器，正确进行抗凝与溶栓治疗，观察有无不良反应。

9.3.10 如何对肺癌术后患者进行饮食指导

肺癌患者手术当日禁食、水，术后第1天遵医嘱先少量饮水，若无恶心、呕吐，可进流食或半流食如大米粥、面条汤等，逐渐恢复正常饮食，可少量多餐。避免进食易引起胀气的食物，以清淡、易消化的饮食为主，可多进食含粗纤维的食物，多吃新鲜的蔬菜、水果，保持大便通畅。

9.3.11 如何对食管癌术后患者进行饮食指导

术后初期患者需要严格禁食、水，给予患者肠外及肠内营养的支持。在手术之后7~10天，医生将根据患者胃肠功能的恢复及吻合口愈合情况等因素决定开始饮水的时间。自少量清水开始到清流食、流食、半流食到普食。

1. 通常先给予少量白开水（3~5汤匙），注意少量多次，逐渐增加到每次30~50ml，每日5~6次。如无明显不适或体温升高等情况，耐受后可以给予清流质饮食；清流质饮食一般指牛奶、豆浆、果汁、米汤（不含米粒）等，重点是汤内不含渣子。

2. 清流质饮食后进食流食，包括粥、蛋汤、芝麻糊、豆腐脑、藕粉；烂面条汤；鱼汤及家禽类汤等，逐步增加至每次100~200ml，每日5~8次。进食不可过急，在此阶段仍会根据情况给予一定量的肠内营养支持，用量一般根据患者自主进食情况而定。

3. 半流食阶段，主要以易消化的、避免过硬的饮食为主，如烂面条、鸡蛋羹、馄饨，逐渐由稀变稠。仍然以少食多餐为原则，细嚼慢咽，切忌大量饮食，进食过快，以免引起消化道并发症或吻合口漏等。

4. 平衡营养，保证足够热量：给予高蛋白、高纤维素、低脂、少渣饮食。根据患者的身体需要，营养素要适量、齐全，除充足优质蛋白质的摄入外，一般应以低脂肪、适量碳水化合物为主，注意补充维生素、无机盐、纤维素、微量元素如铁元素等；减少刺激性强、质地过硬的食物摄入。

5. 合理饮食结构：患者的食物结构应品种多、花样新、结构合理，在制作食谱时，要尽可能做到清淡、高营养、优质量、质软、易消化和富含维生素相结合等。

6. 在手术后恢复进食的过程中，患者可能会出现胃液反流、反酸、呕吐等症状，告知患者不要紧张。应避免平卧进食；饭后不宜立即平卧，端坐半小时以上可以防止胃内容物反流，必要时可以增加端坐时间；裤带不宜系的太紧，进食后避免低头弯腰；建议患者始终抬高床头 30 度。如果以上不适持续存在或出现腹痛、腹胀、腹泻、发热、进食哽噎等情况，请及时就医。

9.3.12 肠内营养的护理要点有哪些

1. 操作前洗手，查对，注意喂养管标识清晰、妥善固定，避免牵拉、折叠、滑脱。每天灌食前常规检查喂养管深度。

2. 营养液灌注袋应专人专用，每 24 小时更换一次。

3. 管饲时，采取适当卧位，床头抬高 30°～45°，输注结束保持此体位至少 30 分钟，避免反流。

4. 通过调整肠内营养的温度、速度、浓度，可减少腹痛、腹胀、腹泻、反流等不良反应。输注温度为常温，若患者怕凉，可适当加温，温度不要超过 37℃，避免烫伤。营养液输入速度应根据患者情况调节，起始速度 20～30ml/小时，若无不适每日以 20～30ml 的速度逐渐加快，最快可达 120～150ml/小时。

5. 每次灌注袋内添加营养液不应过多，避免变质，超过规定时间未输完的液体应废弃。

6. 避免在营养液中添加其他果汁、肉汤。若需要输入多种营养液，两者之间用 0.9% 氯化钠注射液或温水冲洗管路，避免沉淀。

7. 必须经肠内营养管注入的药物须完全溶解后才能使用，用注射器推入，避免加入营养液中，若有未溶解的小颗粒须过滤后给药。给药前后用清水冲管，以防堵管。

8. 每 1～2 小时及营养液输完后及时用 20～30ml 0.9% 氯化钠注射液或温水冲洗喂养管，以防管路阻塞；若发生堵管，可用温热水或碳酸氢钠溶液冲管、抽吸交替等方法解除阻塞。

9. 注意观察患者腹部体征，出现腹胀、腹痛、反流等症状时应调整营养液的速度及温度，并及时通知医生。

10. 剧烈咳嗽、恶心、呕吐应考虑是否发生误吸，一旦发生误吸应立即停止喂养，鼓励患者咳嗽，清除气管内液体或颗粒，及时报告医生。

11. 进行营养监测，每周固定一天早晨测空腹体重，每天监测出入量。正常情况下患者的体重应基本稳定，尿量应保持 1000～2000ml/日。若有异常情况应及时报告医生。

9.4 妇科肿瘤围手术期护理

9.4.1 患者术前需要进行哪些评估

1. 系统评估患者病情及身体状况，营养状况，有无贫血及营养缺乏等。

2. 评估临床症状，有无阴道流血及肿瘤压迫症状等。

3. 评估患者既往史，有无伴随性疾病（糖尿病、高血压及心脏病等）及治疗情况，重要器官功能有无异常，并给予有效纠正及改善。

4. 评估患者和家属对疾病及手术的心理反应，有无紧张及焦虑抑郁情绪，并及时给予干预。

9.4.2 如何为患者进行术前阴道准备

1. 全子宫切除时，需将穹窿部阴道壁环形切断才能将子宫切除，为减少阴道内细菌污染手术野，防止腹腔感染，术前需做阴道准备。对有阴道炎症者，应彻底治愈后方可手术。

2. 术前三日每日用 0.025% 碘伏溶液行阴道冲洗一次，并观察宫颈有无异常分泌物，如有异常及时通知医师。

9.4.3 患者术后饮食指导包括哪些

一般妇科手术后 12～24 小时肠蠕动功能可恢复，可予无糖、无奶全流食，排气后可予少渣半流食，无恶心、呕吐及腹胀者可逐渐过渡到普食；当手术涉及肠道时，应待肠功能完全恢复，肛门排气和肠功能基本恢复后方可进食。

9.4.4　患者术后尿管留置多长时间

尿管留置时间应根据手术范围而定，一般在 24～48 小时左右，但宫颈癌根治术患者，术后留置尿管应保留 7～14 天，期间应指导患者做盆底肌肉锻炼，拔管前 3 天开始夹闭尿管，每 2～3 小时开放尿管一次，以锻炼膀胱括约肌功能，恢复张力，尽早恢复自主排尿。

9.4.5　术后常见并发症有哪些

术后常见并发症有出血、腹胀、泌尿系统并发症。

9.4.6　妇科手术后出血的护理有哪些

1. 密切监测生命体征，尤其是血压及心率的变化。

2. 观察阴道有无出血，并准确记录颜色及量。及时更换会阴垫，发现渗血较多，及时报告医生；观察腹部伤口敷料渗血情况，及时更换敷料。

3. 留置腹腔或阴道引流管者，应保证引流的通畅，观察引流液的颜色、量及性状，有无引流液急剧增多情况。

4. 观察尿量情况，术后患者每小时尿量至少 50ml 以上，若每小时尿量少于 30ml，伴血压逐渐下降、脉搏细数，患者烦躁不安，或主诉腰背疼痛、肛门处下坠感等，应考虑有腹腔内出血，需及时通报医生。

9.4.7　妇科手术后腹胀的护理有哪些

术后腹胀多因术中肠管受到激惹，肠蠕动减弱所致，一般情况下，腹胀于术后 2～3 日自然消退，如未能减轻，可采取各种有效措施，刺激肠道功能的恢复。可鼓励患者早期活动，促进肠蠕动，必要时给予肛管排气、腹部热敷及 0.9% 氯化钠注射液低位灌肠等。

9.4.8　妇科手术后泌尿系统并发症的护理有哪些

泌尿系统并发症主要有泌尿道损伤、尿潴留及泌尿系统感染，由于输尿管及膀胱与子宫的解剖关系，术中有可能损伤膀胱及输尿管，所以术后观察尿量及尿液性状极为重要，观察并记录每小时尿量，至少在 50ml 以上；留置尿管期间，定时更换尿袋，操作时严格无菌技术，并给予会阴冲洗，预防尿路感染；尿管拔除后观察患者自行排尿情况，及时发现尿潴留并处置。

9.5　头颈部肿瘤患者围手术期护理

9.5.1　患者手术前都要进行哪些准备

1. 正确评估患者的心理情况，有针对性地做好心理护理。

2. 指导患者完善术前常规检查。

3. 指导甲状腺患者术前进行体位锻炼，减少患者术后体位综合征的发生。

4. 口腔患者术前进行洁齿及漱口液漱口，保持口腔清洁。

5. 喉癌患者进行手语训练、呼吸道训练。

6. 术前控制血压、血糖。

7. 手术部位皮肤清洁及皮肤准备。

8. 全麻患者术晨留置尿管（也可在手术麻醉后留置尿管）。

9.5.2　患者手术后出现头晕、头痛、恶心、呕吐症状，如何指导患者减轻症状

1. 评估患者头痛、头晕、恶心、呕吐的程度。

2. 告知患者头痛、头晕、恶心、呕吐是由于手术体位或全麻引起，减轻患者的焦虑，稳定其情绪，指导患者深呼吸以减轻症状。

3. 指导家属帮助患者进行头部按摩以缓解头晕、头痛症状。

4. 麻醉清醒，生命体征平稳后由平卧位改为半卧位，防止分泌物、呕吐物呛咳误入气管。

9.5.3　如何进行术后饮食指导

1. 向患者讲解术后营养及接受平衡饮食的重要性，树立信心。

2. 创造良好的进食环境，鼓励患者经口进食。

3. 普通术后或张口不受限的患者，全麻清醒 6 小时后无恶心、呕吐者

可少量饮水、进流食，恶心、呕吐患者可延缓进食，次日可逐步过渡到半流食或软食。初期以软、烂、营养丰富为原则，根据患者的饮食习惯选择食物，少食多餐。若患者出现颈部肿痛，可进食温凉食物。

4. 喉癌、舌癌术后患者，以及经口进食困难不能满足营养需求者给予鼻饲饮食，可给予匀浆膳或肠内营养制剂。

5. 半喉切除的患者开始经口进食易出现呛咳，患者在试吃时应以糊状半流食或团块状软食为宜，还可选择密度均匀、有一定黏性、不易松散、不易在黏膜上残留的食物，如饺子、馄饨、面片、面包、香蕉等，小口进食，缓慢下咽，进食半流食或软食无呛咳后方可再进流质饮食。

6. 在保证营养均衡的基础上尽量选择患者爱吃的食物，忌食酸辣等刺激性食物及强烈调味品，忌食煎炸食物，忌饮酒。

9.5.4 头颈部手术后如何指导患者保护颈部伤口引流

1. 妥善固定引流管并定期观察引流管是否通畅，伤口处敷料松脱时应及时更换固定。

2. 指导患者变换体位时调节好引流管长度，防止牵拉引流管，平卧位时将引流管固定于床上，半坐卧位、坐位或行走时引流管固定于衣角下方。

3. 嘱患者勿过度活动头颈部。

4. 减少说话，避免剧烈咳嗽。

9.5.5 头颈部伤口拆线后需给予患者哪些指导

1. 注意观察拆线后伤口周围情况，如出现红、肿、热、痛应及时就诊。

2. 注意防晒，避免引起色素沉着。

3. 洗澡时避免用力揉搓局部皮肤。

4. 伤口局部出现发痒，勿抓挠。

9.5.6 如何指导甲状腺癌手术后患者保护颈部伤口

1. 颈部不做过度的前倾后伸动作。

2. 避免剧烈咳嗽，剧烈咳嗽或呕吐时用手轻压保护伤口。

3. 平卧起床时注意侧身起，防止过度牵拉颈部伤口。

9.5.7 甲状腺癌术后常见并发症有哪些

甲状腺癌术后常见的并发症包括出血、喉返神经损伤、甲状旁腺损伤和乳糜漏。

9.5.8 甲状腺癌术后出血护理有哪些

出血常发生在术后24～48小时内，是术后最危急的并发症，主要由于止血不彻底或因结扎线脱落创面渗血所致。

（1）术前做好患者及家属必要的健康教育，指导患者术后24小时尽量减少颈部活动和过多讲话。

（2）避免剧烈咳嗽，对于痰多不易咳出者，应给予雾化吸入治疗。

（3）术后加强巡视，严密观察患者生命体征，注意引流液及切口情况。如引流出大量血液或发现患者颈部有压迫感、呼吸费力、气急烦躁、心率加快等情况，立即通知医生，同时检查伤口，排除积血压迫，必要时应急诊手术止血。

（4）床旁备气管切开包、无菌手套和氧气等急救物品。

9.5.9 甲状腺癌术后喉返神经损伤的护理有哪些

手术损伤一侧喉返神经，无症状或出现声音嘶哑，可由另一侧声带代偿，六个月内可恢复。两侧喉返神经损伤，可致失音或严重呼吸困难，甚至窒息，需立即行气管切开。应鼓励术后患者发音，观察有无声调降低或声音嘶哑，及早发现和对症处理，对声音嘶哑者应嘱其少说话，并给予营养神经药物、理疗、针灸等治疗。

9.5.10 甲状腺癌术后甲状旁腺损伤的护理有哪些

甲状旁腺损伤可引发低钙血症，表现为手足抽搐、神经紧张、唇周肢端麻木感，多在术后1～4天出现。术后注意早期低钙血症的观察，特别是测量血压时观察患者有无前臂与手部的肌痉挛，监测血钙，发现问题及时通知医生处理。出现低钙血症根据病情给予高钙低磷的食物，限制含磷高的食物如牛奶、瘦肉、鱼类等，遵医嘱酌情使用钙剂，提高血钙浓度，必要时加用维生素 D_3。

9.5.11　甲状腺癌术后乳糜漏的护理要点有哪些

乳糜漏是颈部淋巴结清扫后较少见的并发症，多发生在术后 2～3 天，引流量逐渐增加，外观为乳白色、均匀、无臭。术后注意保持引流通畅，避免引流管受压、反折、阻塞、脱管；观察引流液的颜色、量和性状，发现乳糜漏立即通知医生，持续负压吸引，局部加压包扎；保持瘘口周围皮肤干燥，必要时予以皮肤保护剂或敷料，避免皮炎发生；禁食，给予静脉营养；遵医嘱给予生长抑素。

9.5.12　患者术后出现吞咽疼痛，不愿进食，如何指导

1. 手术后适量多次饮水，练习吞咽动作，减轻咽部水肿。
2. 遵循流食－半流食－普食的进食原则，让患者有逐渐适应的过程。
3. 进食量根据患者的不适程度而定，适宜少量多餐。

9.5.13　如何给予甲状腺癌患者出院指导

1. 饮食　不需忌口，定时定量，饮食上以营养全面、高蛋白、高维生素、低脂低盐饮食为宜，少吃或不吃辛辣刺激、肥甘厚腻、烧烤、腌制等食物，建议忌烟、酒。
2. 活动　可适当进行颈部功能锻炼，锻炼时间于拆线后 1 个月即可开始，锻炼幅度以自身可以耐受为宜，由小到大，每天早、晚两次，坚持至恢复。低头时下颌尽可能贴近胸壁，抬头时头尽量向后仰，转动颈部时左右转动接近 90°，左右屈颈时耳朵贴近肩部。
3. 按时服用药物。
4. 避免颈部伤口暴晒，洗澡时勿揉搓颈部伤口。
5. 定期复查　手术后 1 个月进行第一次复查，以后每 3 个月复查一次，2 年以后每半年复查一次，3 年以后每 1 年复查一次，如有不适及时随诊。

9.5.14　患者术后需要口服左旋甲状腺素片，如何指导患者服药

1. 用药一个月后复查甲状腺功能，评估是否需要调整用药剂量。
2. 服药时间建议在清晨，餐前 30 分钟。这样最利于维持稳定的 TSH 水平。在其他时间服用亦可，最好养成定时服药的习惯，在每天的同一时间服用。
3. 服用左旋甲状腺素片期间，遵照医嘱定期监测甲状腺功能，如出现

心慌、易怒、多汗、水肿、乏力等症状，随时就诊。

4. 甲状腺部分切除的患者要长期服药，具体时间根据服药情况而定。甲状腺双侧全切除的患者必须终生服用。长期服用左旋甲状腺素片的患者，注意监测血钙，预防骨质疏松的发生。

5. 孕期不能停药，每 1~2 个月复查一次甲状腺功能，调整适合剂量。

9.5.15　如何指导上颌窦癌患者进行术前口腔准备

1. 手术前三天开始用漱口液漱口，每日 3 次。

2. 手术前 1 日口腔科进行洁齿处理。

9.5.16　上颌窦癌患者术后如何保持口腔清洁

1. 指导患者将口腔内分泌物及时吐出，必要时吸出。

2. 每日进行口腔冲洗，冲洗时由 2 名护士操作，冲洗液及时吸出，防止误咽引起患者呛咳。

3. 冲洗时注意观察口腔内伤口有无出血、异味，敷料有无松动、脱出。

9.5.17　如何为口腔癌患者术后进行口腔护理

1. 口腔手术后进行口腔冲洗及口腔擦洗，每日 2 次。

2. 口腔护理要动作轻柔，切忌暴力，以免影响伤口的愈合。

3. 口腔护理过程中，注意观察口腔伤口处有无破溃、感染、出血。

4. 植皮患者定时观察皮瓣的血液循环供应，及早发现异常情况。

9.5.18　如何与喉癌术后带有气管套管患者进行紧急必要的交流

1. 术前可与患者约定紧急情况的手语表达方式，用手势或写字表达需求，克服失语后沟通交流障碍。

2. 术后患者不能说话，与患者交流多采用提问方式，尽量采用闭合式问题，增加患者的理解与有效反馈，以减轻其心理负担。

3. 护士勤巡视病房，及时了解患者需求并提供必要的协助。

9.5.19　如何为喉癌术后患者做好气道管理

1. 严格执行气管切开术后的护理常规，严密观察呼吸的频率、节律及呼吸道分泌物的量、性状、气味，发现异常，遵医嘱行痰液细菌培养。

2. 保持病室内温湿度适宜，重视气道湿化，雾化吸入 1 次/4 小时，以保持呼吸道湿润，避免痰液结痂堵塞气管套管。

3. 每日消毒内套管，更换开口纱，严格无菌操作，动作轻柔。

4. 按需吸痰，严禁暴力吸痰，避免损伤呼吸道黏膜，保持气道通畅。

9.5.20 喉癌术后如何观察气管套管周围有无皮下气肿

1. 评估患者呼吸形态，有无憋气、呼吸困难等症状，监测患者血氧浓度变化。

2. 皮下气肿患者颈部肿胀，可扪到捻发音，严重者可向上下扩展。

3. 叩诊胸骨前实音消失。

9.5.21 气管切开术后如何预防气道异物、窒息的发生

1. 进行气管周围换药时，止血钳须夹紧棉球，防止松动误入气管。

2. 进行气管滴液时需取下注射器针头，防止不慎落入气管。

3. 禁止使用卫生纸擦拭气管套管口，防止湿纸屑随呼吸进入气管。

4. 禁止使用棉签擦拭气管套管周围，防止不慎落入气管。

5. 外出时可使用纱布覆盖气管口，防止飞虫异物误入套管。

9.5.22 气管切开患者如何观察痰液

气管切开患者根据痰液黏稠度不同，湿化治疗也需调整，避免湿化不足或过度湿化。因此准确判断痰液性质至关重要。

1. Ⅰ度（稀痰） 痰如米汤或白色泡沫样，易咳出，吸痰后，玻璃接头内壁上无痰液滞留。Ⅰ度痰液稀薄，易于咳出，临床可采用雾化吸入法常规湿化气道：0.9% 氯化钠注射液 8~10ml，吸入时间为 15~20 分钟，4~6 次/日。

2. Ⅱ度（中度黏痰） 痰较Ⅰ度黏稠，白色或黄白色黏痰，患者用力可咳出，吸痰后有少量痰液在玻璃接头内壁滞留，但易被水冲洗干净。Ⅱ度痰液较黏稠，年老体弱者不易咳出，可遵医嘱吸入化痰药物，吸入时间为 15~20 分钟，4~6 次/日，每次吸入后拍背，帮助患者排痰。

3. Ⅲ度（重度黏痰） 痰黏稠，常呈黄色、黄色伴血丝痰或血痰，不易咳出，吸痰管常因负压过大而塌陷，玻璃接头内壁上滞留大量痰液，且不易用水冲净。Ⅲ度痰液可采用持续雾化罐湿化：用蒸馏水夜间持续湿

化，减少对呼吸道的刺激，湿化气道，不易形成痰痂，易于吸痰。此外，Ⅲ度痰液黏稠度高，易于堵塞气管套管，使痰液积滞肺内，引起肺内感染，可行气管内滴液，常用药物为 0.9% 氯化钠注射液 + 化痰药物，气管内滴入，滴入时去掉注射器针头，每两小时一次，目的是稀释痰液，刺激患者咳痰，预防炎症。

9.5.23 如何指导携带气管套管出院的患者进行家庭护理

1. 保持室内环境空气清新，温、湿度适宜，湿度保持在 60% ~ 70% 以上。

2. 注意口腔卫生，嘱患者及时吐出口腔分泌物，每日使用漱口液漱口。

3. 加强营养，进高热量、高蛋白、高维生素饮食，忌烟、酒，禁浓茶、咖啡、辛辣食物。

4. 避免盆浴及游泳，注意保暖，预防肺部感染。

5. 教会患者及家属套管日常护理的方法，如下：拔出内套管时应先吸净痰液，一手按住外管双耳，另一手旋转内套管轻轻取出，不可用力拔出，避免将外管一并带出。清洗内套管时先洗净管内痰液，然后煮沸消毒 30 分钟，每日 3 ~ 4 次，每次取出不超过 30 分钟；放内管时待其冷却，然后顺气道方向自然插入，患者如出现呼吸不畅，及时拔下气管内套管，对气管套管清洗后重新放入。固定套管的系绳要牢固，以能伸进一指为宜，拔出内套管及更换敷料时动作要轻柔，防止脱管。外出时用纱布遮挡气管套管口，防止异物进入气管内。

6. 坚持雾化吸入湿化痰液，保证痰液及时排出，指导患者多饮水，以湿润气道。

7. 指导患者进行食管发声练习。

8. 指导患者门诊定期复查。

9.6 乳腺癌患者围手术期护理

9.6.1 如何对乳腺癌患者进行术前评估

1. 健康史评估 主要包括乳腺癌现病史、既往史、个人史（包括居住

189

地、疫水接触史、疫源接触史、冶游性病史及吸烟、饮酒史等)、月经生育史、家族史等内容。

2. 身体状况评估

(1)乳腺专科检查　①乳腺：肿块：大小、部位、质地、活动度、边缘有无浸润感、与胸壁有无粘连、与胸肌有无粘连；外形：双侧乳腺大小是否对称、双侧乳腺外形是否对称、乳腺皮肤是否正常、乳头有无异常、乳晕有无异常。②区域淋巴结：有无双侧腋下、锁骨上、锁骨下淋巴结等转移征象。

(2)全身状况检查　主要包括全身营养状况，心、肺、肝、肾等重要脏器功能状况及有无其他脏器淋巴结转移。

(3)辅助检查　乳腺病理学检查，包括组织病理及免疫组化结果；乳腺超声，乳腺钼靶，胸片，心电图，血、尿、便常规，血型，凝血，生化，感染筛查等检查。

9.6.2　乳腺癌患者术前准备包含哪些内容

1. 心理护理　患者术后乳腺缺失、术后瘢痕形成，可致患者出现自我形象紊乱；因患侧上肢淋巴引流不畅、头静脉被结扎、腋静脉栓塞或感染等，可致患者出现患侧肢体肿胀；同时，缺乏术后患肢功能锻炼知识等，均可致患者出现焦虑、恐惧等心理反应。医护人员要多了解、关心患者，鼓励患者表达其负性情绪，并给予针对性心理护理，以改善患者不良心理反应。已婚患者，对其丈夫进行心理辅导，取得丈夫的理解和支持，鼓励丈夫积极参与患者术后护理。

2. 术前准备

(1)皮肤准备：乳腺备皮范围上至锁骨上部、下至脐水平、双侧至腋后线，以及患侧上肢上 1/3 及腋窝区皮肤，同时注意清洁乳头。需要植皮患者，同时做好供皮区皮肤准备。若存在乳腺皮肤破溃，则每日换药至创面好转。

(2)胃肠道准备：按全麻术前准备，择期手术患者术前应禁食 8～12 小时，禁饮 4 小时，以保证胃排空，避免手术期间发生胃内容物反流、呕吐或误吸而致患者窒息或吸入性肺炎。

3. 康复指导　术后引流管的自我管理、腋清扫患者术后患肢功能锻炼及淋巴水肿预防指导。

9.6.3 乳腺癌患者术后护理重点包含哪些内容

1. 术后体位 全麻术后 6 小时内平卧，6 小时之后，血压平稳后，取坐位或半卧位，以利伤口引流。

2. 术后观察重点

（1）生命体征监测 严密监测患者术后生命体征变化，如有异常，及时通知医生。

（2）加压包扎 ①目的：通过加压包扎，使皮瓣紧贴胸壁，减少积血、积液的产生，促进皮瓣愈合。②护理重点：松紧度适宜，以伸进一指为宜；留置引流管期间，持续胸带加压包扎，告知患者不可自行松解；若胸带松脱，及时通知医生处理。

（3）伤口引流 ①保持负压鼓的负压状态，保证有效的负压吸引。②妥善固定：患者卧床时将负压鼓固定在床一侧；下地活动时将负压鼓固定在腰以下。③定时挤压引流管，保持引流通畅。④观察并记录引流液量、颜色、性状，如有异常及时通知医生。⑤拔管指征：术后 4～5 日，若引流液转为淡黄色，每日量少于 10～15ml，皮瓣紧贴胸壁，即可考虑拔管。

（4）患侧手臂观察 ①若手指发麻、皮肤发绀、皮温下降、动脉不能扪及，提示腋窝部血管受压，及时调整胸带松紧度。②若患侧上肢出现水肿、酸胀、疼痛、皮温升高，则警惕上肢静脉血栓的发生。

3. 术后常见并发症的预防及处理

（1）皮下积液 ①预防：胸带加压包扎松紧度适宜；有效负压引流；术后早期避免外展患侧肩关节。②处理：若积液量少，则在严格消毒前提下可进行抽吸；如果积液量多则需重新留置引流管，同时进行胸带加压包扎，严格限制患者肩关节活动，嘱患者延后功能锻炼进度。

（2）皮瓣坏死 ①预防：严密监测皮瓣颜色与创面愈合情况，正常皮瓣温度较健侧略低，颜色红润；若皮瓣颜色暗红，则提示血运不良，警惕皮瓣坏死。②处理：通知医生，及时给予清创换药，若坏死范围较大，则做好植皮准备。

（3）伤口感染 ①预防：严密监测患者术后体温变化；观察皮瓣有无感染征象；观察引流液的颜色是否变浑浊。②处理：伤口局部积极合理换药；同时给予足量抗生素输注，控制感染。

9.6.4 如何指导腋清扫术后患者进行功能锻炼

1. 原则　活动时应量力而行,有积液者活动暂缓;根据医生医嘱及个人差异调整活动幅度。

2. 方法

(1) 伤口愈合前:患侧手部攥拳,活动腕关节;健侧手托住患侧肘部,行屈肘动作,可用三角巾或吊带固定患肢,限制肩关节外展活动。

(2) 伤口愈合后:患侧手摸同侧耳及对侧肩;练习肩关节活动,以肩关节为中心行前伸后伸运动;可逐渐练习抬手内收运动;手指爬墙(每日标记高度,争取每日均有进步,直至患侧手指能高举过头);梳头(以患侧手越过头顶梳对侧头发、扪及对侧耳朵为标准)等。

9.6.5 如何指导腋清扫术后患者预防淋巴水肿

1. 预防感染　保持皮肤的清洁干燥,患肢皮肤若有发红、疹子、皮温升高、疼痛、肿胀或者是颜色改变时,应及时就医。

2. 预防患肢皮肤损伤

(1) 避免所有可能在患肢产生伤口的行为,包括静脉采血、输液、注射等。

(2) 从事可能受伤的活动(园艺、烹调等)时尽量戴防护手套。

(3) 如果要清理腋毛,请用电动剃须刀,不要用刮刀或化学除毛剂,以免刮伤或刺激皮肤。

(4) 外出活动建议准备驱虫剂,万一被蚊虫叮咬,及时清洁,及时消毒处理。

(5) 使用润肤露,户外活动时建议涂抹防晒霜。

3. 预防患肢受压

(1) 避免在患肢测量血压。

(2) 患肢不要戴过紧的首饰,包括戒指、手镯或手表等。

(3) 穿合适型号的内衣,避免穿过紧的衣服,避免患肢背单肩包。

4. 预防肌肉劳损

(1) 避免提5千克以上的重物。

(2) 避免上肢做过度用力、剧烈活动及重复性极高的动作。

5. 避免患肢过度受热　避免患肢长期暴露在高温环境中,包括蒸汽浴、桑拿、红外线等。

6. 促进淋巴回流

（1）将患肢抬高，高于心脏水平，频次：45 分钟/次，2~3 次/天；抬高患肢的同时进行手部抓握，15~25 次。

（2）若长时间乘坐飞机或长途车，尽量抬高患肢，避免长期固定一种姿势，必要时可穿戴弹力袖套，预防水肿。

（3）保持合适体重，避免吸烟、饮酒。

9.7 泌尿系统肿瘤围手术期护理

9.7.1 肾部分切除术后为什么要绝对卧床休息？一般情况下宜卧床多长时间

1. 出血是肾部分切除术后最易发生的并发症，因此术后患者要绝对卧床休息，减少出血的发生。

2. 目前临床上根据手术方式不同，绝对卧床时间略有不同，一般情况下腹腔镜肾部分切除需要卧床 1~2 天，开放性肾部分切除需要卧床 3~5 天。

9.7.2 肾癌三联症包括哪些方面

1. 血尿　常为无痛性间歇发作的全程肉眼或镜下血尿。

2. 疼痛　多为持续性钝痛，是因肿瘤增长后肾包膜张力增加或侵犯肾周围组织所引起。

3. 肿块　腰部或上腹部肿块占肾癌患者的 20%~30%。

9.7.3 经尿道膀胱肿瘤电切术后观察与护理要点有哪些

1. 监测生命体征，每 0.5~1 小时测血压、脉搏一次，血压平稳后改为每 2 小时 1 次。平卧 6 小时后如血压平稳可给予半卧位。

2. 观察膀胱冲洗引流液的量及颜色，根据颜色的变化及时调节冲洗速度，保持冲洗引流通畅，防止血块堵塞，进食后鼓励患者多饮水，每天 2000~3000ml，起到自然冲洗的作用。

3. 观察患者有无高热、腹痛、腹胀、膀胱痉挛等症状，遵医嘱给予对症处理。

4. 患者可进食后给予营养丰富、粗纤维食物为宜，忌食辛辣刺激性食物，预防便秘。

5. 遵医嘱给予镇痛药物，教会患者正确评估疼痛。

6. 遵医嘱给予抗生素治疗，预防感染的发生。

7. 定时协助患者翻身，指导患者进行深呼吸，有效咳嗽、咳痰，定时进行雾化吸入，预防肺部并发症的发生。

8. 鼓励患者早期下床活动，预防下肢静脉血栓的形成。

9.7.4 前列腺癌的诊断方法包括哪些

1. 直肠指诊是对发现前列腺癌最有帮助的第一线检查。

2. 经直肠超声检查是诊断早期局限性前列腺癌非常精确的方法，可检查患者的前列腺以及寻找周围组织可疑病灶，初步判断肿瘤组织。

3. 血清前列腺特异性抗原测定具有更高的前列腺癌阳性诊断预测率，在评估疾病进展和预后方面均有重要意义。

4. 计算机断层（CT）协助临床医师进行肿瘤临床分期。

5. MRI 可以显示盆腔淋巴结受侵犯的情况及骨转移的病灶。

6. 全身骨扫描（ECT）是检查骨转移最敏感的检查方式，建议 PSA > 20，GS 评分 >7 的前列腺癌确诊病例进行全身核素骨显像检查，有助于前列腺癌准确的临床分期。

7. 前列腺系统性穿刺活检是诊断前列腺癌最可靠的检查。

9.7.5 前列腺癌手术治疗的并发症有哪些

前列腺癌根治术后主要的并发症有术中严重出血、直肠损伤、术后阴茎勃起功能障碍、膀胱尿道吻合口狭窄、尿失禁、尿道狭窄、尿瘘、深静脉血栓、淋巴囊肿、肺栓塞。腹腔镜前列腺癌根治术还可能出现沿切口种植转移、气体栓塞、高碳酸血症、继发出血等并发症。

9.7.6 如何正确指导前列腺癌根治术后患者进行盆底肌训练

指导患者有意识地对以肛提肌为主的盆底肌肉进行自主性收缩训练，以加强控尿能力。具体训练方法：首先收缩肛口，再收缩会阴、尿道，产生盆底肌上提的感觉，肛门、会阴、尿道收缩时，大腿和腹部肌肉保持放松，每次收缩不少于 3 秒，然后放松，连续 10 ~ 20 分钟，3 ~ 5 次/天。

9.7.7 如何对尿路造口术后患者进行健康教育

1. 指导患者及家属正确准备尿路造口所需用物。

2. 指导患者及家属正确更换造口袋，具体操作详见 11.4.1。

3. 指导患者多饮水，保持支架管、尿路造口的通畅，注意观察患者尿液的颜色、性质、量等。

4. 指导患者定时复查支架管、尿路造口。

9.7.8 阴茎癌伴腹股沟淋巴结清扫术后观察与护理要点有哪些

1. 观察生命体征变化　密切观察生命体征的变化，了解术中失血情况，发现血压降低、心率增快等情况，及时报告医生，避免低血容量性休克的发生。

2. 导尿管护理　术后将导尿管妥善固定，避免翻身、更换引流袋时牵拉导尿管导致患者疼痛、尿道出血；观察尿液颜色和性质，保持导尿管通畅；每日会阴冲洗 2 次，及时清除尿道口和导尿管外的血迹、分泌物，预防感染，减少尿道外口狭窄发生。

3. 妥善固定引流管，观察引流管引流液的颜色、性质和量。保持引流管通畅，避免皮瓣下积液、感染、伤口裂开，遵医嘱采用有效的负压吸引。

4. 术后绝对卧床期间腹股沟予沙袋压迫，为避免皮瓣和深层组织分离导致皮瓣坏死、皮下积液，术后绝对卧床休息 5 ~ 7 天。下肢抬高 30°左右以利于淋巴、血液回流。

5. 指导患者做踝关节的伸、曲、内收、外展、旋转运动，脚趾的伸曲运动，促进血液循环、预防深静脉血栓形成。

6. 患者卧床期间，勤翻身，白天每 2 小时翻身一次，夜间每 4 小时翻身一次，有条件的可睡气垫床，预防压力性损伤。

9.7.9 睾丸肿瘤切除术后的观察与护理要点有哪些

1. 术后严密观察患者生命体征变化。

2. 保持尿管通畅，准确记录尿量，做好尿管护理。

3. 注意观察伤口引流是否通畅，引流液的量及性质，伤口渗血情况。

观察阴囊是否肿胀，如有异常及时通知医生。

4. 观察患者恶心、呕吐、腹胀情况以及肠蠕动恢复情况，遵医嘱给予饮食护理。

5. 观察患者疼痛发生的时间、部位、性质及规律，必要时遵医嘱给予镇痛、镇静药。

6. 注意术后并发症的观察，如有异常及时通知医生。

9.7.10 嗜铬细胞瘤术后出现高血压危象的临床表现有哪些，如何进行应急处理

1. **临床表现** 高血压危象主要表现为血压骤升达超警戒水平，可达200～300/130～180mmHg，伴剧烈头痛，全身大汗淋漓，心悸、心动过速，心律失常，心前区和上腹部紧迫感、疼痛感，焦虑、恐惧或有濒死感，皮肤苍白，恶心、呕吐，腹痛或胸痛，视力模糊，复视；或者是高血压与低血压反复交替发作，血压大幅度波动，时而急剧升高，时而突然下降，甚至出现低血压休克，发作时多伴有全身大汗、四肢厥冷、肢体抽搐、意识障碍及意识丧失。严重的患者在高血压危象发生时会伴有脑出血或急性心肌梗死。

2. **应急处理** 一旦发生高血压危象，迅速建立静脉通道，遵医嘱将酚妥拉明10～50mg溶于5%葡萄糖注射液500ml中缓慢静脉滴注，当血压下降至160/100mmHg左右时停止滴注。根据血压下降的速度严格控制滴速，以维持血压在正常水平。严格监测血流动力学和心电图，给予高流量氧气（6L/min）吸入，抗心律失常药物纠正室上性心动过速，取端坐位，控制输液滴速，并予强心利尿药物治疗，纠正代谢紊乱。

9.8 骨肿瘤患者围手术期护理

9.8.1 骨肿瘤患者常见的保肢手术有哪些

1. 异体骨关节移植术。

2. 异体骨及人工关节组合式重建术。

3. 肿瘤型人工关节置换术。

4. 肿瘤瘤段骨灭活再植术。

5. 关节融合术。

9.8.2　骨肿瘤患者截肢的适应证有哪些

1. 晚期恶性肿瘤已有广泛浸润，血管、神经已被肿瘤侵犯，只有截肢才能彻底切除全部恶性肿瘤组织，挽救生命。

2. 保肢术后复发率高者。

3. 肿瘤切除后保留的肢体无功能者。

9.8.3　骨肿瘤患者关节置换的适应证有哪些

1. 原发性或转移性肿瘤术后仍有较长生存期者。

2. 低度恶性肿瘤及良性破坏性疾病者。

9.8.4　牵引患者术后有哪些注意事项

1. 加强基础护理，预防压力性损伤、坠积性肺炎、泌尿系感染、便秘、深静脉血栓等并发症。

2. 保持有效牵引

（1）皮牵引时用绷带胶布固定，牵引带无脱位。

（2）卧硬板床，保持正确体位，抬高床尾，保持反牵引力。

（3）牵引砣要悬空，不能随意加减重量。

（4）牵引绳应滑动自如，并与患肢长轴成一直线。

3. 观察患肢末梢血液循环，发现异常情况及时通知医生处理。

4. 骨牵引患者应注意观察牵引针眼处有无出血、感染，保持针眼处干燥、清洁，每日消毒针眼 2 次。

5. 皮牵引患者应注意胶布或皮牵引带有无松散或脱落，皮肤有无过敏性皮炎、溃疡等。

6. 讲解功能锻炼的重要性，指导患者进行功能锻炼，预防足下垂、关节僵硬、肌肉萎缩等并发症。

9.8.5　骨肿瘤患者术后石膏固定的观察要点有哪些

1. 注意观察患肢远端血循环及知觉变化，注意有无固定性疼痛、发麻、发凉，颜色苍白或发绀，发现异常立即报告医生处理。

2. 观察记录石膏外液体和血液渗出的时间、颜色及渗液的污染范围，用记号划出边界，并观察有无扩大。注意观察石膏内有无异常气味，以便及时发现感染化脓现象。

3. 石膏边缘垫以棉花或海绵，观察是否擦伤皮肤。对石膏内皮肤瘙痒的患者，禁用尖硬物件搔抓，避免皮肤破溃。

4. 搬运时用手掌托起石膏，观察其是否变形或发生凹陷。

9.8.6 截肢患者术后什么时候发生幻肢痛及如何处理

1. 幻肢痛通常在截肢后一周或者数周内出现，也有数月、数年后出现者，呈持续性，夜间加重，与患者的情绪变化有相应的关系。

2. 处理

（1）加强心理护理，引导患者关注残端，促进其心理接受。

（2）指导患者放松，分散注意力，避免受凉等诱发因素，也可采用物理疗法，如热敷、蜡疗等。

（3）术前肢体疼痛严重者，应定时服用止痛药，避免肢体长时间疼痛，也可以减少术后幻肢痛的发生。

9.8.7 如何指导关节置换患者进行术前准备

1. 给予患者饮食指导，以高蛋白、高热量、高维生素、易消化食物为宜，以增强机体抵抗力以及对手术的耐受性，促进康复。

2. 完善各项检查，常规备血。

3. 术前指导患者进行功能锻炼。

4. 练习床上使用便器。

5. 术前常规禁食水。

6. 手术晨备皮，并指导患者用软皂液清洗，更换清洁衣裤。

7. 预防感染，术前 1～2 小时及双侧同时行膝关节置换术的患者在第二侧手术开始前加用一次抗生素。

9.8.8 人工关节置换术后的并发症有哪些

人工关节置换术后的并发症包括：感染、脱位、半脱位、假体松动、神经损伤（包括坐骨神经、腓总神经损伤）、疼痛、下肢深静脉血栓、肺栓塞和骨折。

9.8.9 髋关节置换术后患者的"三不"原则是什么

不侧卧、不盘腿、不跷二郎腿。

9.8.10 如何指导膝关节置换术后患者进行功能锻炼

1. 人工全膝关节置换术后0~3天 因疼痛较重，不主张活动关节，患者可抬高患肢，主动屈伸踝关节和趾间关节，进行股四头肌和腘绳肌的等长收缩活动。每小时活动5~10分钟，以防止血栓形成和肌萎缩。

2. 人工全膝关节置换术后4~14天 除继续早期锻炼外，要加强膝关节屈伸活动范围。用CPM机继续锻炼，术后第4天开始连续使用6~12小时，开始屈伸范围在0~30°，以后每天增加10°，出院时应达90°以上。不使用CPM机时可在床上继续膝关节屈伸活动。

3. 人工全膝关节置换术后2~6周 增加上述练习的频率和时间，挂拐练习行走，逐渐脱离拐杖行走，练习上下楼梯活动。要求健腿先上，患腿先下，适应后脱离拐杖。完全康复后可进行适当的体育活动，如散步、打太极拳、骑自行车，但要预防肥胖、预防骨质疏松，不做剧烈活动。

9.8.11 如何指导肩关节置换术后患者进行功能锻炼

1. 术后第3天开始做手腕关节的活动，肩部肌肉的收缩运动，促进血液循环。

2. 5~7天开始离床活动，患肢屈肘90°用三角巾悬吊上肢于胸前，做握拳、松拳活动。

3. 术后一周开始用健侧手协助患侧手，做上举动作，举腕过肩，摸前额等。

4. 术后3周术肢做主动锻炼。

9.8.12 如何指导髋关节置换术后患者进行功能锻炼

术后早期指导患者床上进行股四头肌训练，踝关节趾曲背伸、臀肌收缩运动。中期及后期除继续早期锻炼外，遵医嘱加强直腿抬高及屈膝抬臀、患肢外展坐位或站立训练，站立行走训练时患肢不负重。

9.8.13 髋关节置换术后患者体位有哪些要求

抬放人工髋关节置换术后患者需将髋关节及患肢整体托起平放床上，垫气垫抬高患肢，脚上穿矫形鞋，保持髋、膝15°屈曲的外展中立位。患者翻身时协助患者向健侧翻身，两腿之间夹放两个枕头，防止患肢过度内旋、内收引起关节后脱位。放置便盆时，嘱患者健侧下肢屈膝用力，双上肢拉三角吊环，将臀部及上身抬起，避免肢体过度后伸引起关节前脱位。

9.8.14 皮瓣转移术后患者观察要点是什么

通过评估皮温、皮肤颜色、肿胀程度、毛细血管反应，了解皮瓣血运情况，如有异常及时报告医生。

1. 手术3天后测量患者皮温，并与健侧温度比较，一般情况下误差为0.5~2℃，如果超过此范围，则可能是出现血液循环障碍，需立即采取措施进行纠正。

2. 观察患者供皮区与受皮区的颜色，避免受消毒液、光线等外部因素的影响出现误诊。皮瓣的颜色应该与健侧的颜色基本相同或者略红，如果发现皮瓣的颜色明显变白，经过处理后并未恢复正常，则应考虑为动脉栓塞或者动脉痉挛。皮瓣的颜色如呈深色，则可能是静脉血回流受阻所导致。

3. 术后3~7天，皮瓣肿胀应逐渐消退，如皮瓣明显或持续肿胀，皮纹消失提示静脉回流受阻。

4. 毛细血管反应：用手指或棉签压迫皮瓣区域皮肤使之苍白，然后放松，皮瓣应在1~2秒转为红润，如时间超过5秒或反应不明显，则考虑血液循环障碍。

9.8.15 皮瓣转移术后患者使用烤灯治疗的原理及方法是什么

皮瓣转移术后患者应使用烤灯照射治疗，使局部组织温度升高，毛细血管扩张，血流加快，代谢增强，组织细胞活力及再生能力提高；可以改善局部血液循环，增加细胞的吞噬功能，促进炎症消散，减少创面的渗液，消除肿胀；可以促使一些致痛物质及时消除，减少其在局部切口的滞留，降低神经系统的兴奋性，起到减轻疼痛的目的。烤灯使用时注意保温，皮瓣局部使用60W烤灯持续照射7~10天，烤距为40~60cm，防止烫伤。

第 ⑩ 篇　营 养 支 持

10.1 营养诊断

10.1.1 为什么要关注肿瘤患者的营养问题

肿瘤患者营养不良发生率高，研究显示40% ~ 80%肿瘤患者存在营养不良，20%肿瘤患者直接死于营养不良。营养不良后果严重，其直接影响机体的健康状况和疾病的转归，严重营养不良或营养风险将导致患者并发症增加，对治疗的耐受下降，生活质量下降，费用增加，甚至缩短患者生存期等不良影响。

10.1.2 什么是营养不良

2006年欧洲临床营养和代谢学会将营养不良定义为：能量、蛋白质及其他营养素不足或过多（或不平衡）引起的，可以检测到的组织/身体组成（体型、体态及成分）变化、功能下降及不良临床结局的一种营养状态，包括营养不足和营养过剩。肿瘤患者的营养不良指的是营养不足。

10.1.3 什么是营养风险

根据2002年欧洲临床营养和代谢学会指南，营养风险是指现存的或者潜在的与营养因素相关的导致患者出现不利临床结局的风险。需要强调的是，营养风险并不指营养不良的风险，而是出现不利临床结局的风险。这里的不利临床结局包括术后并发症、住院时间、住院费用、生活质量等。营养风险的概念包括两个，一是指有营养风险的患者更容易出现不利临床结局，二是指有营养风险的患者更容易从营养支持中获益。

10.1.4 什么是恶液质

恶液质指一种骨骼肌力量进行性下降的多因素综合征，伴随或不伴随脂肪量减少，不能被常规的营养支持完全逆转，最终导致进行性功能障碍。

10.1.5 什么是肌肉减少症

2010年欧洲老人肌肉减少症工作组将其定义为：一种进行性、广泛性的骨骼肌质量及力量下降，以及由此导致的功能下降、生活质量下降和死亡等不良后果的综合征。

10.1.6 什么是营养不良的三级诊断？如何进行干预

1. 营养不良的 3 级诊断为：营养筛查（入院 24 小时内）、营养评估（入院 48 小时内）和综合测定（入院 72 小时内）。

2. 干预流程为：营养筛查有风险者进行营养评估，营养评估出有营养不良者，进行综合测定，制定综合的营养干预和治疗。见下图：

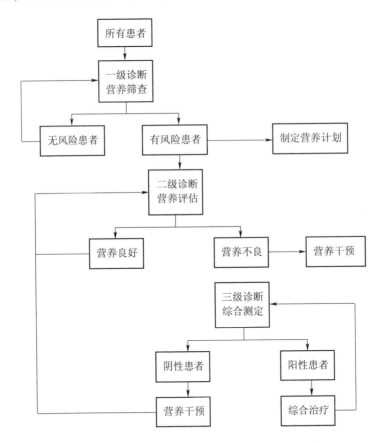

图 1　营养不良三级诊断与治疗指导流程图

10.1.7 如何区分营养不良三级诊断的时机、目的、方法、诊断结论及阳性患者的处理方法

三者区别见下表。

项目	营养筛查	营养评估	综合调查
时机	入院 24 小时内	入院 48 小时内	入院 72 小时内
实施人员	护士、医生	营养护士、营养师或医生	不同学科人员
方法	简要营养相关病史 + 体重（BMI）	营养相关病史 + 营养相关体格检查	病史 + 体格检查 + 实验室检查 + 器械检查，上述项目仍然是与营养和代谢相关
结果	定性	半定量	定量数据
目的	判断有无营养风险	明确有无营养不良及其严重程度	确立营养不良类型及原因，了解营养不良对机体的影响
诊断结论	有、无营养风险	有无营养不良及程度（轻、中、重）	营养不良类型，原因，有无器官功能障碍
阳性患者后续处理	制定营养计划，实施营养评估	实施营养干预，进行综合测定	综合治疗

10.1.8 常用的营养筛查与评估工具有哪些

常用的有：营养风险筛查 2002（NRS2002）、主观整体评估（SGA）、患者主观整体评估（PG - SGA）、微型营养评估（MNA）、营养不良通用筛查工具（MUST）等。

10.1.9 营养评估常用的体格检查及实验室指标有哪些

1. 体格检查及人体测量：身高、体重、体质指数（BMI）、人体成分（包括体肌肉量、上/下臂/躯干肌肉量、体脂肪量、体脂百分比、总水分等）、皮下脂肪、上臂围、握力等。

2. 生化及实验室：血浆白蛋白（ALB）、前白蛋白（Pre - ALB）、血红蛋白（HB）、总淋巴细胞计数、C - 反应蛋白、肝肾功能、血脂、电解质、维生素、酶活性、胃肠功能等。

10.2 营养支持

10.2.1 营养不良的五阶梯治疗模式是什么

首先选择营养教育，然后依次向上选择口服营养补充、完全肠内营养、部分肠外营养、全肠外营养。当下一阶梯不能满足 60% 目标能量需求 3~5 天时，应选择上一阶梯，见下图。

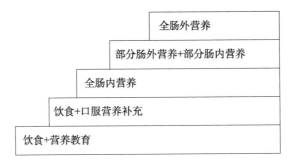

10.2.2　哪些患者需要营养支持

1. 发生营养不良或有营养风险的患者。包括：①预计不能进食时间大于 7 天者；②如果预计口服摄入不足，即小于目标能量的 60%，且长于 10 天者；③已发生体重下降者。

2. 围手术期存在营养不良或者营养风险的患者。包括：①术前因营养不良曾予以营养支持者，术后需继续给予营养支持直到恢复正常饮食；②术前存在营养不良，但因某些原因未进行营养支持，术后短期内又不能获得足够营养的患者；③术前无营养不良，但手术创伤大，术后短期不能恢复饮食提供足够营养者；④术后发生并发症如肠瘘、胃肠功能障碍、严重感染等的患者；⑤围手术期化疗、放疗导致恶心、呕吐、厌食，不能摄取足够营养的患者；⑥对于较大的颈部手术（喉切除术，咽切除术）或腹部手术（食管切除术、胃切除术、胰十二指肠切除术）的肿瘤患者，无论营养状态如何，均推荐给予含免疫调节剂的肠内营养，如精氨酸、ω－3 脂肪酸和核酸等。

3. 需要进行肠外营养的患者。包括：①存在进食不足以及肠内营养小于 60% 目标量的情况超过 10 天的患者；②无法给予肠内营养，而且发生营养不良的围手术期患者；③伴有严重黏膜炎及放射性肠炎的患者；④伴有严重黏膜炎、肠梗阻及顽固呕吐的造血干细胞移植患者；⑤对于不可治愈患者的肠功能障碍者，可考虑长期给予肠外营养。

10.2.3　什么是肠内营养？肠内营养的适应证和禁忌证是什么

肠内营养是指经消化道进行的营养支持。当口服饮食不能满足营养需求，且肠功能完全/部分正常时候，即可进行肠内营养。当肠功能严重障碍时（例如胃肠道出血、肠梗阻、严重腹泻）不应当继续进行肠内营养。

10.2.4 进行肠内营养的途径有哪些

肠内营养支持根据是否利用人工管路灌注营养液，分为口服营养补充和管饲途径两大类。管饲的途径包括了经鼻胃/肠管、经皮胃/空肠造瘘等。

10.2.5 进行肠内营养有哪些常见并发症

1. 误吸　常见于虚弱、昏迷患者，在食管反流、呕吐或咳嗽后容易发生。应当注意喂养管的位置和输注速率，患者床头抬高30°或使用半卧位；在肠内营养刚开始及达到全量前，定时检查患者有无腹胀及胃内充盈程度、残余量，一旦胃内残余量>200ml，应减慢或停止输入，并可考虑使用促胃肠蠕动药物。

2. 腹泻　由多重原因引起，包括患者缺乏乳糖酶、营养液污染、患者疾病变化或者使用广谱抗生素导致的肠道功能失调、营养液内脂肪过多引起的脂肪泻等。可以通过给予止泻药物及调整肠道菌群药物、选用无乳糖营养液或短肽型营养制剂、加强无菌操作、调整营养液输入的速度及浓度、保证营养输入的温度等方式来防治，如果严重时需要暂停营养液的输入。

3. 腹胀与肠痉挛　与输注速度过快、营养液温度过低、高渗透压等引起的肠道不耐受有关。尽可能使用膳食纤维较多的营养液，必要时应用胃动力药或灌肠改善腹胀。刚开始使用肠内营养时注意三个"度"："浓度"即从1/2常规浓度起，"速度"即从20~30ml/h持续滴注营养液起逐渐加量，"温度"则指营养液应该加温至与体温相近，避免刺激肠胃。

4. 代谢并发症　可表现为：①水代谢异常：最常见高渗性脱水，可适当在营养液中加入水分；②糖代谢异常：高血糖或低血糖，需要严密监测血糖，并及时调整胰岛素。对于肠内营养支持的患者，建议将血糖控制在6~12mmol/L，可以通过在肠内营养的开始和输注过程中皮下注射预混胰岛素、向营养管中给予二甲双胍等方式来控制血糖；③电解质和微量元素异常：最常见为血钾异常；④酸碱平衡紊乱；⑤肝功能异常。

5. 鼻咽腔、食管的压迫症状　长期通过鼻腔置管的患者容易出现因压迫而引起鼻咽腔的破溃及红肿疼痛，食管也会出现哽咽疼痛的感觉。可以在置管时选择质地柔软的管路，并在每日护理过程可以用油膏和溃疡膏涂抹鼻腔破溃的表面。更重要的是在鼻腔管路固定的时候使用正确的手法，并轻轻转动管路，避免固定部位的长期受压引起的鼻部压力性损伤。对于长期置管者可考虑使用胃或空肠造口的方式。

6. 再喂养综合征　消耗状态下提供营养支持后出现的代谢、生理改变现象。预防：营养支持前先纠正电解质平衡，逐渐恢复循环容量，密切监测心力衰竭的表现；而后开始营养支持，从低剂量、低容量开始，循序渐进，同时密切监测水、电解质及代谢反应。

10.2.6　肠内营养有哪些护理要点

1. 管路维护　①正确进行管路标识：以防发生将引流管当作营养管进行营养液输注引起胃潴留、吻合口瘘等不良事件；②有效固定管路：对于鼻胃/肠管 2 次/周更换胶布，及时更换固定不稳的胶布，记录外露管的长度，并每天检查，防止管道移位，可用系带法加强管路的固定。对于胃造瘘或者空肠造瘘者，则应当定时检查造口部位造口装置及缝线固定情况，若出现松动及时加固，避免管路脱落。③保持管路的通畅：随时检查管路，避免营养管折叠、受压。定时脉冲式冲洗营养管（每隔 2~8 小时冲洗一次），输注前后及特殊用药前后用 20~50ml 温开水或 0.9% 氯化钠注射液冲洗。应选择合适口径的喂养管，应用营养泵持续匀速输注。若发现堵塞可换小容量、大压强的注射器（如 2ml 注射器或 5ml 注射器），使用碳酸氢钠、可乐等溶液通开管路。也可使用三通通过逐步溶解、吸出的方法通开管路。

2. 并发症的相关护理　详见 10.2.5。

10.2.7　什么是肠外营养？肠外营养的适应证和禁忌证是什么

肠外营养是指经过静脉系统进行的营养支持。胃肠道功能障碍或衰竭的患者需要进行肠外营养。当原发病需要立即进行手术、心血管功能或者严重代谢紊乱需要控制、预计发生肠外营养并发症的危险大于其可能带来的益处者禁用肠外营养。

10.2.8　进行肠外营养的途径有哪些

可以通过外周静脉途径、经外周静脉置入中心静脉导管（PICC）、中心静脉导管（CVC）、静脉输液港等方式进行肠外营养支持。具体选择何种途径，与患者有无禁忌证、置管预期时间、营养液的理化性质、输液的环境、医疗经济条件、患者意愿等相关。

10.2.9 进行肠外营养有哪些常见并发症

1. 静脉炎 尽量避免通过外周静脉长期输入肠外营养液，可以在输注部位的皮肤进行敷料覆盖等预先保护。定期维护管路，及时更换敷料并观察管路和皮肤情况。输液、换药等操作中注意严格无菌技术。

2. 管路堵塞 正压封管；定时冲洗管路。

3. 高血糖或低血糖 肠外营养中需要严格监测血糖情况。另外由于三升袋有吸附胰岛素的作用，直接将胰岛素加入三升袋中会造成胰岛素浓度变化引起血糖波动，因而建议在匀速泵入营养液的同时用微量泵泵入胰岛素，从而保证血糖平稳。

4. 电解质紊乱及酸碱平衡失调 准确记录24小时出入量，定时检测血电解质、酸碱度情况。

5. 肠道功能紊乱 由于长期进行全肠外营养，肠道黏膜缺乏营养造成菌群失调，会导致肠道功能紊乱，出现腹痛腹泻的情况。需要注意合理使用抗生素，并可添加微生态制剂；当肠道功能恢复后应当尽快使用肠内营养。

10.2.10 肠外营养护理要点有哪些

1. 临床输注的注意事项 ①保证配置和输注过程中的无菌操作。肠外营养液应当现配现用，一旦开始输注应当在24小时内输注完毕；②不推荐在营养液中添加其他药物；对于不确定相容性的药物避免共同输注，而且输注前后应当用0.9%氯化钠注射液冲洗；③建议使用输液泵进行均匀输注，不仅可以减少并发症，还能增加营养物质的利用；④输注具有常规能量和氨基酸浓度的肠外营养配方全合一溶液，如经外围静脉输注需缓慢、均匀输注，且时间不超过2周，如果需要营养支持的时间超过2周，建议经中心静脉导管输注。

2. 并发症的相关护理 见10.2.9。

10.2.11 针对肿瘤患者的代谢特点，摄入营养素的原则是什么

为了能够给肿瘤患者提供足够能量的同时，减少肿瘤组织的营养供应，因此针对肿瘤患者的这些代谢特点，建议肿瘤患者营养支持的原则是

低碳水化合物、高蛋白、高脂肪、高能量的营养制剂。

10.2.12 什么是免疫营养制剂

免疫营养制剂是具有药理作用的特殊营养素，能够刺激免疫细胞，增强免疫功能，包括ω–3脂肪酸、核苷酸等免疫增强型肠内营养制剂。

10.2.13 临床中有哪些常用的营养制剂？主要针对什么样的患者使用

1. 肠内营养制剂 ①氨基酸、短肽（要素型）肠内营养制剂：是氨基酸或多肽类、葡萄糖、脂肪、矿物质和维生素的混合物。它的特点是不含残渣或者残渣极少，容易吸收；主要使用于胃肠道消化和吸收功能部分受损的患者。代表产品如百普力等。②整蛋白型（非要素型）肠内营养制剂：以整蛋白或蛋白质游离物为氮源，刺激肠功能代偿的作用较强，可用于有一定胃肠功能或胃肠功能较好的患者；包括平衡型（代表产品如瑞素、能全力等），疾病型（包括糖尿病用、肿瘤用、肺病用、肝病用、肾病用、免疫加强等类型）。③组件型肠内营养制剂：是仅含某种或某类营养素的制剂，可作为平衡型肠内营养制剂的补充或强化剂，以弥补疾病状态下制剂的营养素的不平衡或个体间的差异。主要包括蛋白质组件、脂肪组件、碳水化合物组件、维生素组件和矿物质组件。

2. 肠外营养制剂 它是根据不同患者的情况，按药品生产要求将各种营养素配置成符合标准的个体化静脉输注混合液。它的组成包括脂肪乳、氨基酸（包括平衡型和非平衡型；非平衡型是针对某一疾病代谢的特点设计，有营养治疗的作用）、碳水化合物、维生素、电解质、微量元素。

10.2.14 什么是营养支持小组？护士在小组中的主要职责是什么

营养支持小组是由临床医师、营养师、药剂师和护士等多学科人员组成，能够通过对患者进行及时的营养评估、饮食管理、营养支持，能够加强或改善患者的营养状况。

具备营养学知识的护士能够进行及时的营养风险评估，协助营养师全面准确收集患者的营养相关资料，负责患者营养支持的实施，及时准确评估患者营养状况的变化以及在营养支持中发生的不良反应，能够在整个疾病过程中对患者及其家属进行营养的宣教。

10.3 肿瘤终末期患者的营养支持及补液

10.3.1 肿瘤终末期患者进行营养支持的原则是什么

给予终末期的患者营养支持并不能逆转患者的体重减轻、营养不良，甚至反而可能增加患者的并发症和死亡率，因而不推荐积极的营养支持。对于终末期的患者，仅需提供最少量的食物和水，或可提供少量补液来避免脱水造成的其他症状（谵妄、抽搐等）。

10.3.2 肿瘤终末期患者进行营养支持或补液的护理要点有哪些

终末期患者不推荐积极的营养支持。但是为了减轻患者的口渴感，减轻患者及家属的心理负担，在充分考虑患者及家属的意愿上，可以适当给予患者营养支持或补液。终末期的补液很可能会造成患者体液潴留，引起肺水肿、外周水肿以及引起呼吸道分泌物增加，应当严格监控患者的补液状况，包括监测水电解质情况、尿液情况、口唇黏膜状况等。

10.4 肿瘤患者家庭营养治疗

10.4.1 什么是家庭肠内营养？适用人群有哪些

家庭肠内营养是指在营养支持小组指导下，在家庭内进行的肠内营养支持。它适用于胃肠道功能基本正常，但是口服饮食不能满足营养需求，并且可以出院在家中进行肠内营养支持的患者。

10.4.2 家庭肠内营养常用的输注方式有哪些

家庭肠内营养常用的输注方式包括注射器定时推注、重力滴注、输液泵滴注等方式，可以根据活动的方便性、并发症的预防以及经济情况来选择。

10.4.3 家庭肠内营养的宣教及监测重点有哪些

1. 预防管路移位　告知患者在输注前必须检查管路的外露长度、判断位置。

2. 防止管路堵塞　输注的营养物质应当充分溶解；尽量避免往管路中打药物；输注前后冲洗管路并且定时冲洗管路。

3. 输注时注意"四度"问题　即：温度，即保持输注营养液与体温相近；速度，即早期避免快速输注；浓度，即早期喂养避免浓度过高；角度，即患者应以半卧位来输注。

4. 保证营养液及营养管路的清洁，避免污染。

10.4.4　什么是家庭肠外营养？适用人群有哪些

家庭肠外营养是指在营养支持小组的指导下，在家庭内进行的肠外营养支持。它适用于病情稳定，可以出院治疗，但是不能通过管饲来维持营养的患者。

10.4.5　家庭肠外营养的评估及监测重点有哪些

家庭肠外营养与肠内营养相比风险性较高，因此在实施前一定要充分评估和准备，进行整体管理。①在实施前充分评估实施患者的家庭情况，包括配合情况、卫生状况、经济状况等；②防止管路脱落或堵塞，保证营养液及输注系统的无菌；③监测患者的营养状况及胃肠道状况；④监测并预防代谢相关症状；⑤告知患者认真做好自我监测，定时随访和复诊。

10.5　肿瘤患者常见营养误区

10.5.1　"控制饮食、饿死肿瘤"的说法是对的吗

这个说法是错误的，没有科学根据。国际权威指南已证实营养支持并不会促进肿瘤生长，反而如果营养不良，肿瘤会掠夺正常细胞营养，分解人体肌肉组织、蛋白，最后给患者带来不良影响，甚至缩短生存期。

10.5.2　得了肿瘤是否不能吃发物的食物，是否要多吃补品

一般所谓"发物"指特别容易诱发某种疾病（如过敏、哮喘、湿疹等）的食物，目前没有研究发现这些食物会诱发肿瘤，所以只要以前没有因食用此类食物出现异常情况的就可以继续食用。

很多患者会认为使用人参、冬虫夏草、蜂王浆等补品有利于控制疾

病。然而中医认为，补品有四气五味，均有针对性，应明确体质，遵循原则食用，不能用这些代替药物或营养治疗。为了保持患者良好的营养状态，建议患者听取营养师及医护人员的推荐，保证合理的膳食摄入，并可根据医嘱使用专业的医学营养配方食品。

10.5.3　碱性食物是否能抗癌

这种说法没有科学道理。正常人血液 pH 值是 7.35～7.45，人体有强大的酸碱调节系统，无论吃酸性或者碱性食物都不会影响血液的酸碱度，正常情况下不会出现所谓的酸性或碱性体质。患病后要均衡饮食，在确认没有其他禁忌证的情况下，保证肉、奶等含有大量的优质蛋白的食物的摄取。

10.5.4　肿瘤患者是否要多吃蛋白粉

肿瘤患者需要进食优质蛋白，来源包括肉、奶、豆制品等食物。目前有研究提示乳清蛋白粉等蛋白提取物作为优质蛋白来源，可以有助于患者减少肌肉或体重丢失，一定程度上保持营养状态。因此在排除相关禁忌证的基础上，若确实需要额外补充蛋白，可遵医嘱予以患者添加此类蛋白。

第11篇 造口护理

11.1　造口类型

11.1.1　按行造口的时间可分为哪些类型

临时性造口、永久性造口。

11.1.2　按造口部位可分为哪些类型

回肠造口、升结肠造口、横结肠造口、乙状结肠造口。

11.1.3　按造口方式可分为哪些类型

单腔造口、双腔造口、袢式造口。

11.1.4　不同造口类型的排出物有什么区别

1. 回肠造口　排泄物为液态到半液态，含有帮助食物消化的刺激性酶和酸性成分，对周围皮肤有刺激性。

2. 升结肠造口　排泄物为液态到半液态，富含消化酶，对周围皮肤有刺激性。

3. 横结肠造口　排泄物通常为液态到半液态，随着造口左移消化酶含量逐渐降低。

4. 乙状结肠造口　由于水分在其余结肠部位已被吸收，因此排泄物为正常的成形状。

11.2　造口定位

11.2.1　理想的造口位置应具备哪些特点

1. 患者自己能看见，便于自我护理。
2. 腹部有足够平坦的位置粘贴造口袋。
3. 不易发生渗漏情况。
4. 不影响生活习惯及正常活动。
5. 造口位于腹直肌内。

11.2.2 造口定位应该避开哪些部位

肠造口应避开陈旧的瘢痕、皮肤皱褶、肚脐、腰部、髂骨、耻骨、手术切口、肋骨、现有疝气的部位、慢性皮肤病（如牛皮癣）的部位，因这些部位不利于粘贴造口用品。

11.2.3 造口定位前应该评估哪些内容

1. 评估患者手术类型：在定位之前，须了解患者将要进行的术式及术后造口的类型。通常回肠造口位于右下腹部，横结肠造口位于左或右上腹部，降结肠造口位于左上腹部，乙状结肠造口位于左下腹部。

2. 评估患者的文化程度、职业特点、宗教背景及身体状况。

3. 评估患者的合作程度：定位需要患者的配合，需要在不同的位置情况下（如坐下、站立及躺卧）来检查腹部是否有皱褶。

4. 评估患者是否有腹部手术的病史。

11.2.4 造口定位的步骤包括哪些

1. 环境准备　能够保护患者的隐私、房间温度适宜、光线充足。

2. 向患者讲解造口定位的目的和重要性，使患者能够主动配合。

3. 嘱患者平卧、松腰带，身体放松，观察胸部和腹部轮廓，注意陈旧瘢痕、肚脐、腰围线和髂骨边缘位置。

4. 选择造口位置　操作者应根据造口的类型来选择相应的站立位置以便于操作，如回肠造口定位时站在患者的右侧，乙状结肠造口定位时站在患者的左侧。腹直肌定位：嘱患者平卧，操作者一手托起患者的头部，嘱患者目视脚尖，操作者另一手通过触诊摸到腹直肌边缘位置，并用油性笔以虚线做标记。部位选择：不同的造口类型部位选择有所不同，以乙状结肠造口为例，方法一：在左下腹部脐与髂前上棘连线的内1/3的区域内（所选择的位置在腹直肌范围内），选择平坦合适的造口位置；方法二：脐部向左做一水平线，长5cm，与脐部向下做垂直线长5cm围成的正方形区域（所选择的位置在腹直肌范围内），选择平坦合适的造口位置并用油性笔作"X"或"O"标记。

5. 评估初步选择的造口位置，并调整至最佳　坐位是各种体位中最易出现皮肤皱褶的体位，定位时不可忽视坐位情况。嘱患者坐起，检查能否看清楚腹部标记并注意标志位置是否在皮肤皱褶的部位，如有问题需做出相应的调整。然后嘱患者站起向下看是否能看清楚标记，根据具体情况调整位置直至满意为止。

6. 标上定位标志　用不脱色的笔画一个直径约2cm的实心圆，用透明薄膜（将薄膜裁剪成直径约2.5～3cm的圆形）覆盖，并示范粘贴上造口袋的情况。

11.3　观察和评估造口情况

1. 造口的活力　肠造口的活力是根据造口的颜色来判断的。造口实际上是正常肠黏膜，颜色就像嘴唇的颜色一样，呈牛肉红或粉红色，表面平滑且湿润。如果造口颜色苍白，可能是因为患者的血色素低；造口暗红色或淡紫色可能是术后早期缺血的表现；若外观局部或完全变黑，表示肠管发生了缺血坏死。检查时从造口插入润滑的玻璃试管，从玻璃试管外用手电照射，透过光线检查肠腔是否有坏死。

2. 造口的高度　造口高度可记录为平坦、回缩、突出或脱垂等。理想的高度宜为1～2cm，这样在粘贴造口用品时能较好地保护肠造口周围皮肤，防止排泄物对肠造口边缘皮肤的不良刺激；若肠造口高度过于平坦，其开口处与腹壁皮肤齐平，排泄物易由肠造口旁渗透入皮肤造成皮肤的损伤；相反，造口突出过多会造成造口袋安装困难或使用两件式造口用品时底环摩擦肠管，致使造口糜烂，甚至坏死。

3. 造口的形状及大小　造口的形状可以记录为圆形、椭圆形或不规则形。造口的大小可用尺子或造口量度板测量造口的基底部而决定。圆形造口测量直径，椭圆形的将测量最宽和最窄点，不规则的可用图形来表示。

4. 造口的位置　记录造口的位置可用右上腹、右下腹、左上腹、左下腹、伤口正中或脐部等术语来描述。

5. 造口的类型　手术的方式不同，造口的类型也随之变化，所以术后应根据手术记录确认造口的类型（如结肠造口、回肠造口等）。

6. 造口的方式　单腔造口、双腔造口、袢式造口。

7. 评估皮肤、黏膜缝线是否完好。

8. 造口功能的恢复　注意观察造口的排气、排便情况。

9. 观察造口及造口周围皮肤是否出现并发症。

11.4　造口袋的更换

11.4.1　如何正确更换造口袋

1. 用温水清洁造口及周围皮肤。

2. 使用造口尺测量造口大小，选择合适的造口底盘。

3. 底盘上剪孔　在剪切指示标签上画出造口形状，然后在底盘上剪出适合造口的尺寸和形状的孔，一般要比实际测量大 2～3mm。

4. 除去粘贴保护纸　用拇指按住粘胶的一边手柄，用另一只手揭开保护纸。

5. 粘贴底盘　将底盘沿着造口适度紧密地贴在皮肤上，由底部开始平整地向上使底盘紧贴皮肤。

6. 安装造口袋（两件式造口袋）　手指沿着扣合环外部由下向上将袋子和底盘按紧，当听到"咔嗒"一声，表明袋子已与底盘锁在一起。

7. 正确使用排放阀以保证造口袋闭合严密。

8. 除去造口袋（两件式造口袋）　向上提起造口袋同时将其拉离底盘即可取下造口袋，用一只手按住皮肤，另一只手小心缓慢地自上而下将底盘揭掉。

11.4.2　造口术后在哪些情况下需要更换造口袋

在术后早期如果底盘出现浸润或损坏，应及时更换；如果造口底盘开口过大，使造口周围皮肤未被完全覆盖，易出现皮肤浸渍，应该更换造口袋。

11.4.3　手术初期如何正确选择造口用品

术后早期根据肠造口的类型、大小、位置等选择两件式或一件式的透明开口袋。根据造口底盘粘胶的特性决定底盘更换时间，术后早期建议隔日更换底盘，便于临床观察和操作以及培训患者提高自我护理造口的能力。

11.4.4　更换造口袋时应注意哪些事项

1. 更换造口袋时，可以用棉球、湿纸巾和温水清洁造口，不需使用肥皂或消毒液和粗糙的纱布，以避免刺激皮肤。抹洗顺序应从外到内，清洁造口时动作要轻柔，造口黏膜表面有丰富的毛细血管，如果在清洁过程中过度用力，很容易使毛细血管受损，导致轻微出血的情况。如有少量出血可用棉球按压出血点片刻，或在出血点涂上少许皮肤保护粉后再按压；如出血不止应用去甲肾上腺素外敷按压，并查明原因；如果血液从造口肠腔内流出，应及时就诊。

2. 造口有渗漏或底盘失去黏性之前，应及时更换底盘。

3. 更换底盘时先把失去黏性的底盘除去，再用棉球或湿纸巾和温水清洁造口和皮肤，也可以使用专业造口清洁液。待皮肤干燥后再粘贴新的造口底盘。

4. 必要时使用防漏膏或密封环以确保皮肤粘贴紧密，特别是回肠造口。

5. 结肠造口在饮食前或饮食后2小时更换造口袋，或根据患者自身排便习惯而定。

6. 造口袋中的粪便超过1/3～1/2时就要排放或更换（一件式闭口袋）。

11.5 造口康复期健康教育

11.5.1 如何指导患者的衣着

衣服以柔软、舒适、宽松为原则，不需重新制作特别服饰。但应避免穿紧身衣裤（裙），腰带松紧适度，以免摩擦或压迫造口，影响造口的血液循环。

11.5.2 如何指导患者的活动和运动

为了保持健康及生理功能，仍然要维持适度的运动，原则上不应该限制患者运动，但应该采取一些预防措施。术后初期可散步、做操、打太极拳等；术后3个月逐步恢复至原活动量。但应尽量避免引起腹压增高的动作，如提重物、剧烈咳嗽等。由于严重撞击可能会对造口产生伤害或者造口袋滑落，一些医生不允许患者进行接触性运动，但这些问题也可以通过特殊的防护来克服。举重可能会引起造口旁疝，建议患者慎重选择。

11.5.3 如何指导患者外出和旅游

1. 康复后外出旅行可调节身心健康，建议携带足够的造口护理器材，以备腹泻等特殊情况下使用。

2. 在飞机上由于压力的变化胃肠道内产气会多一些，应使用开口袋或配有过滤片的造口用品。

3. 外出旅游时也应保持良好、规律的生活方式，避免过于劳累和情绪激动。

4. 坐飞机旅行时，应随身携带造口袋和必要的装备，以应对旅途中的紧急情况。为了避免过海关或者行李检查时出现问题，建议提前开具医生证明以确保可随身携带造口装备和药物。

11.5.4 如何指导患者沐浴和游泳

1. 沐浴时可佩戴或取下造口用品，中性肥皂或浴液不会刺激造口，也不会流入造口。

2. 沐浴时最好用防水塑料薄膜覆盖在造口用品处，以免影响造口底盘的使用寿命，或在两次更换之间沐浴。

3. 游泳时可选择小型迷你便袋；可以使用防水胶带或纸胶带粘住边缘作为保护。

4. 游泳前少进食，并清空造口袋。

11.5.5 如何指导患者的饮食

一般来说，结肠造口患者并没有严格的饮食限制，只需均衡饮食并摄入足够的流质以保证正常的排便情况。患者在尝试新食谱的时候，应当限制每次一种，一次不能吃得太多，如果没有不适，再逐渐增加。

1. 避免进食易产气及腹泻食物，如豆类、空心菜、碳酸饮料、油炸食物等；不吃口香糖。

2. 避免进食易引起便秘及造成造口阻塞的过高纤维食物，如芹菜等。

3. 避免进食易产臭味的食物，如洋葱、蒜等。

4. 进食时应细嚼慢咽，摄入足够液体。

5. 注意饮食卫生，不吃生冷的食物。

6. 饮食应该定点定时，少吃油腻的食物。

7. 有些食物会比其他食物产生更多的气体和异味，如洋葱、豆类、卷心菜、花椰菜、鸡蛋，处理方法包括口服碱式桔酸铋以及使用造口袋中的除臭剂。

8. 便秘通常是由饮食不均衡、流质摄入过少或者服用某些药物引起的。可以与肠造口治疗师或者医师讨论这些问题，切勿自行服用泻药。必须区分腹泻与松软的粪便。腹泻比平常排便次数更频繁，排便量更大并且很稀。松软的粪便在横结肠造口中很常见，这是由结肠变短造成的，它不是生病的迹象。如果患者持续腹泻或便秘，则应该咨询医师或肠造口治疗师，讨论饮食类型和饮食计划，必要时使用药物来控制持续腹泻或便秘。

11.5.6 如何指导患者重归社会

造口患者体力恢复后，只要掌握造口护理方法，就可以进行正常社交活动。鼓励他们参加造口联谊会，在这个组织中可以认识新朋友，互相了解、互相鼓励，交流造口的护理经验和体会，以便减轻造口者的孤独感，激发他们重新走向新生活的勇气，对促进其心理康复有着积极的作用。造口患者可以从事大部分工作，但提重物可能会使造口出现疝气或脱垂，应尽量避免。

11.6 造口并发症预防及处理

11.6.1 粪水性皮炎的临床表现是什么？

由粪便或排泄物反复刺激而引起的造口周围皮肤的糜烂，是肠造口术后常见的并发症之一。粪水性皮炎的发生以造口袋渗漏引起皮肤刺激居多，回肠造口排泄物刺激性强，一旦与皮肤接触，1 小时内即可引起红斑，数小时即可引发皮肤表面溃疡，常表现为皮肤红肿、表皮破溃、渗液明显、造口袋粘贴困难。

11.6.2 如何预防粪水性皮炎

1. 造口的术前定位　对患者进行术前造口定位，可以降低造口并发症的发生率。

2. 饮食指导　嘱患者进适量粗纤维饮食，如红薯、麦片、绿叶蔬菜等，使粪便成为糊便及软便。

3. 使用造口附件用品　使用皮肤保护膜和防漏膏、密封环、护肤粉进行造口护理，可以保护周围皮肤及加强黏性，使粪性皮炎的发生率明显下降。同时加强凸面造口底盘和腰带的联合使用，使回缩的造口黏膜及排放口突出皮肤平面，黏膜与皮肤交界处的间隙消失，以利于排泄物的排出和收集。

4. 造口袋更换技术指导　对造口底盘圈的形状和大小与实际造口的形状和大小不符的患者，要教会其正确的底盘测量及剪裁方法，必要时将已剪好的底盘背衬纸留给患者，以供参考。对不规则形状的造口，可先用透明的塑料板描好形状，塑料板剪裁好，再画在底盘上进行剪裁。

11.6.3　发生粪水性皮炎应如何处理

1. 用0.9%氯化钠注射液或温水彻底清洁造口黏膜及周围皮肤。

2. 轻轻蘸干造口周围皮肤水分后均匀涂抹造口护肤粉，暴露5～10分钟，用干棉签清除多余的粉末。

3. 将无醇皮肤保护膜顺时针涂抹于造口周围皮肤，涂抹面积与底盘大小一致，并在造口黏膜根部均匀涂抹防漏膏或使用密封环，用湿润的棉签塑型。

4. 将造口底盘裁剪至比造口实际大2～3mm后粘贴，用手指指腹由内向外轻轻按压，以加固底盘的黏性。

5. 在发生造口周围皮肤粪水性皮炎期间造口袋的使用时间宜1天或2天更换1次，及时清洗，及时更换，减轻粪便对皮肤的刺激。

11.6.4　过敏性皮炎的临床表现是什么

过敏性皮炎是皮肤或黏膜单次或多次接触外源性物质后，在接触部位甚至以外的部位发生的炎症性反应。表现为红斑、肿胀、丘疹、水疱甚至大疱。造口周围皮肤过敏性皮炎的部位及范围与接触物接触部位一致，境界非常鲜明。

11.6.5　发生过敏性皮炎应该如何处理

1. 寻找过敏原因　仔细观察，从皮炎表现上分析可能与哪种物质有关。一旦找到过敏原因，力求避免再次接触。比如对造口袋底盘过敏，皮炎发生部位与底盘粘贴范围一致，对造口袋过敏，发生于造口袋接触部位皮肤等。

2. 避免刺激　出现临床症状，应尽量减少局部刺激，避免搔抓，不宜用热水清洗。采用各种方法避免过敏原再次与皮肤接触。对轻度过敏性皮炎患者，更换另一品牌的造口用品即可。

3. 局部治疗　严重者可在皮肤科医生指导下使用抗过敏药物，如外涂类固醇类药物，待透皮吸收后拭去，再行粘贴造口底盘，促进皮炎好转。

11.6.6　机械性皮炎的临床表现是什么

机械性损伤所导致的机械性皮炎主要与造口皮肤受压、摩擦、黏膜剥离或撕裂有关，常表现为造口周围皮肤散在或呈片状破溃，有渗液或渗血，疼痛明显。

11.6.7　如何预防和处理机械性皮炎

1. 撕除造口底盘时，切不可暴力揭除，以免造成造口周围皮肤破损，可一手固定造口底盘边缘皮肤，一手将底盘慢慢撕除。

2. 若撕除较费力时，可用湿棉球或纱布湿润造口底盘边缘后再慢慢撕除，亦可用造口底盘剥离剂去除。

3. 掌握造口袋更换时间，尽量避免 24 小时以内更换，因为 24 小时以内是造口底盘粘胶与皮肤黏性最强的时间。

11.6.8　造口坏死的原因和临床表现是什么

肠造口缺血坏死是术后早期并发症，也是最为严重的并发症之一，常发生于术后 24～48 小时内。肠造口缺血通常是由于手术导致肠管血运不良，手术中损伤肠管周围动脉，肠造口腹壁开口太小或缝合过紧导致。肠造口坏死通常表现为肠造口外观局部或完全变紫，如处理不及时或处理不当，可能会进行性加重致肠管完全坏死而变黑。

11.6.9　造口坏死程度如何评估

1. 使用手电筒斜侧照肠造口黏膜，观察黏膜颜色和透光度。正常肠造口黏膜外观为粉红色，表面光滑有弹性，手电筒探查呈现透光状。

2. 使用手指轻轻按压肠造口黏膜，放松时观察有无转红现象。

3. 利用试管探查法观察肠腔血运。坏死仅几毫米，可以继续严密观察。如坏死达筋膜全层，应立即急诊手术，切除坏死肠段。重建造口。

11.6.10 造口坏死应如何处理

1. 造口缺血坏死时宜选用一件式透明造口袋，如坏死达筋膜全层，应立即急诊手术，切除坏死肠段，重建造口。

2. 肠造口部分缺血坏死时部分肠黏膜呈紫色，可能是肠造口边缘缝线过紧，此时将缝线拆除 1 ~ 2 针后，继续密切观察肠造口血运情况。一旦坏死组织与正常组织界限清楚，立即将坏死部分清除。

3. 如出现皮肤黏膜分离，按造口皮肤黏膜分离创面处理，创面愈合后指导患者扩肛，预防造口狭窄，并指导患者定期复查。

4. 如出现肠造口坏死，患者心理负担较重，应充分关心、体贴、鼓励患者，消除其恐惧心理。

5. 告知患者增强营养的重要性，指导家属均衡饮食，鼓励患者进餐。

11.6.11 造口皮肤黏膜分离的临床表现是什么

造口皮肤黏膜分离是指造口处肠黏膜与腹壁皮肤缝合处分离，属于肠造口手术后早期并发症之一，多发生在术后 1 ~ 3 周。表现为肠管黏膜与腹壁组织部分分离和环周完全分离。

11.6.12 造口皮肤黏膜分离如何评估

1. 评估肠造口黏膜颜色、水肿程度、造口有无回缩及狭窄。

2. 评估造口黏膜与皮肤分离程度，伤口情况，是否合并其他并发症，如有异常及时与医生沟通，尽早处理。

11.6.13 造口皮肤黏膜分离应如何处理

1. 评估造口黏膜与皮肤分离程度，早期准确做出判断。

2. 利用湿润愈合理论，选用合适的亲水性新型敷料，如藻酸盐、水胶体等，要充分考虑到换药成本和患者的经济承受能力。

3. 指导患者加强营养，注意术后饮食卫生，避免腹泻。术后早期进食应少量多餐，避免进食难消化的食物，以免堵塞造口。

4. 指导患者分离处伤口愈合后正确进行扩肛，注意观察有无大便变细及排便困难的症状，如有异常，及时复诊。

11.6.14　造口水肿的临床表现是什么

造口水肿通常发生于手术后早期，表现为造口隆起、肿胀和绷紧，造口严重脱垂后也可伴随出现造口水肿。

11.6.15　造口出现水肿应如何处理

1. 造口粘膜水肿是术后正常现象，造口常变得肿胀、发亮或呈半透明状态，术后2~5天造口黏膜水肿可自行消退，一般在术后6~8周内逐渐回缩至正常。

2. 造口黏膜水肿加重，呈灰白色，则应检查造口血运是否充足，如无异常可用硫酸镁溶液湿敷，每日湿敷两次，每次15~20分钟。

3. 造口底盘剪裁大小适宜，开口过小容易引起血液回流受阻引起水肿。

11.6.16　造口出血的临床表现是什么

造口出血常发生于术后72小时内，多为肠造口黏膜与皮肤连接处的毛细血管及小静脉的出血，也可出现深部的小动脉出血，动脉性出血血量较多，且不容易处理。

11.6.17　造口出血应如何处理

1. 毛细血管及小静脉出血　可用棉球或纱布轻压止血，或用1‰肾上腺素溶液浸湿的纱布压迫或用云南白药粉外敷。

2. 小动脉出血　应在渗血处拆开1~2针皮肤缝线，找寻出血点加以结扎，彻底止血。

11.6.18　造口旁疝的临床表现是什么

造口旁疝是肠造口术后常见的一种并发症。造口旁疝是由各种原因使小肠或结肠经造口侧方脱出，可导致内容物嵌顿、梗阻等急性并发症。

11.6.19　如何正确处理造口旁疝

1. 造口旁疝的类型可分为真性疝、造口间疝、皮下脱垂及假性疝。轻度造口旁疝膨隆影响穿衣等日常生活，多无伴随症状。轻度不需做特殊处理，使用一件式造口袋或底盘柔软的两件式造口袋，亦可在专业人员指导下使用造口旁疝专用腹带约束。

2. 严重时可并发嵌顿梗阻，表现为腹痛，腹胀，停止造口排气、排便，腹平片可见液气平面，多需要行急诊手术处理。但复发率极高，局部修补的复发率高达 50%～100%。

3. 旁疝修补手术后初次复发应采用移位重建造口，再次复发者需用补片植入加强修补治疗效果。

11.6.20 造口脱垂的临床表现是什么

造口脱垂是指腹腔内肠管由造口内向外翻出，长度可由数厘米至 20cm 以上不等，可伴有水肿、出血、溃疡甚至坏死等症状。轻度脱垂时，肠管外翻一般为 1～2cm，严重时整个结肠肠管外翻突出，甚至形成袖套状。造口脱垂既可发生于单腔造口，也可发生于袢式造口。临床上横结肠袢式造口脱垂为多见，脱出的肠段往往为造口的远端肠袢。

11.6.21 如何正确处理造口脱垂

1. 非手术治疗

（1）指导患者避免增加腹压的活动，加强观察，出现肠坏死时应及时就诊。

（2）严重水肿的肠造口黏膜，宜用硫酸镁溶液湿敷，每日 2 次，每次 15～20 分钟。

（3）严重脱垂者，可进行手法复位，将脱出的肠管还纳于腹腔。

（4）宜选用一件式大容量造口袋，尽量避免选用两件式造口袋，扣合环容易损伤脱垂的肠管。

2. 手术治疗　如出现肠扭转、嵌顿甚至缺血坏死者应立即急诊手术治疗。如不能还纳于腹腔也应考虑手术治疗，将脱垂的肠段切除后重建造口。

11.6.22 如何判断患者出现造口肉芽肿

造口肉芽肿多为良性增生组织，通常发生于造口黏膜与皮肤接触处，围绕着造口边缘生长，常因缝线排异刺激引起。

11.6.23 如何正确处理造口肉芽肿

1. 检查造口周围是否有缝线残留，超过术后一个月应彻底拆除残留缝线。

2. 指导患者及家属正确测量及剪裁造口底盘大小，避免底盘经常摩擦造口边缘。

3. 较小的肉芽肿可使用硝酸银进行点烧使其脱落，较大或数量较多时可采用电灼烧的方法彻底去除。

11.6.24 造口处肿瘤复发的常见表现有哪些

因造口处肿瘤复发可出现出血、溃疡、疼痛、硬结，且硬结表面坏死组织较多，伴恶臭，会引起梗死、出血或肠管狭窄。

11.6.25 造口处肿瘤复发应如何处理

1. 使用较软的底盘，防止损伤肿瘤组织引起出血和疼痛。

2. 若肿瘤出血，可局部按压及使用止血敷料（如藻酸盐）。

3. 造口袋宜选用带过滤装置的开口袋，以减少肿瘤坏死组织发出的气味。

4. 若造口被肿瘤严重阻塞，在病情允许的情况下需要手术重建造口。

第 12 篇　皮肤管理

12.1 压力性损伤

12.1.1 什么是压力性损伤

压力性损伤是指皮肤和/或皮下组织的局部损伤，通常位于骨隆突处，由压力或压力联合剪切力所致。

12.1.2 引起压力性损伤的常见原因有哪些

压力性损伤发生的常见原因有两个方面：一是压力方面的原因，当个体的活动能力和感觉缺失时容易发生压力性损伤。二是组织耐受力方面，个体的组织耐受力受个体外在危险因素和内在危险因素的影响。外在危险因素包括摩擦力、剪切力和潮湿，内在危险因素包括营养、年龄、伴发疾病等。另外，精神因素、吸烟、体温等也会影响压力性损伤的发生。

12.1.3 压力性损伤可以分为哪几期

1. Ⅰ期压力性损伤　皮肤完整，出现压之不褪色的局部性红斑（通常在骨隆突处等易受压部位）。与周围组织相比，该部位可能有疼痛、硬肿或松软，皮温升高或降低。

2. Ⅱ期压力性损伤　表皮或部分真皮缺损，表现为完整的或开放/破溃的血清性水疱，也可表现为一个浅表开放的粉红色创面，周围无坏死组织的溃疡，有时甚至较干燥。

3. Ⅲ期压力性损伤　全层皮肤组织缺损，可见皮下脂肪，但骨骼、肌腱或肌肉尚未显露或不可探及，伤口床可能存在坏死组织、腐肉、潜行或窦道。

4. Ⅳ期压力性损伤　全层皮肤组织缺损，伴骨骼、肌腱或肌肉外露，可以显露或探及外露的骨骼或肌腱。

5. 深部组织损伤期压力性损伤　由于压力和/或剪切力造成皮下软组织损伤，局部皮肤完整或部分缺失，伴局部区域有持续指压不变白的深红色、褐红色、紫色改变，或表皮分离后暴露深色伤口床或充血性水疱。受损区域可出现疼痛、硬结、松软、潮湿，皮温升高或降低。

6. 不可分期压力性损伤　缺损涉及组织全层，但溃疡完全被创面的腐肉和焦痂所覆盖，无法确定其实际缺损深度。彻底清除坏死组织和（或）焦痂，暴露出创面基底，可帮助确定其实际深度和分期。

12.1.4 压力性损伤风险评估包括哪些内容

压力性损伤风险评估包括：患者的移动或活动能力；患者的感知觉能力；患者的控便能力；患者皮肤的潮湿状态；患者的营养状况；患者的疾病状况和心理因素。

12.1.5 压力性损伤风险评估的时机有哪些

入院时应完成患者的首次压力性损伤风险评估，患者病情出现变化时应再次进行评估。若为压力性损伤风险患者，应定期进行压力性损伤风险评估，间隔根据风险程度而定，最长不宜超过 1 周。

12.1.6 为什么更换体位是预防压力性损伤的重要措施

正常情况下，人长时间保持一个姿势会感觉到疼痛或不适，从而不自主地更换体位。但部分患者由于意识丧失、感觉功能减弱或移动能力受损等原因而无法主动改变体位，可能导致局部皮肤长时间受压引发组织缺血、缺氧而出现压力性损伤，因此合理安置患者体位，定时更换体位可有效预防压力性损伤发生。

12.1.7 为患者更换体位时应该注意哪些事情

1. 所有高危人群都应该定时更换体位，以减少身体易受压部位承受压力的时间和强度。

2. 体位变换的频率应该根据患者的病情、皮肤耐受程度、移动能力和所使用支撑面的材质而决定。

3. 侧卧位时尽量选择 30°侧卧位。除非病情需要，应避免长时间摇高床头超过 30°体位、半坐卧位和 90°侧卧位。

4. 协助患者进行体位变换和移动患者时，应抬起患者身体，尽量减少摩擦力和剪切力，避免拖、拉、拽，同时能够维持患者适宜的活动程度。

5. 限制患者坐在没有支撑面椅子上的时间。

6. 指导患者坐轮椅时，采用正确的自我减压方法，应每 15～30 分钟减压 15～30 秒钟，每 1 小时减压 1 分钟。脊髓损伤患者使用轮椅时，应该采取多种坐姿（如：前倾、斜倚、直立等）。

7. 危重症患者在体位安置与变换过程中要注意密切观察病情。

8. 需要手术的压力性损伤高危人群应给予重点关注，手术允许情况下采取必要的预防措施。

12.1.8 预防压力性损伤的措施中，选择支撑面时需要注意什么

1. 使用支撑面仍需定时进行体位更换，并进行压力性损伤预防有效性的持续评估。

2. 在椅子或轮椅上使用减压坐垫。

3. 医用羊皮垫能有效降低压力性损伤发生率。

4. 避免使用环状或圈型装置、充水手套和非医用的合成羊皮垫。

5. 局部减压垫必须放置在床垫之上，不能放置于没有床垫的床架上。

6. 对所有压力性损伤高危人群而言，使用高级别的泡沫床垫比医院普通泡沫床垫更好。

7. 使用荞麦皮床垫或气垫床可有效地预防压力性损伤发生。

8. 预防足跟压力性损伤时，应将足跟充分抬离床面，减压用的垫枕应将整个小腿垫起，分散整个腿部重量。

12.1.9 预防压力性损伤的措施中，皮肤护理上应该注意什么

1. 皮肤保护可以降低压力性损伤的发生率，在受压部位使用薄膜敷料、水胶体敷料、泡沫敷料均可以减小卧床患者皮肤承受的摩擦力，从而预防压力性损伤发生。

2. 对于压力性损伤高危人群，可考虑在高发部位使用多层软硅胶类泡沫敷料，以预防压力性损伤。

3. 关注医疗器械相关性压力性损伤是压力性损伤预防的一部分，使用水胶体敷料、泡沫敷料及透明膜敷料均可达到保护皮肤的作用。

4. 应关注粘胶类敷料对皮肤的损害，硅胶敷料比水胶体和透明膜敷料对皮肤角质层的损坏更小。

5. 保持皮肤清洁及适度湿润可以保护皮肤，有助于预防压力性损伤。

6. 对失禁患者及时清洁皮肤及使用皮肤保护剂预防患者皮肤浸渍，预防压力性损伤的发生。

7. 除骨隆突部位外，还应该关注以下部位皮肤护理：梯度压力袜、护

颈圈、吸氧导管、经鼻导管、桡动脉导管、气管插管及固定支架、血氧饱和度检测设备、无创面罩、便失禁控制设备、连续加压装置、夹板、支架、尿管等与皮肤接触的相关部位。

8. 禁止受压部位用力按摩。

12.1.10 预防压力性损伤的措施中，营养支持方面应注意什么

1. 对于急慢性疾病，或接受外科治疗而导致有营养风险或压力性损伤风险的患者，在正常膳食外，可提供高蛋白混合口服营养补充制剂。

2. 患者可能在疾病的不同阶段需要不同的营养管理方式。

3. 当患者有压力性损伤风险及营养风险时，需要营养师、营养专科护士、医生等共同会诊，制定合理的个性化营养支持方案，并监测和评估营养支持效果。

4. 补充适当的硫酸锌等营养物质，可促进压力性损伤的愈合。

12.1.11 能否对受压部位进行按摩

机械力作用于上皮组织，能去除外层保护性角化皮肤，增加皮肤的易损性。同时摩擦可使局部皮肤温度增高，温度每升高1℃，组织代谢加快需氧量增加约10%，在持续压力引起组织缺氧的情况下，温度升高将更增加压力性损伤的易发性。因此不能对受压部位进行按摩。

12.1.12 能否对压力性损伤发生部位进行烤灯照射

由于使用烤灯照射易使皮肤干燥，导致组织细胞代谢及需氧量增加进而造成细胞缺血、缺氧，从而延缓压力性损伤伤口的愈合。因此不能对压力性损伤发生部位进行烤灯照射。

12.1.13 I期压力性损伤、深部组织损伤期的处理原则包括哪些

I期压力性损伤和皮肤完整的深部组织损伤期压力性损伤的处理原则相同，因此处理原则相同。处理原则：局部皮肤可给予具有促进组织修复功能的液体敷料外涂。同时给予预防压力性损伤的措施，如定时变换体位；选用合适的支撑面，包括楔形垫、枕垫、硅胶床垫以及充气式气垫床；泡沫敷料局部减压；减少摩擦力和剪切力形成；使用保护性贴膜比如透明膜、薄水胶体敷料等保护局部皮肤。如局部皮肤不完整的深部组织损伤期

伤口可迅速演变显现实际组织损伤程度，或可愈合而不发生组织缺失。当坏死组织、皮下组织、肉芽组织、筋膜，肌肉或其他潜在结构显露时，按照压力性损伤不同分期处理原则进行处理。

12.1.14　Ⅱ期压力性损伤的处理原则包括哪些

Ⅱ期压力性损伤包括水疱伤口和浅表溃疡两种情况，处理原则有所不同，具体如下。

1. 水疱：小水疱（直径小于5mm）要减少摩擦，防止破裂，促进水疱自行吸收。大水疱（直径大于5mm）可用无菌注射器抽出疱内液体后，消毒局部皮肤，再用无菌敷料覆盖。每天观察，如水疱又出现，不要更换薄膜敷料，按照伤口消毒标准消毒敷料外层，在敷料的外层穿刺抽吸疱液，再次贴敷料直至水疱完全吸收后才将敷料撕除。

2. 浅层溃疡：Ⅱ期压力性损伤形成的创面通常是无腐肉的红色或粉色基底的开放性浅层溃疡，根据伤口渗液情况选择合适的敷料，管理渗液，保护创面。

12.1.15　Ⅲ期、Ⅳ期压力性损伤、不可分期压力性损伤的处理原则包括哪些

根据患者的整体情况，按照伤口处理原则进行清洗、清创、抗感染，根据伤口渗液情况选用合适的敷料，维持湿性伤口愈合环境；同时去除或减少压力性损伤发生的危险因素。Ⅳ期压力性损伤患者一般情况相对比较差，需要根据患者的实际情况评估是否能进行清创治疗。不可分期压力性损伤因伤口覆盖焦痂或坏死组织无法进行界定时，应先清除伤口内焦痂和坏死组织，再确定分期。一定要注意的是：清创前应与患者及家属进行充分沟通，告知其此期压力性损伤清创后有可能创面会比当前情况扩大，以免引起医疗纠纷。如果患者一般情况较差，则建议保守治疗，不予清创。

12.2　失禁性皮炎（IAD）

12.2.1　如何判断患者发生失禁性皮炎

失禁性皮炎是指皮肤长期暴露在尿液和（或）粪便的侵蚀中所造成的

皮肤损伤。失禁包括尿失禁、便失禁、双重失禁（便失禁和尿失禁）。因此，如果患者没有失禁，则一定不是失禁性皮炎。

12.2.2 发生失禁性皮炎的主要危险因素有哪些

发生失禁性皮炎的主要危险因素包括：失禁（尿失禁、便失禁、二便失禁）、失禁频繁发作（尤其是便失禁）、使用封闭性护理产品、皮肤状况差（例如高龄、糖尿病、使用激素等）、移动能力受限、认知能力差、个人卫生无法自理、体温升高、药物（抗生素、免疫抑制）、营养状况差、严重疾病等。

12.2.3 失禁性皮炎和压力性损伤如何区别

参数	压力性损伤	失禁性皮炎
原因	暴露于压力/剪切力	大/小便失禁
症状	疼痛	疼痛、烧灼、瘙痒、刺痛
部位	通常覆盖骨突处或与医疗设备的位置相关	会阴部、生殖器周围；臀部，臀沟；大腿内侧和后方；下背部；可能会延伸到骨突处
形状	局限性	弥散的
深度	从表层到深层	表浅的
坏死	可能有	无
边缘	清楚	模糊、不规则
颜色	红色、黄色或黑色	不均匀的红色

12.2.4 如何评估失禁性皮炎的程度

2015年全球失禁相关性皮炎专家小组形成了临床实践的专家共识，在此基础上，北京护理学会应用循证护理研究方法评价并归纳国内外最新的相关研究成果，形成中国版的"成人失禁相关性皮炎护理实践专家共识"，其将失禁性皮炎程度根据临床表现分为三级：0级：皮肤完好，无发红；1级：皮肤发红，但是完好无破损，伴有水肿；2级：皮肤发红，有破损，可伴有水疱、皮肤破溃、皮肤剥脱、皮肤感染等。

12.2.5 评估失禁性皮炎的工具包括什么

评估失禁性皮炎的工具较多，常用工具主要包括 IAD 干预工具（IA-

DIT)、直肠周围皮肤评估工具（PSAT）、失禁相关性皮炎皮肤状况评估表（IAD–SCAT）、失禁相关性皮炎皮肤损伤评估量表（IADS）、IAD分类工具（IAD–Categorization tool）。

12.2.6 预防和处理失禁性皮炎三大重要干预措施是什么

1. 处理失禁。
2. 结构化皮肤护理方案。
3. 预防和处理 IAD 的用品。

12.2.7 如何处理失禁

发现并治疗病因（如尿路感染、便秘、应用利尿剂等），避免尿液或粪便与皮肤的接触是预防 IAD 的关键环节。

1. 处理失禁首先要对患者进行全面评估，明确失禁发生的原因，与医生沟通，针对病因采取措施，避免尿液和粪便对皮肤的刺激并建立护理计划。

2. 失禁相关护理措施建议以营养、液体摄入管理或如厕技巧等行为干预开始。

3. 对于能走动的患者或当患者外出坐在椅子上时，可以应用成人纸尿裤之类的吸收性失禁产品，避免皮肤潮湿。

4. 失禁患者要及时清除皮肤上的尿液及粪便。

5. 尿失禁的患者可根据需要留置导尿管。

6. 水样便可用粪便处理系统或粪便袋（类似于造口袋），不建议使用肛管，这会增加肛门及直肠黏膜损伤风险。

12.2.8 预防失禁性皮炎的结构化皮肤护理方案包括哪些内容

结构化皮肤护理方案主要包括清洗和保护两种干预措施，目的是保护暴露于尿液或粪便中的皮肤，并帮助皮肤恢复其有效的屏障功能。

1. 清洗皮肤　目的是清除尿液和（或）粪便，即导致 IAD 的刺激物来源。这应在涂抹皮肤保护剂之前实施，以作为清除尿液和粪便的例行程序的一部分。

2. 保护皮肤　目的是避免或尽量减少皮肤暴露于尿液和（或）粪便及减少摩擦。可使用合适的护肤产品来维护皮肤的屏障功能。

12.2.9 选择预防失禁性皮炎护理用品时应该注意什么

1. 临床证明能预防和（或）治疗 IAD。

2. 接近皮肤 pH 值。

3. 低刺激/低变应原。

4. 涂抹时不会引起刺痛。

5. 透明或容易清除以供检查皮肤。

6. 清除（清洗）考虑到护理人员的时间和患者的舒适度。

7. 不会增加对皮肤的损害。

8. 不会影响到失禁护理产品的吸收性或其他功能。

9. 与所用其他产品（例如黏性敷料）相容。

10. 容易被患者、临床医生和护理人员接受。

11. 尽量减少完成皮肤护理方案所要求的产品、资源和时间的量。

12. 节约费用。

12.2.10 预防和处理失禁性皮炎时清洗皮肤应该注意什么

1. 每天或每次排尿（便）失禁之后清洗。

2. 力度温和，尽量减少摩擦，避免摩擦/用力擦洗皮肤。

3. 避免使用普通（碱性）肥皂。

4. 选择一种温和的 pH 值接近正常皮肤的免冲洗皮肤清洗液或含有清洗液的湿巾。

5. 可能的话使用柔软的一次性无纺布。

6. 清洗之后若有必要则用温和的方式使皮肤变干。

12.2.11 预防及处理失禁性皮炎时使用皮肤保护剂的原则是什么

1. 按其保护皮肤的能力、更换频率并按照生产商指示来使用皮肤保护剂。

2. 确保皮肤保护剂与任何其他皮肤护理产品（例如正在使用的皮肤清洗剂）相容。

3. 使用皮肤保护剂于所有跟尿液和（或）粪便接触或可能接触的皮肤上。

12.3 癌性伤口

12.3.1 什么是癌性伤口

癌性伤口是指由于原发癌、局部或远处肿瘤转移到皮肤后导致的开放性和（或）有渗出的恶性皮肤溃烂，表现为腔洞、皮肤表面开放性伤口、皮肤结节或从皮肤表面生长扩散出的结节。

12.3.2 癌性伤口常见于哪些患者

根据统计，女性癌性伤口好发于乳腺癌，发生率为 70.7%，其次为黑色素瘤，发生率为 12.0%。男性恶性伤口好发于黑色素瘤，发生率为 32.3%，其次肺癌和结直肠癌，发生率分别为 11.8% 和 11.0%。

12.3.3 如何从外观上识别癌性伤口

癌性伤口外观上多呈蕈状或菜花状，或呈溃疡型，进一步可发展为瘘或瘘管。癌性伤口是因恶性肿瘤细胞浸润造成的表皮完整性破坏。因此，大多数癌性伤口周围皮肤都有肿瘤结节或肿瘤皮肤侵袭的症状。

12.3.4 如何对癌性伤口进行全面评估

癌性伤口的评估应考虑整体性，不仅只评估伤口局部，而且还要从患者的身体、心理、社会功能、经济状况、抗肿瘤治疗情况、家属支持情况等方面进行评估。伤口局部评估主要评估伤口的部位、外观、渗液、气味、疼痛、出血、伤口周围皮肤情况和其他有关的症状。通过整体评估来指导伤口局部治疗和护理。

12.3.5 癌性伤口的治疗原则是什么

癌性伤口是一种特殊类型的慢性伤口。因此癌性伤口的治疗原则遵循慢性伤口的治疗原则。主要有：清洗、清创、抗感染、湿性愈合四步，通过处理原则达到管理渗液、控制恶臭、减少出血、降低疼痛、保护周围皮肤等控制伤口相关症状的目的。

第 13 篇　肿瘤急症

13.1 上腔静脉综合征

13.1.1 上腔静脉综合征的临床表现有哪些

上腔静脉综合征（superior vein cave syndrome，SVCS）症状较为典型，呈急性或亚急性发病，表现可因梗阻部位、阻塞程度、发生速度及静脉侧枝循环建立的情况不同而有所差异。

1. 静脉回流障碍可表现为：①进行性头、颈部及上肢肿胀，为非凹陷性水肿，肿胀部位皮肤瘀血和发绀。平卧时加重，站立及坐位时症状减轻。②上腔静脉阻塞部位在奇静脉入口以上，血流方向正常，颈胸部可见静脉怒张，此型一般症状较轻；阻塞部位在奇静脉入口以下，血流方向向下，胸腹壁静脉均可发生曲张；当上腔静脉和奇静脉入口均阻塞时，侧枝循环的建立与门静脉相通，则可出现食管、胃底静脉曲张。有时肿胀可因浅静脉迂曲扩张而出现不同程度缓解。

2. 压迫症状　气管、食管及喉返神经受压表现为咳嗽、胸痛、呼吸困难、吞咽障碍、声音嘶哑及 Horner 综合征。

3. 神经系统损害颅内压升高导致不同程度的呕吐、头痛、视物模糊，严重时出现晕厥、抽搐。急性重症上腔静脉综合征患者可由于脑缺氧、脑水肿、急性喉头水肿、呼吸衰竭或者颅内静脉破裂而死亡。

4. 继发性上腔静脉综合征还有原发性疾病的临床表现。如肺癌（主要为右侧）或纵隔恶性肿瘤，常伴有膈麻痹、上肢疼痛和肺不张、肺部感染等症状和体征。恶性淋巴病多伴有颈部淋巴结肿大。

13.1.2 如何对上腔静脉综合征患者进行评估

1. 评估患者疾病史　恶性肿瘤引起占80%，其中肺癌最常见，其他恶性肿瘤还包括淋巴瘤、胸腺瘤、恶性纤维组织细胞瘤、精原细胞瘤、各种转移性肿瘤、上腔静脉平滑肌肉瘤和上皮样血管内皮瘤等。良性疾病包括非特异性纵隔炎、纵隔淋巴结结核、放疗后纵隔炎、胸骨后甲状腺、甲状腺瘤等也可引起上腔静脉综合征。

2. 评估相关因素　由于心血管介入技术的广泛应用，由其引起的上腔静脉综合征也迅速增多，其中以植入心内起搏器最常见，其次为深静脉置管、心导管术后上腔静脉内血栓形成等。

3. 评估症状程度　临床上呈现急性或亚急性发病，症状程度有所不同，如开始时仅感觉颈部肿胀，继之颜面、颈项和上肢出现进行性浮肿，随之可出现颈静脉怒张，颈胸部浅静脉曲张。颅内静脉压升高可出现不同程度的头部胀痛、头晕、耳鸣，严重时出现晕厥。呼吸困难者，严重时出现端坐呼吸，上述症状于低头、弯腰或者平卧时加重，晨起时症状最严重；站立与活动后可有不同程度的减轻。

13.1.3　上腔静脉综合征患者的护理要点有哪些

1. 基础护理　上腔静脉综合征患者右肱动脉压力增高，右上肢血压随之增高，因此宜采用左上肢测量血压，必要时测量双上肢血压对照。记录 24 小时出入量，每日测量空腹体重及上臂围、颈围，颜面部以双眼睑睁开的程度为准。

2. 呼吸困难的护理　观察患者皮肤发绀、胸闷、喘憋等缺氧表现，监测血氧饱和度，及时调节氧流量。患者取仰卧位，白天抬高床头 45°，夜间抬高床头 30°，以减少心排血量和降低静脉压力。喘憋、咳嗽、痰液黏稠不易咳出者，给予平喘、镇咳、雾化吸入及化痰治疗，必要时可吸痰，防止窒息。

3. 静脉治疗的护理　限制输液总量及输注速度，避免加重心肺功能负担及上肢肿胀。SVCS 患者宜选用下肢浅静脉或股静脉置管输液，下肢常用的浅静脉主要有足背静脉和大隐静脉的起始段，首选外踝前静脉。输液时应将下肢抬高 30°，输液结束指导患者做肌 - 关节泵动作，尤其是踝关节，其动作是伸直下肢，绷直脚尖，然后将脚尖用力向上勾，反复上述动作，可进一步增加下肢静脉回流，降低静脉炎及血栓风险。SVCS 并伴有双下肢静脉血栓的情况下则需选择左上肢静脉输液。

4. 皮肤护理　上腔静脉综合征患者皮肤肿胀部位皮肤水肿、发绀，加之放、化疗等治疗因素，使皮肤黏膜脆弱，应做好皮肤护理。协助保持皮肤清洁，更换衣物，预防感染，肿胀部位皮肤禁止使用热水袋避免烫伤。清洁眼内分泌物，对已发生结膜感染的患者遵医嘱外用药物治疗。放疗照射野皮肤勿抓挠，避免皮肤破损；清洁皮肤时用清水沾洗，避免使用化学性清洁剂，并嘱患者保持照射野标记清晰；放射性皮肤反应，如红斑、干性皮炎、湿性皮炎等，遵医嘱处理并观察疗效。

5. 夜间护理 夜间大脑皮质对呼吸中枢的调节功能下降、咳嗽咳痰反射减弱，易造成呼吸道分泌物排出困难、体内缺氧及二氧化碳潴留，进一步加重病情。因此夜间应加强病情观察，尤其对于意识不清的患者，慎防坠床等意外发生。

6. 疼痛护理 全面评估患者疼痛部位、强度、性质、加重或缓解因素，指导其正确服药，注意预防和观察药物副反应；按时给予降颅压及止痛、镇静治疗，出现爆发痛及药物不良反应及时通知医生处理。

7. 饮食指导 指导患者少食多餐，进营养、易消化、低盐饮食，避免加重水肿。

13.2 脊髓压迫

13.2.1 脊髓压迫的临床表现有哪些

95%的患者首发症状是中央背部疼痛，用力或改变体位等任何引起神经根受牵拉的情况均可诱发或加重疼痛。感觉障碍表现为束带状、肢体麻木、烧灼或针刺感，同时可伴有相应神经根支配的肌力下降或肌肉萎缩。其次为无力及上行性麻木或感觉异常，典型者可能出现脊髓半切综合征。当脊髓完全受压后，会出现感觉消失等神经功能障碍，严重时可发生截瘫。

13.2.2 如何对脊髓压迫患者进行评估

1. 患者如果出现异常疼痛，四肢感觉或活动变化时应考虑脊髓压迫的可能，应及时通知医生，行辅助检查。评估和观察患者的疼痛情况：部位、疼痛持续时间、疼痛的特点等。

2. 评估患者的脊神经反射及脊髓受压征象，每隔 2~4 小时要检查患者四肢的肌力、肌张力、痛觉、温觉、触觉的情况，并准确记录。

3. 根据损伤部位不同而进行重点观察：颈髓损伤患者注意观察呼吸的改变；胸部损伤的患者观察有无血气胸；腰骶部损伤的患者应注意有无大、小便失禁。

4. 评估患者脊髓休克的表现 当脊髓与高位中枢断离时，脊髓暂时丧失反射活动的能力而进入无反应状态，横断面以下节段脊髓支配的骨骼肌紧张性降低或消失、外周血管扩张、血压下降、发汗反射消失、膀胱内尿充盈、直肠内粪积聚，表明躯体及内脏反射减退或消失。

13.2.3 对于不同程度脊髓压迫的患者应如何护理

1. 轻度脊髓压迫

（1）评估患者现存脊髓压迫的危险因素，根据骨转移部位，指导患者正确佩戴颈托、腰托，轴线翻身，轴线转身，避免负重，告知患者不良的活动或姿势可能导致被侵犯的椎体骨折而发生脊髓损伤。

（2）观察患者的神经感觉障碍、活动情况、疼痛情况以及排便、排尿功能的变化。

（3）告知患者有关脊髓损伤和压迫的症状，如有痛觉或温觉感知下降，四肢无力，背部疼痛，排便、排尿困难，性功能改变等不适，及时告知医护人员。

2. 中、重度脊髓压迫

（1）评估患者压迫症状有无进展，记录患者四肢肌力及肌张力、有无尿潴留或尿失禁、有无便秘或大便失禁、有无痛觉和温觉等。

（2）如脊髓压迫在第 6 胸椎水平，评估患者有无头部胀痛、血管扩张、血压下降、潮红、大量出汗、恶心、胸痛和心动过缓等症状。

（3）预防压力性损伤及肺部并发症。

（4）做好心理护理，注意观察患者及家属的反应，及时疏导焦虑、恐惧情绪。

13.2.4 如何护理脊髓压迫导致排尿/便功能障碍的患者

1. 间歇性导尿：急性期推荐采用无菌间歇导尿，恢复期用清洁间歇导尿替代无菌间歇导尿，开始间歇导尿次数为每天 4~6 次，根据排尿恢复情况调整导尿次数及时间；当膀胱功能趋于稳定，自行排尿后残余尿量少于100ml 或为膀胱容积 20%~30% 以下时，可停止导尿。

2. 膀胱训练：膀胱如长时间不充盈会引起挛缩，容量缩小；长时间过度膨胀，又会导致膀胱松弛无力，两者均不利于膀胱功能的恢复。因此在间断导尿时要鼓励患者锻炼自行排尿，可用 Crede 法（用单手由外向内、由轻到重，均匀按摩患者下腹，待膀胱收缩后，一手抵住膀胱底部并向下方持续压迫膀胱，排尿后，将左手置于右手背上继续加压排尿，力求排尽，用力稍大，方向朝向会阴部），叩击下腹部等方法协助排尿。还可用激发排尿技术，如轻轻叩击耻骨上区、刺激肛门诱发膀胱反射性收缩、听流水声、热敷下腹部等辅助措施。

3. 留置导尿的患者要每日进行会阴擦洗及膀胱冲洗，严格无菌操作，每周做尿常规及中段尿培养；每 2~4 周常规更换尿管。

4. 因人而异采取排便功能康复措施：①对于骶骨 S2 节段以下损伤的患者，其既不存在脊髓反射性肠蠕动，易发生粪便嵌塞；也不存在肛门外括约肌张力，容易发生便失禁，应注意肛周皮肤清洁。②对于骶骨 S2 阶段以上损伤的患者，常可利用残留的骶段脊髓反射协助排便。

5. 排便困难的患者的护理：①嘱患者保证每日饮水量在 1500ml 以上，进食含粗纤维的食物；②利用胃－结肠反射促进排便：进食后 20 分钟去排便；③腹部按摩；④机械刺激直肠促进排便：戴润滑手套，轻转动手指刺激肛门及直肠，5 分钟重复一次，直到排便完全；⑤手工排便：戴润滑手套，将一个手指插入肛门内，将粪便取出；⑥必要时遵医嘱灌肠：可用温盐水、肥皂水、开塞露等。

13.2.5 如何预防脊髓压迫患者发生肺部并发症

1. 评估患者的呼吸功能，如既往有无肺部疾病史及吸烟史、膈肌活动度、呼吸类型、咳嗽力量等。

2. 保持室内适宜的温湿度，鼓励患者多饮水。遵医嘱给予患者化痰药物及抗生素治疗。

3. 体位引流：规律地翻身及变换体位。

4. 辅助咳嗽：将手掌放在患者剑突下，在患者咳嗽时用一个向内、向上的动作对患者腹部加压助咳。

5. 呼吸锻炼：呼吸锻炼先从缓慢的、放松的腹式呼吸开始，逐渐过渡到对膈肌进行抗阻训练；同时训练残存的胸锁乳突肌、斜方肌补偿胸式呼吸。

6. 增加胸壁运动：通过深呼吸锻炼、助咳、被动的手法牵引和关节运动法、间歇正压通气等，可以维持或改善胸壁的运动幅度。

7. 胸部物理治疗：用一定的手法振动和叩击患者胸背部，通过振动和叩击将分泌物从小的支气管内移动到大的支气管内被咳出体外。

8. 不能自行咳痰者行气管内吸痰。对颈段脊髓损伤者，必要时行气管切开辅助呼吸。

13.2.6 如何指导脊髓压迫患者进行功能锻炼

1. 保持肢体功能位，防止关节挛缩或畸形。

2. 按摩瘫痪肢体，加强被动锻炼，防止肌萎缩。

3. 训练单个肌肉的动作，降低痉挛状态，减轻由于不活动、肌肉紧张或肩关节半脱位等所致疼痛。

4. 指导或协助患者做关节活动度运动，从近端大关节至远端小关节全范围被动活动患肢关节，并由小到大进行数次的各关节屈伸或旋转活动，循序渐进，以达到最大生理活动范围，可帮助预防患者可能出现的关节僵硬，训练患者的协调性。

13.3 心包积液

13.3.1 心包积液的临床表现有哪些

呼吸困难是心包积液时最突出的症状，严重时，患者可呈端坐呼吸、身体前倾、呼吸浅速、面色苍白、可有发绀。也可因压迫气管、食管而产生干咳、声音嘶哑及吞咽困难。还可出现上腹部疼痛、肝大、全身水肿、胸腔积液或腹腔积液，重症患者可出现休克。

13.3.2 如何对心包积液患者进行评估

1. 呼吸困难是本病最突出的症状，心前区尖锐痛或沉重闷痛也较常见，要重点观察。

2. 评估患者有无不适主诉，密切观察呼吸频率和节律，疼痛性质和程度变化，如有异常及时通知医生处理。

3. 当患者出现面色发绀、呼吸困难、神志丧失，或出现奇脉，脉压降至 20mmHg，外周静脉压 > 13cmH_2O 时，需通知医生进行对症处理，如心包穿刺引流术。

13.3.3 行心包穿刺治疗的心包积液患者护理要点有哪些

1. 术前与患者沟通，了解患者的心理状况，讲解操作的目的、基本过程、注意事项等，取得患者配合，缓解患者焦虑情绪。

2. 术中告知患者如何配合，根据患者的呼吸情况采取舒适坐位或半卧位、低流量吸氧、心电监护；置管过程中嘱患者放松，均匀呼吸，勿咳嗽和深呼吸；严密观察患者面色及生命体征的变化。

3. 术后嘱患者静卧休息，监测生命体征，听取患者主诉，了解患者胸闷、气促症状有无改善及改善程度。

4. 注意观察穿刺点局部有无出血、感染等征象，定期更换敷料。

5. 保持管路通畅，避免引流管滑脱，引流时要确保引流袋的位置要低于穿刺部位，观察引流液的性状、颜色、量，并准确记录，控制引流液的量及速度，注意观察患者有无不适症状。

6. 心包注射给药后，在心电监护下患者平卧或半卧位 5 分钟，确定患者无不适后，让其缓慢更换体位，以便药物在心包腔内均匀分布，同时注意固定导管防止滑脱。

7. 健康宣教：患者活动时应妥善固定引流管及引流袋，避免牵拉导管，防止导管扭曲、受压及滑脱。

13.3.4 心包积液患者应采取何种体位

将床头抬高 60°，取舒适的半卧位或前倾位，卧床休息，尽量减少活动；心包积液合并呼吸困难时，采取端坐位，使胸腔容量最大，同时部分血液滞留在下肢及盆腔，回心血量减少，改善呼吸困难。

13.4 高钙血症

13.4.1 恶性肿瘤患者合并高钙血症的常见原因有哪些

高达 30% 的癌症患者会发生高钙血症，最常见引起高钙血症的原因是肿瘤细胞局灶性溶骨性活动和恶性肿瘤体液改变。此外，还有一些罕见原因可引起恶性肿瘤相关性高钙血症，但只占高钙血症全部病例中的一小部分。如 1, 25 - 二羟维生素 D_3（骨化三醇）分泌型肿瘤，异位甲状旁腺（PTH）分泌型肿瘤等，骨转移给予雌激素或雌激素拮抗药也会引起药物相关高钙血症。

13.4.2 高钙血症的临床表现有哪些

高钙血症的症状与血钙浓度及血钙上升速度有关，症状广泛表现在各器官系统且差异较大，有无症状取决于患者个体性因素，如疾病严重程度、慢性病程的长短、已存在的精神疾病、年龄、是否合并使用镇静药或麻醉药等。起病早期比较隐匿，容易被漏诊或误诊，主要表现如下。

1. 全身症状　脱水，体重减轻，厌食，瘙痒，骨痛。

2. 神经系统和精神病学表现　焦虑、抑郁、沮丧、定向障碍、幻觉、睡眠紊乱、意识不清、反射降低、木僵、昏迷。

3. 心血管系统　Q - T间期缩短、P - R间期延长、心动过缓、心律失常。

4. 胃肠道　症状早期为恶心、呕吐、腹痛，晚期可发生顽固性便秘和肠梗阻。

5. 肾脏表现　多尿和烦渴、急性或慢性肾功能不全。肾功能不全也可伴发高钙血症、远端肾小管酸中毒、肾结石、肾源性糖尿病尿崩症。

6. 骨骼肌肉　无力或疲乏。

13.4.3　高钙血症患者护理要点有哪些

1. 对于胃肠道症状，如恶心、呕吐等较早出现的症状，应给予止吐剂；便秘患者可口服缓泻剂或灌肠，指导患者多饮水，进富含纤维素的饮食，保持排便通畅。

2. 观察患者的神经肌肉系统症状，包括乏力、嗜睡、失眠、反应迟钝、癫痫发作、幻觉甚至昏迷。合理使用防护措施，包括床档、约束带、牙垫、开口器等，避免意外伤害。

3. 骨痛较为常见，需全面评估疼痛部位、性质、强度等因素，了解疼痛原因，遵医嘱指导患者正确服用止痛药。应用阿片类药物需同时使用缓泻剂，并观察有无恶心、呕吐、便秘、过度镇静等不良反应。

4. 用药护理：①水化利尿：遵医嘱快速补液，对于年老体弱或心肾功能不全患者应适当调整补液速度，以免诱发心衰、肺水肿；监测电解质变化，避免血容量过多引起电解质紊乱；观察患者有无水肿、多尿及烦渴，准确记录24小时出入量。②双磷酸盐：观察患者有无头昏、肌肉酸痛、发热等流感样症状及胃肠道反应，有发热症状对症处理。

5. 钙沉积于组织器官，如沉积于皮肤造成皮肤瘙痒，应指导患者切勿抓挠皮肤，穿棉质衣物，外涂炉甘石等皮肤止痒剂；沉积于眼结膜、角膜等造成各种眼部刺激症状，指导患者切勿反复揉眼，应清洁眼内分泌物，遵医嘱外滴眼液治疗。

6. 密切观察患者生命体征及意识情况，监测血清钙、电解质、磷酸盐、尿素氮和肌酐、碱性磷酸酶、甲状旁腺激素及相关蛋白等各项检验结果。向患者及家属讲解高钙血症的常见症状，利于早期发现。

7. 饮食指导：摄入低钙食物，如限制奶制品入量，嘱患者不得自行补充钙剂。

13.4.4 如何指导高钙血症患者合理运动与休息

1. 在病情允许的条件下，应鼓励患者适当活动及功能锻炼，适当活动可减少骨骼的破坏，同时预防卧床使钙进一步动员而加重高钙血症。向患者及家属讲解活动的重要性及注意事项，活动强度及范围应根据患者可耐受的程度循序渐进，活动过程中护士应加强病情观察。

2. 为预防病理性骨折，指导骨转移患者佩戴颈托、腰托等支具，注意调整支具松紧适当，内衬柔软衣物，避免直接接触皮肤造成损伤。对出现病理性骨折的患者应根据具体情况给予固定。

3. 中重度高钙血症且伴有症状的患者应卧床休息，慎防重度高钙血症患者因活动而增加心脏停搏的风险；对意识障碍患者必要时应用保护性约束，避免自伤；对肌无力患者应加床档保护，避免坠床。

第 14 篇　终末期护理

14.1 舒适照护

14.1.1 舒适照护包括哪些方面

舒适照护是通过对护理活动提供生理、心理、社会、灵性等方面的照护以使患者达到愉快舒适的状态；是一种整体护理与个性化护理相结合，并具有创造性的、有效的护理模式。舒适照护涵盖范围极广，在病情许可的条件下，所有的护理活动都要以促进患者的舒适为准。

14.1.2 导致终末期患者不舒适的原因有哪些

1. 身体方面：躯体症状如疼痛、呼吸困难、恶心、呕吐、腹胀、便秘、腹泻、水肿、伤口异味、皮肤瘙痒、疲乏、头晕等；因疾病迁延导致自理能力受限，不能进行身体清洁或被动体位而引起不适。

2. 心理、灵性方面：指心理上的满足感、安全感、尊重感等。如患病后的不公平感，对疾病与死亡的恐惧，不知道家人对自己患病的看法，害怕成为他们的负担，害怕孤独，对治疗效果的担心，对亲人的不舍等；身患癌症之后活着的意义，自己的意愿是否能得到认同，从宗教信仰寻求答案等。

3. 环境方面：休养环境嘈杂、有异味及通风不良等。

4. 社会方面：包括人际关系、家庭、学校、职业等。如治疗带来的经济负担，身体外形的改变，因疾病导致身体或伤口异味而与家人隔离，因疾病而被迫离开工作岗位不能实现自我价值等。

14.1.3 增进患者身体舒适的方法有哪些

常用方法包括：提供舒适的环境；保持舒适的体位；协助患者正确活动；保持身体清洁卫生；保持良好的休息与睡眠。

14.1.4 使患者保持舒适体位的原则是什么

无论患者取何种卧位都要保持头与脊椎呈一条直线，维持患者身体的每个关节都在功能位上。

14.1.5 如何为被动卧位（仰卧位）的患者摆位最舒适

仰卧位是卧床患者最常取的卧位。协助患者平躺，头部距离床头 5～

10cm；用枕头垫高头部、颈部及肩部；用手深入患者的颈部及腰下的凹陷处，若悬空即以小枕支托；在双膝下置一个标准枕支托；在两小腿下置一小枕，双腿外侧可放长圆枕或毛毯卷；床尾置一个长条枕，双足抵住枕头；置小枕于手肘至手腕处，维持患者肩关节及肘关节功能位。询问患者感受，检查各关节及骨隆突处是否受压，在身体悬空处垫上小枕。

14.1.6 如何为被动卧位（侧卧位）的患者摆位最舒适

将患者双手抱于胸前，将对侧膝盖屈曲立起，脚踏放在近侧脚的膝盖旁，扶住患者肩部与臀部，翻向操作者。也可使用翻身单协助患者翻身。接着，放入 L 型枕，长边放在患者后背帮助支托背部维持侧卧，短边夹在双腿中间避免双膝摩擦，较瘦者后面可再多放一长型糖果枕，避免 L 型枕移位。注意脊椎是否呈一直线，完成翻身动作后要拉上床档以预防坠床。

14.1.7 如何为被动卧位（半坐卧位）的患者摆位最舒适

先用床头低床尾高的姿势将患者往床头移位。单人时，可利用从腋下拉枕头的方式或直接拉布中单的方式将患者向床头拉动。双人时，可站在两侧用拉中单的方式往床头移位；或一双手置于肩下，一双手置于腰臀部一同往上移位。将床头抬高呈 30°~50°，将 U 型枕置于患者背后，使膝盖屈曲，置一条形枕于膝下；根据情况，使用合适形状的枕头垫高头部并支托颈部、腰部及手肘；各置一小枕于两小腿下，让足跟悬空；床尾置一个长条枕，让双足抵住枕头；检查各关节及骨隆突处是否受压，在身体悬空处垫上小枕。

14.1.8 如何为被动卧位（俯卧位）的患者摆位最舒适

协助患者俯卧，两臂屈曲放于头部两侧，两腿自然伸直；胸下、髋部及踝部各放一软枕，头偏向一侧。

14.1.9 如何为被动卧位（端坐卧位）的患者摆位最舒适

扶患者坐起，身体稍向前倾，床上置一跨床小桌，桌上放一软枕，注意小桌的高度，不宜过高或过低，以适合患者伏桌休息为宜。将床头摇高 70°~80°，在患者背部放置软枕或靠垫，方便向后倚靠；可根据患者需求将床尾抬高 15°~30°，并支起床档以保证患者安全。

14.1.10 如何协助长期卧床的患者移至床头

1. 准备工作

（1）固定床脚轮。

（2）将病床升高至操作者腰部，如病床不能升降，往上搬的时候要双膝用力而不是腰背部。

（3）做好解释工作。

（4）将各种导管安置妥当。

（5）视患者病情放平床头，床头立软枕，拉起操作者对侧床档。

（6）必要时将盖被折叠至床尾。

2. 移动患者

（1）一人操作：适用于可部分配合的患者。协助患者屈膝，双手握住床头板，也可搭在操作者肩部或抓住床沿（床档）；护士靠近床侧，两腿适当分开，脚趾朝向移动的方向，或跪于床边，这样离患者更近一些；操作者一手托住患者肩背部，另一手放在大腿下托住患者的臀部；在托起患者的同时嘱患者两脚蹬床面，挺身上移。

（2）双人操作：适用于完全不能配合的患者。准备工作同上；患者仰卧屈膝；操作者两人分别站于床两侧，交叉托住患者肩背部和臀部，数到3后一起用力将患者向床头方向移动。

（3）借助翻身单移动：可选用闲置的布单对折后用作翻身布单；把折好的布单放于患者身体下，上、下边缘在大腿中部和肩膀处，使患者双腿弯曲；一人移动时，操作者站于患者床头，面向床尾，抓住翻身单双手分别放在患者肩膀两侧，数到3后一起用力——患者向上用力，护士则向床头方向拉动布单；二人移动时护士站在靠近患者的肩膀和臀部处，分别抓住布单的一侧，数到3时一起用力——患者向上用力，操作者则向床头方向拉动布单。

14.1.11 如何协助长期卧床的患者移至床边

1. 固定床脚轮。

2. 将病床升高至操作者腰部，如病床不能升降，往上搬的时候要双膝用力而不是腰背部。

3. 做好解释工作。

4. 将各种导管安置妥当。

5. 将枕头放置于患者双肩下以利移位。

6. 将患者双手放于胸前，床栏拉起，放置枕头保护患者安全。

7. 分三个阶段移动患者身体至靠近护理人员，由头及颈部开始，接着腰部，最后腿部及脚。

8. 确认身体呈一条直线。

14.1.12　如何协助患者从床上挪到床边椅（或轮椅）上

护送不能行走但能坐起的患者可使用轮椅进行转运。使用前确保轮椅无故障；放置轮椅需将椅背与床尾平齐，椅面朝向床头，尽量缩短轮椅与病床间的距离，固定好滑轮；患者起身前询问并观察患者有无眩晕等不适；扶患者坐起，协助穿好衣裤、鞋袜，嘱患者双手置于操作者的肩上，操作者双手环抱患者腰部，协助患者下床、转身站于轮椅前方，嘱患者用手扶住轮椅把手坐于轮椅中；翻下脚踏板，协助患者将双足置于脚踏板上，可用毛毯或薄被围在患者的颈部，转运过程中要注意观察患者的病情变化。

14.1.13　如何为长期卧床的患者提供舒适翻身

严格掌握舒适翻身的原则，根据患者实际情况变换体位，避免局部长期受压。注意患者安全，预防身体各部位受伤。变换体位时预先与患者沟通，取得患者的理解和配合。

14.1.14　如何满足患者对安静的需求

患者需要一个优雅、安静、舒适的休养环境。衡量声音强弱的单位为"分贝"。声音在 30 分贝以下时非常安静，40 分贝为正常环境，50～60 分贝则较为吵闹。健康人群通常对噪音的忍受力较强，而患者的敏感性增加，适应性较弱，少许声音都会影响患者的情绪，使患者感觉不舒适，产生不安和烦躁情绪，甚至出现眩晕、恶心、呕吐等躯体症状，严重者可能出现脉搏或血压等生命体征的改变。因此，平时照顾者要注意"四轻"，即"说话轻、走路轻、操作轻、关门轻"，为患者提供安静的环境。

14.1.15　患者感到舒适的温度和湿度是多少

病室和居家室温宜保持在 18～22℃，若需沐浴，室温则提高到 22～

24℃，室内相对湿度以55%～60%为宜。

14.1.16　如何预防患者发生机械性损伤

机械性损伤属于物理性损伤范畴，常见有跌倒、坠床、撞伤等。跌倒和坠床是医院最常见的机械性损伤原因。其防范措施如下。

1. 根据患者实际情况护理人员应及时进行跌倒、坠床风险评估，筛查高危人群，并做好警示标记。

2. 对高风险的患者及家属做好宣教工作，嘱患者穿防滑鞋，常用物品应放于容易获取处，以防取用不便失去平衡而跌倒。必要时专人陪护。

3. 根据患者意识状态使用床档或其他保护器具加以保护。

4. 病区地面保持干燥、整洁，保证病室、通道通畅，卫生间、走廊应安装扶手并保持完好。

5. 应用各种导管、器械进行操作时，应遵守操作规程，动作轻柔，防止损伤患者皮肤黏膜。妥善固定导管，保持引流通畅。

14.1.17　如何预防患者发生过敏性损伤

过敏性损伤通常是由于饮食或药物使用不当（如剂量、次数），药物配伍不当等引起。因此，护士应了解患者的过敏史，做好药物过敏史的明确标识，熟悉各种药物的应用知识，严格执行药物管理制度和给药原则；给药时严格执行"三查八对"，注意药物之间的配伍禁忌，密切观察患者用药后的反应等；同时向患者及家属讲解药物和饮食的相关知识。

14.1.18　如何进行有效的口腔护理

1. 能够或部分自理的患者鼓励其自行刷牙，协助准备刷牙器具；对卧床或限制活动的患者，可协助患者取半坐位或将床头抬高。

2. 在口腔护理前后，需要操作者认真洗手，以免因手卫生问题导致细菌进入。

3. 对昏迷患者，给予口腔护理，按照护理技术操作规范全面刷洗牙齿、牙龈、牙间隙和咬合面。也可使用经推荐的漱口液湿润过的洁牙棒，沿着牙齿、牙龈和舌面轻轻擦洗。如果患者咬住牙刷或洁牙棒，请不要松开或试图拉出来。患者的下巴在用力之后会逐渐放松下来，待患者嘴巴放松后再取出。

4. 刷牙时间在每餐后和睡前，建议使用软毛牙刷减少对口腔黏膜的刺激。

5. 如果患者的义齿能够取下，餐后及睡前建议把义齿取下来用牙刷清洁。可使用清水或义齿专用溶液浸泡义齿。如果义齿松动或不合适，可能会引起口腔黏膜损伤，应及时请口腔科会诊矫正。

6. 在刷牙、漱口或口腔护理之后可在嘴唇上涂水溶性润滑剂以保持口唇湿润，避免使用油性产品。

14.1.19 如何选择合适的漱口液

1. 漱口是清洁口腔常用的方法，但不能代替刷牙，漱口应使用不含酒精的漱口液，推荐的漱口液包括：0.9%氯化钠注射液，苏打水，盐水（1/2 茶匙）、小苏打（1 茶匙）和水（4 杯）混合液，复方硼酸溶液等，均可达到清洁口腔及去除异味的功效。避免使用含有酒精的漱口水，因酒精可能使口腔黏膜干燥而引起不适。

2. 对于抵抗力低下的患者可选用漱口液预防口腔感染，推荐的漱口液包括：1%~4%碳酸氢钠溶液，1%~3%过氧化氢溶液，0.02%氯己定溶液，0.02%呋喃西林溶液，2%~3%硼酸溶液等。如口腔合并感染，应根据病原菌给予相应治疗，如细菌感染可用抗生素，如真菌感染可用制霉菌素外涂，如病毒感染应给予抗病毒治疗。

14.1.20 终末期患者沐浴的注意事项有哪些

1. 对于病情较重、卧床、生活不能自理的患者可进行床上擦浴。

2. 沐浴前做好充分评估并向患者解释，告知操作的目的及过程，所需要的时间，需要患者如何配合，询问患者是否如厕，如有家属陪伴可以共同完成。

3. 环境准备：拉上隔帘，维持独立空间，保护患者隐私；关闭门窗，调整室温至 22~26℃；将热水桶、污水桶放于床旁适宜的位置，移开桌椅，备好脸盆、水（脸盆盛水量约 1/2~2/3，放于床旁桌或椅子上）、毛巾、肥皂；协助患者平卧，以浴毯或大单代替盖被，并将盖被折至床尾。

4. 清洗过程要动作轻柔，从头到脚，从上到下，由内向外，从远侧到近侧，具体擦洗顺序：面部－颈部－胸部－腹部－背部－下肢－足部－会阴部。注意保暖，尽量减少暴露时间，以免受凉。

5. 操作时动作轻柔，减少翻动次数，运用节力原则，通常于 15 ~ 30 分钟内完成擦浴。

6. 擦浴过程中要注意观察患者病情变化及皮肤情况，如出现寒战、面色苍白、脉搏加快等症状应立即停止擦浴，告知医生给予处理。

7. 擦浴时注意保护患者隐私，尽可能减少暴露。

8. 擦浴时注意保护伤口和管路，避免伤口受压、管路打折或扭曲。

14.1.21　如何做好终末期患者的排泄管理

1. 随着病情加重，患者的尿量会逐渐减少，这主要因为肾脏功能减退、摄入量减少，也可能与使用部分药物有关；有时可能出现尿潴留或尿失禁；在最后阶段，尿量会越来越少，甚至无尿。在疾病末期，由于患者意识不清，难以说明尿液潴留引起的不适，但可能会表现为烦躁不安，因此，需要主动评估，查看膀胱充盈情况，必要时可给予导尿。如患者尿失禁可使用看护垫、尿不湿等，保护会阴部皮肤的清洁。当尿量变少时，要告知家属这是患者濒死期正常的生理变化。

2. 终末期患者因肠道运动功能减弱，粪便堆积、干结于肠道内而发生便秘，应以预防为主，包括饮食、饮水等肠道管理措施。如患者应用阿片类药物止痛应同时服用缓泻剂预防便秘，以保证患者肠道通畅。一旦出现便秘应合理使用缓泻剂，以保证 2 ~ 3 天排出一次成形软便为宜。

14.2　濒死期护理

14.2.1　如何判断终末期患者进入濒死期

患者表现为严重的虚弱无力感，憔悴的外观，越来越嗜睡或躁动不安，由口摄食越来越困难，注意力越来越差，方向感渐失，全身皮肤黏膜干燥、颜色晦暗，肢体冰凉。濒死期常见症状有疼痛、临终喉鸣、躁动、谵妄、排泄紊乱等。

14.2.2　濒死期患者的护理要点有哪些

1. 做好舒适照护，保证患者清洁舒适。

2. 积极控制各种躯体症状，提高患者生活质量。

3. 关注患者的心理、社会、精神痛苦，评估其意愿，满足其需求。

4. 指导家属陪伴，表达情感，告别。

14.2.3 濒死期患者躁动/谵妄的特点有哪些

患者出现谵妄往往表现为意识混乱，定向力障碍，包括时间、地点、人物的认知异常；可能出现紧张、恐惧、躁动不安、行为冲动、言语杂乱无章、喃喃自语，或对空搏斗、惊恐逃跑，甚至有攻击行为；可能出现幻觉，内容多为逼真、鲜明、生动的形象。

14.2.4 濒死期谵妄患者的护理要点有哪些

1. 加强患者的心理和生活护理，及时满足患者的需要，允许家属专人陪护。

2. 将患者安置于安静、安全的环境中，减少外界刺激，白天保持明亮光线，夜间减少光源。

3. 保护患者避免伤害他人或自己，可以让患者带上保护手套，尽量避免四肢约束。

4. 准确、及时给予药物治疗。

5. 密切观察意识变化，详细记录。

6. 避免对患者使用刺激性语言。

7. 指导家属陪伴，给患者安全感。

14.2.5 临死觉知指的是什么

临死觉知是患者死亡过程中的一个重要组成部分。生命终点何时到来没有人能够确切给予答案，但一些癌末期患者就在临近死亡的那一刻会清楚意识到自己将命不久，会透露一些信息或表现情绪的变化，这种对死亡的知觉，称为临死觉知。

14.2.6 如何促进家属理解患者临死觉知传递的信息

1. 指导陪护者注意倾听濒死患者所说的每句话和每件事情。遇到不解的状况时，要用温和的语气询问，并耐心地等待回答，不要催促、勉强和猜测。

2. 不论患者说话多荒谬或偏离现实，都要接受，不要试图改变或反驳，否则会让患者感到孤立和挫折，从而不再愿意交流。

3. 照顾者尽量不错失任何一个讯息，同时要注意各种关键意义的表达，并注意分析接收到的每个讯息，尽力达成其心愿。若不知道该说什么，就什么都不说，陪伴、倾听、用肢体语言表示对他的关心。

4. 如果获得的是"何时才能让我走得平静"等讯息，不可忽视，因为此刻他正要求你为他做某件事情。要尽量想办法完成并随时告诉他。当无法完成时，也应坦白告知真相，并帮助应对失望情绪。

5. 若获得的是"将在何时离开"，就需考虑濒死者是否希望有人陪伴，则要允许家属陪伴在旁。

14.2.7 濒死期生命体征常见的变化有哪些

心血管系统的变化随心脏功能减弱而改变，从而造成脉搏次数增加、减弱或不规则；血压降低；心脏及肺功能不良导致远端肢体发绀；皮肤湿冷、色素沉着；全身冷汗、水肿；部分患者出现发热。临终前的呼吸型态通常会浅而费力，出现呼吸暂停的频率也会增加，且出现陈 - 施式呼吸型态（Cheyne - Stroke respirations）。

14.2.8 临终喉鸣的原因及处理要点是什么

临终喉鸣主要是由于濒死患者喉头肌肉松弛无力，无法将聚集在喉头部的口腔分泌物吞咽或排出，呼气的同时震颤喉部肌肉而发出"呼噜呼噜"类似痰音的噪音。这样的声音十分明显，常困扰着家属，让他们感到焦虑。处理原则如下。

1. 向家属解释清楚这类声音为患者濒死阶段正常现象，并不会引起患者的不适，不影响呼吸，且并非痰液阻塞，吸痰并不能改善症状，反而会增加患者的痛苦。

2. 协助患者采取舒适体位，有些患者取侧卧或半坐卧位，可让音量有所减轻。

3. 可遵医嘱使用一些抗胆碱或激素类药物。给药的同时评估药物作用、症状改善情况及副作用。

14.2.9 濒死期感觉异常的原因及护理要点有哪些

濒死期患者的视力会下降，瞳孔对光反射迟钝，眼睛呈半开状，有时眼球上会覆盖类似水样薄膜物质，看起来像透明玻璃球，临床上称为眼球结膜水肿，有的称为翼状膜或荔枝膜，但听觉依然存在。此时建议护理上应注意：保证患者安全，预防跌倒、坠床及因视觉改变导致的各种意外伤害；保持病室内环境的光线适宜；鼓励家属多与患者沟通，表达对患者的关爱。

14.2.10　濒死期患者吞咽功能减退拒绝进食时应该怎么做

很多临终患者会逐渐出现食欲不振，由于此时患者全身基础代谢率降低、身体需求量少，因此患者并不感觉饥饿，但大部分家属会十分紧张，担心患者会因为未足量进食导致营养不良，甚至要求管饲给食或肠外营养。医护人员应理解家属的这些行为都是爱的表达方式，需要与家属沟通并进行专业讲解，告知在濒死期的患者给予过多营养反而会增加其身体负担。

14.2.11　濒死期患者排泄功能和皮肤会发生什么变化

1. 濒死患者由于肾功能衰竭，表现为尿少而颜色深，甚至尿失禁或尿潴留。在疾病末期，由于患者意识不清，难以说明尿液潴留引起的不适，常表现出烦躁不安，因此，应主动评估，及时查看膀胱充盈情况，必要时可给予导尿。当尿量变少时，告知家属这是患者濒死期正常的生理变化。

2. 濒死期患者由于胃肠道蠕动减弱，气体积聚于肠胃，患者常感到腹胀或恶心。由于肛门及膀胱括约肌松弛，患者出现大、小便失禁。

3. 终末期患者因摄入减少导致皮肤黏膜干燥，肤色晦暗。

14.2.12　如何能够准确判断患者死亡临近

常见死亡临近的征兆包括：意识呈现嗜睡至昏迷；不正常的呼吸型态；有嘈杂的呼吸音；血压和脉搏越来越难测量；肢体越来越冰冷及发绀；对外界的刺激反应会越来越慢；目光呆滞没有焦点。

14.2.13　如何促进临终患者平静、有尊严地死亡

护理人员应与家属一起，主动倾听患者的心声，同理他们心中的难过与不舍，陪伴他们回顾人生，了解其未完成的心愿和事务，肯定其人生的意义。在任何护理操作时尊重患者的意愿，体现出充分的尊重，维护其尊严，让患者安详离世。

14.2.14 当患者进入濒死期，如何为家属提供支持

安宁疗护强调患者及其家属都是照护对象。当患者进入濒死期，医疗护理团队要告知家属接下来患者有可能出现的症状以及治疗护理措施，在执行各项处置之前充分沟通。家属因为连续陪伴患者会产生一定的压力，对此护理人员需要提供帮助。例如：建议家人轮流照顾，以减轻体力、健康状态的负担；很多家属从未经历过临终患者的照护，对于亲人的离世以及离世后应该做的一无所知、手足无措，此时应该告知家属后事的准备以及相关内容；对家属而言，倾诉很重要，护理人员应陪伴、倾听、同情他们的哀伤以及照顾患者的感受，理解他们的辛苦，帮助家属寻找陪伴患者的意义与价值。

14.2.15 尸体料理时应注意些什么

1. 拉上隔帘或屏风，维护逝者的隐私，减少对同病室其他患者情绪的影响。

2. 请家属暂离或共同进行尸体护理。

3. 确保患者仰卧，并用枕头把头部略微抬高，使用大单或薄被遮盖尸体。

4. 清洁面部，如有义齿将义齿放回到患者口中，帮助患者闭上口眼，若眼睑不能闭合，可用毛巾湿敷或于上眼睑下垫少许棉花，使上眼睑下垂闭合。嘴不能闭紧者，轻揉下颌或用毛巾卷起来放在下颌之下以保持颌骨闭合。用血管钳将棉花垫塞于口、鼻、耳、肛门、阴道等孔道。动作尽量轻柔。清洁全身，拔除各种导管，胸腹腔引流管在拔除前尽量放出引流液，缝合伤口用辅料覆盖。

5. 为逝者穿上衣裤，填写身体识别卡，通知太平间。

6. 家属需陪伴逝者至太平间安置尸体，并与太平间工作人员商量尸体放置及火化事宜。

14.3 心理、社会、精神支持

14.3.1 对终末期患者，需要评估哪些心理、社会、精神因素

随着疾病进展，患者进入终末期，会出现许多心理情绪反应，主要表

现为：否认、愤怒、抑郁、恐惧、孤独、内疚、失落、担忧、退缩孤立、绝望、自杀倾向等。主要社会需求包括：医疗照护、日常生活照顾、经济援助、家庭关系、社会支持、亲友的关心、子女或老人的照顾、完成未竟的事宜等。此外，还有对信念感到质疑、失去尊严、失去希望、无法释怀等灵性困扰。

14.3.2　如何告知患者坏消息

首先要评估患者是否有获知信息的愿望以及既往应对危机的能力，根据患者的期望和信息需求来决定沟通的内容，不宜多于他们想知道的信息。如何告知晚期癌症患者坏消息，不仅仅是告诉，更重要的是怎样告诉，撒谎和毫无准备的行动都是有害的。沟通技巧应用恰当可以使医护人员成为患者最好的支持者。如果不带有任何感情地叙述事实，或态度和蔼但很难过，或将坏消息混杂在近期的检查和治疗计划中，效果都不理想，患者可能会表现出震惊、疑虑或绝望。在临床中，强调温和、理解和移情的重要性，并选择合适的时间和地点，方便患者自由提问和表达感受，从患者的角度来考虑他的感受，知道什么时候该说话和什么时候该倾听，给患者足够的时间来宣泄情绪；不要回避患者提出的问题，允许患者提出观点和参与决策；给予确切的、实际的、个体化的建议而不是模糊的简要建议。常用的技巧有：倾听、共情、认同、鼓励、发现问题、反馈、提开放性问题等。

14.3.3　如何应对患者的否认情绪

当患者得知自己患了癌症、病情加重或进入到临终阶段，通常第一反应是否认，表现出不相信、怀疑诊断的真实性或多处求医试图否定先前的诊断，接着会慢慢平静下来，半信半疑，尝试接受，也可能采取隔离机制代替防卫机制保护自己。患者何时能度过否认期，取决于如何得知实情、既往应对压力的经历和方式。医护人员应理解这是患者正常的防御性反应，给他们时间去接受，不要勉强他们谈论病情或死亡，也不要强化否认反应。陪伴和耐心倾听很重要。

14.3.4　如何应对患者的愤怒情绪

医护人员应耐心倾听了解引发患者愤怒的原因，例如原来的生活秩序被打乱、家庭角色发生改变、疼痛导致活动受限带来的挫败感和无助感、死亡临近带来的恐惧等。作为医护人员和家属应理解、尊重和包容，让他们感受到被理解、被关怀，同时鼓励患者参与自我照顾，在参与的过程中感受到自己存在的价值，有助于患者恢复平静和理智。

14.3.5 如何判断患者出现精神（灵性）困扰

癌症可以发生在不同年龄、不同阶层、不同经历、不同社会地位的任何人群当中，每个患者的灵性困扰也就大相径庭，当这些人一经面临即将离世现实的时候，会出现各种灵性困扰，包括：来自躯体、心理、精神等方面的痛苦；失去尊严；对亲人、对生命、对世界、对拥有的不舍；不甘心；不放心；失去希望；对死亡情境及死后世界的未知等，这些都是灵性困扰，需要医护人员准确识别。

14.3.6 如何回答患者提出的"我是不是要死了"的问题

很多患者会问："我是不是要死了"或者是"真希望能有安乐死"，问这样问题的患者有的已经在心理上做好了各种应对措施，他们希望和医护人员探讨自己的病情，希望知道真实的答案；而有的患者在心理上并没有做好接受坏消息的准备，只是试探，希望医护人员的回答是否定的。因此，医护人员首先应判断患者的真实意愿，可以向患者提问题"你为什么这样想？""为什么希望安乐死？""为什么觉得自己要死了？"，用这样的问题评估他们是否已经做好了心理准备。有的患者会说出一些理由，例如感觉自己症状加重、身体状况日渐衰弱等，医护人员则应坦诚回答，恰当应用沟通技巧如实告知患者当前的疾病状况，引导他们接受和面对，通过沟通，评估患者的希望和绝望，应用循证措施帮助终末期患者重拾希望，维持希望。通过积极控制症状，提供身、心、社、灵的全方位照护，促进患者在生理、心理、社会和精神方面达到完好状态，让最后的生命阶段过得舒适、充实和圆满。

14.3.7 当患者说"活着没意思，真不如死了"时，应该如何处理

引导患者回顾人生，找寻生命的意义，建立积极的应对方式。通过这样的方式增强自我控制感，在当前的健康状况下制定现实可及的目标，并协助其获得必要的资源，将大目标分解成小目标去逐一实现，帮助患者达

成目标和完成心愿。有的患者书写博客、微信等,记录自己生命的印记并与他人分享,以减轻孤独感并启发他们;有的患者通过笔记、卡片、视频留下嘱托,特别是即将离世的父母对年轻的孩子,遗嘱捐赠也是一种体现意义的形式,包括器官捐赠、财物捐赠等;有的患者为自己设计葬礼,通过仪式和悼文再现生命的价值,并将要表达的情感和内容传递给他人。医护人员应鼓励和协助患者完成,但要注意不要勉强他们去做自己不情愿的事情而成为一种负担。

14.3.8 如何评估与减少自杀的风险

患者面对无法治愈的疾病、无休止的治疗、身体形象的改变、沉重的经济负担等是不是消极、绝望、悲伤或者沉默,甚至出现自杀倾向。面对这样的患者,医护人员要和其建立信任性关系,要肯定患者的重要性,挖掘与肯定其生命的价值和意义,引导患者表达各种负面情绪,在患者表达负面情绪时,不要着急去打断或者是纠正,更不要喋喋不休地说教,而是鼓励表达、真诚倾听。对问题不急于提供解决方法,而是通过倾听了解问题之所在,以点头、示意的方式来表达你的理解和关心。尽量试着站在患者的角度考虑问题,恰当应用共情,理解和认同患者的感受,并将你的理解表达出来,从而引起共鸣。在这个过程中,协助患者维持希望,维持希望并不是要劝患者尝试无谓的治疗,而是权衡利弊,如不能根治,可通过缓解症状,提供心理、社会、精神支持,提高其生活质量,让最后的生命阶段过得舒适、安详,从而尊严离世。

第 15 篇　对主要照顾者的支持

15.1 概述

15.1.1 应如何判定主要照顾者

照顾者（caregiver）是指负责照顾和看护弱势群体的人。近年来，国内外专家对主要照顾者的定义主要为：①具有照顾责任但在照顾过程中不取酬劳的人；②同患者生活在一起，照顾患者的生活起居及处理医疗相关问题的主要亲属；③患者的家庭成员，包括父母、配偶、子女和兄弟姐妹，且与患者同住。目前绝大多数的照顾责任主要由亲属承担，部分由护工、保姆等非家庭成员承担，可见家庭是患者基本也是最主要的社会支持体系。

15.1.2 对主要照顾者的支持主要包括哪些方面

对主要照顾者的支持主要包括提供信息支持；帮助主要照顾者应对情绪反应，接纳疾病；促进主要照顾者与患者之间的坦诚沟通，鼓励患者知情和自主决策；指导主要照顾者参与患者的护理；为主要照顾者提供社会、家庭支持。

15.1.3 对主要照顾者提供支持的原则包括哪些

以家庭为中心的照顾是姑息护理的一个基本原则，终末期的患者处于整个家庭系统之中，患者的疾病影响整个家庭，反过来家庭成员的反应也影响着患者。治疗性的护患关系以及护士与主要照顾者之间的关系是以家庭为中心的姑息护理的重点。恶性肿瘤长期的慢性病程、反复的治疗过程、不容乐观的预后等，给患者带来身体及精神上的痛苦，其主要照顾者也承受着难以解脱的压力，会产生无助、无奈、焦虑、抑郁、恐惧等心理不适，这种不适如得不到及时疏导，可能会导致严重的心理问题。如果患者希望最后的阶段在家庭里度过，主要照顾者的责任就更为重要，护士要理解他们的感受，关注他们的需求，及时给予支持和辅导，对主要照顾者的支持应从患者疾病诊断开始直到患者离世后整个居丧期。

15.2 主要照顾者的需求

15.2.1 主要照顾者的压力主要来自哪些方面

主要照顾者的压力主要为经济方面、社会功能、心理负荷及身体负荷。照顾者的心理、精神压力表现在知道实情后表现出震惊、否认、恐惧等情绪反应，自己难以接受坏消息的同时又担心患者知道实情后思想负担重、难以承受、不利于治疗等，从而不愿意告诉患者实情，但是在隐瞒的背后他们又承受着巨大的心理压力和精神上的痛苦。

15.2.2 主要照顾者的需求主要在哪些方面

首先，恶性肿瘤的治疗周期较长，主要照顾者是患者的主要陪伴者，他们需要了解患者的疾病诊断、疾病分期、治疗计划以及疾病预后的相关知识；其次，主要照顾者在患者全程诊治中发挥作用，特别是在治疗间歇期、治疗康复期或终末期居家照顾阶段，承担着陪伴和护理的主要任务，他们需要更多地参与和承担照顾任务的护理知识和技能；第三，主要照顾者承受着巨大的心理精神压力和痛苦，包括对患者的信息需求不知道如何告知，尤其是坏消息，面对情绪变化不知道如何沟通和应对等，他们需要心理、社会支持和辅导。

15.3 对主要照顾者的支持措施

15.3.1 如何帮助家属应对患者疾病终末期

主要照顾者的心理情绪反应是随着患者的疾病诊断、治疗、进展、康复或临终这样的发展过程动态变化的，同时也随着患者在不同阶段的情绪反应而波动。医护人员应及时评估主要照顾者的心理、情绪反应和需求，根据具体情况给予支持和辅导。例如，疾病诊断初期，医护人员应帮助主要照顾者尽快走出否认期，引导患者面对和接受疾病，尽早进入规范化治疗路径。当疾病进展，治愈性治疗不再起效的时候，医护人员应告知主要照顾者，并应用专业知识和沟通技巧引导和支持他们适时转换治疗阶段，与患者一起共同做出符合患者利益的决策。当亲人即将离世，主要照顾者感受到即将分离的失落和悲伤时，医护人员应给予足够的关注、陪伴，鼓励主要照顾者诉说，耐心倾听他们的感受，以同理心回应，给予正确疏导，使家属的内心压力得以释怀。

15.3.2 给主要照顾者提供的信息支持包括哪些方面

1. 患者疾病治疗及预后相关信息　对于照顾者来说，他们最迫切想了解患者的疾病诊断、分期、治疗计划以及预后。这些信息可以帮助他们对自己和患者的后续工作、生活和治疗的安排做好应对和准备，包括家庭角色的转变、经济来源、对治疗费用的可负担程度、对家庭其他成员如父母和子女的照顾与安排等。此外，主要照顾者了解这些信息也可以为患者在不同阶段的诊治护理中提供更好的支持和照顾。

2. 参与护理的相关知识和技能　有调查显示，主要照顾者在面对癌症患者伴发疼痛时多表现出担忧、害怕、紧张、着急、无助的心理。另有研究表明，照顾者的自我效能越高，心理压力越小，消极情绪越少，积极情绪越多。恶性肿瘤的治疗周期较长，主要照顾者在患者全程诊治中发挥作用，特别是在治疗间歇期、治疗康复期或终末期居家照顾阶段，主要照顾者承担起陪伴和护理的主要任务。他们需要更多地参与和承担照顾任务的护理知识和技能，包括患者的饮食、起居、清洁、舒适、安全的照顾、卧床患者的皮肤管理、造口护理、中心静脉管路的维护、伤口换药、肠内营养、引流管的观察与护理、疼痛、恶心、呕吐、便秘、呼吸困难等症状的预防和处理等。

15.3.3 为主要照顾者提供信息支持时应注意什么

主要照顾者在患者的全程诊疗过程中起到陪伴和支持的作用，因此他们对患者的疾病、诊疗、康复等信息的了解有助于其更好地发挥上述作用。医护人员不但要尊重患者的知情权，同时也要关注主要照顾者对疾病诊疗信息的需求，准确评估和识别主要照顾者的信息需求，与患者和主要照顾者均保持连续、开放的沟通，及时告知疾病的诊断、分期、发展、合并症、预后等信息，让他们都能够了解当前的疾病状况，保持获得的信息一致，以便患者和家属共同商量做好关于各自的工作、生活和照顾等方面的安排。治疗过程中及时将治疗计划、用药信息、疾病发展、病情变化等信息与患者和照顾者沟通，以取得他们的理解和配合。在讲解相关知识时，根据照顾者的文化水平接受程度的不同，用通俗易懂的语言讲解，可结合口头和书面的材料，由浅入深，提供准确和实用的信息，针对照顾者的顾虑和担忧及时并给予个体化的解释和辅导。

15.3.4　对于向患者隐瞒实情的家属应如何沟通

医护人员应主动与主要照顾者沟通，让他们理解隐瞒实情给患者带来的种种弊端，不再阻拦医护人员告知患者实情，并从患者的权利和感受出发与他们进行坦诚沟通，让患者感到主要照顾者是他们最有利的支持者，才能够共同面对疾病和各种困境。同时患者与主要照顾者的坦诚沟通可消除患者对疾病的不确定感，有助于增进彼此的理解和情感沟通，消除以往的隔阂及减轻内疚和哀伤，表达彼此对对方的爱和嘱托，协助患者达成心愿，使他们在有限的时光过得无憾。此外，随着疾病进程进行连续、开放的沟通可以让患者实时了解自己的情况，减少猜疑和困惑，也有时间和机会为自己的工作、生活和其他事务提前做好安排。告知患者实情的过程最佳方式是召开家庭会议，在告知实情的过程中强调温和、理解和移情的重要性，应选择合适的时间和地点，方便患者自由提问和表达感受；从患者的角度来考虑他的感受，知道什么时候该说话和什么时候该倾听；给患者足够的时间来宣泄情绪，不回避患者提出的问题，允许患者提出观点和参与决策；给予确切的、实际的、个体化的建议而不是模糊的简要建议。

15.3.5　对于预期性悲伤的照顾者应如何沟通

在临床工作中，有的照顾者会说"想到他过几天就有可能永远地离开我了，以后再也看不到他的身影，听不到他说话，再也没有一个人可以听我说说心里话了，心里就特别难受"，这就是预期性悲伤，实际上，这种悲伤从诊断癌症就开始了，只是到了患者临终阶段表现得格外严重，癌症患者从出现临终征兆近入濒死期到临床死亡这一过程通常有一段时间。实践中发现，在这一阶段对其主要照顾者实施健康教育，包括相关疾病知识及心理压力疏导，可以有效降低患者照顾者的焦虑水平，及时评估照顾者的悲伤程度，鼓励照顾者倾诉，多陪伴患者，和患者沟通交流，分享内心的悲伤感受，谈论有关死亡的感觉或彼此安慰鼓励。医护人员适时提供关于疾病的治疗和转归，以及持续的病情变化信息，并及时提供心理情绪的支持，对于预防和减轻丧亲后的悲伤，顺利度过悲伤期非常重要。

15.3.6 如何帮助照顾者处理家庭照护中的各种压力

医护人员应及时评估主要照顾者的负担和需求，提供照顾技能的培训，提供情感支持，建立家庭支持服务系统，帮助照顾者处理家庭照护中的各种压力，在生理、心理、精神、社会方面提供更多的帮助和关怀。它包括：提高对疾病、治疗、康复或临终的认知水平，有效应对负面情绪；指导主要照顾者统筹安排时间，学习放松训练、释放压力，提高心理调试能力和自我照顾能力；通过搭建社区或信息平台，为主要照顾者提供支持和帮助，告知主要照顾者遇到困难时应采取什么样的措施，通过何种途径可以获得帮助等，加强三级医院和基层医院的转诊扶持机制，提高基层医院提供居家照顾的能力，也可根据患者的疾病阶段采取住院与居家交替提供照顾，由此减轻主要照顾者的负担和压力。

15.3.7 当患者死亡临近时，如何与主要照顾者沟通帮助其应对

应尽早提醒家属，要趁患者尚有体力及意识清楚之际，把握时机与患者进行沟通，以了却患者未了的心愿。家属可以抓住各种机会肯定患者的生命价值，对他的付出表示感谢，对他的错误表示宽恕。另外，患者也记挂家人及家人日后的生活安排，在可能的条件下，家属应尽量满足患者的要求，使患者对家人和家事放下心来。此外，患者也许会谈到自己身后事的安排，如房产的归属、存款和有价债券的分配、病危时的医疗处理、丧葬仪式及墓地的选择等。医护人员一定要嘱咐家属，对患者所说的话不制止、不压抑、不打岔，患者倾诉衷肠后内心往往会得到极大的满足。同时鼓励家属向亲人表达情感，对自己过去和他共度的人生心怀感恩，说"谢谢你"，对自己过去所犯的错误表示歉意，说"对不起"，并对挚爱的人告别，说"再见"。如此的道谢、道歉及道别能使患者的思想境界得到升华，平静、安详地辞世。

15.3.8 面对濒死期的患者，如何使家属和患者都不留遗憾

主要照顾者应注意倾听濒死患者所说的每句话、每件事情。遇到不解的状况时，要用温和的语气询问，并耐心地等待回答，不要催促，不要勉强和猜测。不论患者说话多荒谬或偏离事实，都要接受，不要试图改变或反驳，否则会让患者感到孤立和挫折，从而不再愿意交流。照顾者要尽量

不错失任何一个讯息，同时要注意各种关键意义的表达，并注意分析接收到的每个讯息，尽力达成其心愿。若不知道该说什么，就什么都不说，陪伴、倾听、用肢体语言表示对他的关心。

在患者濒死期为了使患者及家属均不留遗憾，应通知家属死亡已经临近，提醒家属通知亲属和朋友及时赶到，指导家属做一些必要的准备：如寿衣、对患者有意义的物件，家属希望陪伴亲人的物品、照片等，允许家属亲近患者，告诉家属可以坐下来，陪伴患者，给其勇气去面对即将到来的死亡。在这个过程中，主要照顾者应尊重亲人的意愿，允许患者参与决策过程，同时充分表达自己的情感，道谢、道歉、道爱、道别。

15.4 居丧辅导

15.4.1 如何引导患者家属面对即将到来的居丧期

面对和接受亲人即将离世的事实，在有限的时间内陪伴、倾听，帮助亲人达成心愿，并遵照他们的意愿安排殡丧仪式和处理相关事务。这不仅仅是对患者的关怀和照顾，家属在这一过程中更能够获得安慰和平静，也为自己即将到来的居丧期间应对悲伤做好准备。

15.4.2 在亲人去世后，居丧者会出现哪些反应

丧亲以后，居丧者会表现出一系列悲伤反应的表现，如果居丧者正常的悲伤被压抑或被阻止，可能在无法控制的状况下，出现难以处理的复杂悲伤。因此，护士首先理解悲伤的表现形式和程度各不相同，不同阶段也不尽相同，能够识别居丧者的正常的悲伤反应，及时评估他们的需求辅导与咨询最终的目标，不是被依赖，而是调动居丧者自我疗愈的能力，能够面对和处理生命中的问题，与逝者进行一场真正的告别，可以怀念，但需面对和接受亲人离世的事实，正确处理各种情绪反应，重新投入新的生活，而不是沉浸在痛苦中不能自拔，甚至无法正常生活和工作。

15.4.3 如何区分失落和悲伤

失去是指某种关系或财物的缺失，而失落是一种源自"失去"带来的情绪或感受，常伴随着悲伤反应以及哀悼的情感表达。对于不同的人而

言，失去同样的东西可能会产生不同的影响，这取决于他们之间关系的密切程度，每一次失去对于个人的影响程度都不同。

悲伤是一个人在可能失去对自己有意义、有价值的人或事物以及失去之后的心路历程。每个人都生活在一个家庭里，家庭成员的离去，会给整个家庭系统带来负面影响，如：失去父亲后就不再是某个人的女儿了，没有办法扮演女儿的角色了。当死亡来临时，生者感受到的悲伤不仅仅是痛苦的表达，更是对与逝者曾有过的共同生活的缅怀。这些感受可以表现为愤怒、沮丧、孤独、悲哀、愧疚、遗憾、平静等。

15.4.4 正常悲伤的表现形式有哪些

1. 生理方面的表现　丧亲之后，悲伤者会感到持续20~60分钟身体痛苦的感觉、喉咙发紧、呼吸困难、频繁叹气、腹部觉得空空、肌肉无力并有心痛、紧张的感觉。有调查表明，丧亲后的6个月内，居丧者生理方面的症状较多，如抑郁、神经质、持续恐惧、头痛、眩晕、失眠、食欲不振、消化不良、呕吐、胸痛等。

2. 情绪方面的表现　居丧者可表现出忧郁、悲伤、痛苦、困难和负担的减轻、愧疚感、愤怒、否认甚至精神问题。有的会出现不断"找寻"逝者的行为，或没完没了地谈论逝者和濒死时的情况。

3. 认知方面的表现　居丧者可表现出不相信，尤其是死亡发生的很突然的时候，感到困惑，思绪混乱，注意力不集中或健忘等；全神贯注于逝者濒死的过程，强迫性思念，逝者受病痛折磨和濒死的场景总是在眼前；不肯承认亲人已经死亡的事实，仍希望逝者会回来，尝试用各种方法和逝者相见；并经常梦到逝者，对逝者的照片全神贯注地凝视，视觉、触觉、嗅觉、听觉产生短暂幻觉。

4. 行为方面的表现　居丧者可表现出失眠或惊醒，食欲不振或亢进、恍惚、心不在焉、远离人群、叹气、哭泣、持续地过度活动、工作受损，避开逝者的遗物回避想起逝者，接近逝者生前去过的地方找寻有关逝者的记忆。

15.4.5 复杂性悲伤有哪四种类型

1. 慢性悲伤　特点是正常悲伤反应不消退，持续很长一段时间。
2. 延迟性悲伤　特点是居丧者有意或无意避免失落的痛楚，正常的悲哀反应被抑制或推延（例如拒绝和别人谈及悲伤，对逝者的一切后事都不感兴趣）。有的对逝者仍不放手，徒劳地想留住逝者。

3. 夸大性悲伤　是一种严重的悲伤反应，可能会导致噩梦、过激行为、恐惧感甚至出现自杀倾向。

4. 隐性悲伤　是指居丧者并没有意识到由于失落而导致其正常的生活受到干扰，例如每天沉浸在对逝者的追忆中而不去工作、不参加社会交往活动。

15.4.6　悲伤反应的四个阶段是什么

悲伤是有阶段性的，通常分为四个阶段。第一阶段：最初得知失落。个体意识到重大丧失已经发生而采取的正常反应，常见的反应有震惊、麻木、混乱、不相信等。第二阶段：面对失落，感到心痛。常见的反应有难过、愤怒、遗憾，甚至会出现罪恶感和愧疚感，认定这一事件与自己有关，例如：年轻的胃癌患者因为肿瘤进展，其母亲一直自责没有好好地照顾女儿的饮食而至患病。第三阶段：绝望。对正常生活失去兴趣，感到生活失去了意义，居丧者通常表现出沉默、孤独、悲哀、无助、空虚、虚弱等反应。这个时期是很痛苦的，因为所有的支持仪式都结束，支持者逐渐离开，最后要独自面对。第四阶段：重新调整和恢复正常生活。居丧者可表现出需他人帮助，开始与他人交流和表达，逐渐恢复到正常生活。

15.4.7　面对急性悲伤期的居丧者，应该如何进行悲伤辅导

丧亲之后，居丧者会出现一系列的急性悲伤反应。有的居丧者会出现晕厥、心脑血管意外等急症，因此，提前评估居丧者的健康状况是必要的。这时，护士应将处于急性悲伤期的居丧者安排到安静的房间，陪伴和抚慰是对他们最好的支持，一个紧紧的拥抱可能比任何言语安慰都更有用。做好倾听者，不对居丧者所表达的情感进行对错、好坏的评判。在为居丧者提供支持时，一个基本的原则是不要让当事人压抑自己的感情，或者要求他们"坚强"和"勇敢"。由丧失引发的激烈情绪和消极想法可能不是人们所希望看到的，但在居丧的世界中，他们是合理的，等悲伤的居丧者平静下来以后，向居丧者解释死亡是每个人的终点，是无法避免的自然规律，使居丧者形成正确的认识，帮助居丧者走出对死亡的认识误区，提高居丧者的心理承受能力，并告诉他们"我们已经尽力了，您也已经尽

力了"，以减轻家属愧疚和自责的感觉，在遗体护理过程中，尊重患者和家属的生活习俗和宗教信仰，尽量满足居丧者的心理需要，允许逝者的亲属或朋友参与，认真地按照操作规程做好遗体护理。帮助居丧者接受"逝者已逝"的事实，给他们表达对亲人尊敬和爱的机会，有条件可参加逝者的葬礼，在葬礼上向逝者告别，这也是一种通过社会仪式达到缓解悲伤的途径。

15.4.8 如何识别正常的悲伤反应，并及时提供辅导和支持

失去亲人后的几天，居丧者经历着悲伤的痛苦，痛苦的程度和表达方式各不相同。护士应认真倾听，鼓励丧亲者充分表达感情和感受，而不是只与对方说"节哀、保重"而已。恰当应用非语言共情技巧，陪伴、倾听和鼓励居丧者表达悲伤，以同理心回应他的情绪反应。可以紧握着他们的手，并恰当应用沟通技巧让家属毫无保留地倾诉内心的痛苦，可以与他们一同回忆与逝者生前共同经历的事情，并表示理解。有的居丧者可能会出现一些寻找行为，希望回到熟悉的场所重新体会与逝者生前共同度过的时光。这时，护士应尽量满足居丧者的要求，有时居丧者会因丧失亲人而产生愧疚感，并常常自责对逝者照顾不周，未尽到责任。护士应通过询问和引导，让居丧者将自责和内疚表达出来，帮助他们排除因悲伤而产生的非理性的、不符合现实的认识和想法。及时评估他们的需求，辅导与咨询的最终目标不是被依赖，而是调动居丧者自我疗愈的能力，与逝者进行一场真正的告别，可以怀念，但需面对和接受亲人离世的事实，正确处理各种情绪反应，重新投入新的生活。

15.4.9 如何对居丧者进行随访支持

作为表达悲痛的方式，葬礼和其他一些悼念仪式为居丧者提供了社会支持，这些形式帮助居丧者接受亲人死亡的事实，结束分离的痛苦感觉，开始尝试着融入新生活中。但对于一部分居丧者，在处理逝者后事的过程中，在家族成员的陪伴下，悲伤的情感还没有来得及表达，等到所有的事情都结束了，亲朋好友都离开后，这时候感受到分离的痛苦，睹物思人，感到绝望，生活一片空白，没有意义。有的家属试图回避，拼命工作，或借酒消愁、吃药排遣时间，减轻悲伤。在这一过程中，社会支持自始至终都是重要的力量。医护人员应鼓励居丧者参加各种社会活动，通过与朋友、同事一起看电影、听音乐、聊天等，抒发内心的情感，获得心理的抚

慰，尽早从悲伤中解脱出来，把感情投入到另一种关系中，逐步与他人建立新的人际关系，当居丧的个体重新投入到新生活时，需要自信也需要他人的鼓励和支持。医护人员、社工及志愿者可以通过不同的形式对居丧者进行悲伤辅导。一次重大丧失的第一个周年纪念日一般是从悲痛中恢复过来的时机，这时他人的支持非常重要。因此，在逝者一个月、一周年时打电话或者发短信对居丧者进行随访和慰问是必要的。在我国哀伤辅导主要有以下几种形式：个体辅导、在线支持、家庭哀悼、团体哀悼等。

15.4.10　如何帮助失去父母的孩子应对失落

对于儿童，所有死亡事件中影响最大的是应是父母的去世。父母的去世意味着儿童将无人抚养，从而失去安全感和爱，失去了原先可以依靠的情感和支柱。失去父亲或母亲的儿童一般会建立起一套记忆、情感和行为模式，重构已故父母的形象。这一过程包括建立一种和已故父母之间联系的内在表达，而这种联系随着儿童的成长和成熟，以及悲伤程度的减弱而改变，随着时间的流逝，儿童可能重新认识失落的含义。失去已是事实，但儿童应对失落的过程是动态变化的。无意识作画和其他形式的艺术疗法是治疗年幼儿童情绪创伤很好的方法，它们能帮助儿童探索和表达隐藏不露却一直在困扰他们的情感。居丧儿童的艺术作品可以为其提供一个安全的、注意力集中的环境，这种环境使他们能够表达自己的情感，从而有助于他们摆脱悲痛、治愈创伤。

15.4.11　如何对失去子女的老年人进行居丧支持

失去子女的老年人的居丧期支持尤为重要。唯一孩子的离世所引起的亲子关系的丧失可能会变成"永远的居丧"。对于年迈的父母来讲，他们不仅失去了成年的子女，也失去了他们生活的照料者和精神慰藉的源泉，这种丧亲在情感上和经济上给居丧者带来沉重的压力和痛苦。在国外成立有各种各样的援助团体，为正在身患重病的子女和失去子女的父母提供信息和帮助。在我国，主要是亲友帮助居丧的父母，包括通过陪伴、聆听、寄吊唁卡或信等方法，也有丧亲的父母们聚在一起，有着相似的经历，谈论各自的丧亲之痛，彼此提供抚慰和支持。每个人与他们孩子之间的联系方式都是不同的，居丧者不可能按照剧本用某种"正确的方式"来表达悲痛，因此，应以多种方式从多个方面为居丧者提供社会支持和帮助。

第 16 篇　临床试验

16.1 临床试验的意义

16.1.1 什么是新药临床试验

临床试验（clinical trial）指任何在人体（患者或健康志愿者）进行药物的系统性研究，以证实或揭示试验药物的作用、不良反应及试验药物的吸收、分布、代谢和排泄，目的是确定试验药物的疗效与安全性。临床试验一般分为Ⅰ、Ⅱ、Ⅲ、Ⅳ期临床试验。

1. Ⅰ期临床试验：初步的临床药理学及人体安全性评价试验。研究人体对新药的反应和耐受性，探索安全、有效的剂量，提出合理的给药方案和注意事项，为Ⅱ期临床试验的给药方案提供依据，并对药物在体内的吸收、分布、代谢、排泄等药物动力学进行研究。

2. Ⅱ期临床试验：为治疗作用初步评价阶段。其目的是初步评价药物对目标适应证患者的治疗作用和安全性，也包括为Ⅲ期临床试验研究设计和给药剂量方案的确定提供依据。此阶段的研究设计可以根据具体的研究目的，采用多种形式，包括随机盲法对照临床试验。

3. Ⅲ期临床试验：治疗作用确证阶段。其目的是进一步验证药物对目标适应证患者的治疗作用和安全性，评价利益与风险关系，最终为药物注册申请获得批准提供充分的依据。试验一般应为具有足够样本量的随机盲法对照试验。

4. Ⅳ期临床试验：新药上市后由申请人进行的应用研究阶段。其目的是考察在广泛使用条件下的药物的疗效和不良反应，评价在普通或者特殊人群中使用的利益与风险关系以及改进给药剂量等。

16.1.2 开展新药临床试验的流程包括哪些方面

1. 临床试验启动前　进行试验的各项准备工作，包括：获得国家药品监督管理局（National Medical Products Administration，NMPA）临床试验批件、伦理委员会的批准、人类遗传办批准、国家药物临床试验机构的立项批准、召开研究者会、制定试验计划及标准操作规程、签订临床试验合同、物资和药物准备到位等。

2. 临床试验启动阶段　召开启动会，对方案进行培训，临床试验正式启动，可以开始入组受试者。做好临床试验中心人员的分工和授权，熟悉各自的职责。

3. 临床试验进行中　受试者的招募和管理、试验药物的管理、原始资料和受试者资料的管理、临床试验质量控制、不良事件的管理。

4. 临床试验总结阶段　回收病例报告表（Case Report Form，CRF）、药物的回收和销毁、数据清理和锁定数据库、统计分析、召开临床试验总结会、撰写临床试验总结报告、与药物临床试验机构结清相关临床试验费用、临床试验资料存档。

16.1.3　肿瘤患者参加临床试验有哪些受益

1. 争取到一种新的治疗手段　临床试验所开展的治疗往往是一种新的治疗策略，可能比现有治疗的疗效更好或者副作用更低，新药的使用常常给肿瘤患者带来新的希望。

2. 节约一定的医疗费用　大部分临床试验中受试者使用的药物是完全或部分免费，有些临床试验还可以对检查费用进行适当的减免，一定程度上减轻了受试者沉重的医疗负担。

3. 获得最佳的医疗服务　严格的临床试验要求有相对固定的专业医生对受试者进行诊治，这种诊治要求严格遵循医疗规范和临床试验方案，要求医生严密监测和长期随访受试者的病情变化，从而获得最佳医疗服务。

4. 受试者权益得到合法保护　按照国家相关法律法规的规定，正规的临床试验必须经过国家药品监督管理总局的审核并且获得批准，整个研究过程应当有专门的伦理委员会进行监督，任何的风险会被事先告知，受试者有权利随时退出临床试验，如发生与试验药物相关的身体损伤可获得适当的赔偿，这些都确保了受试者的合法权益受到保护。

16.1.4　肿瘤患者参加临床试验有哪些风险

1. 达不到预期的治疗效果　尽管使用的新药经过临床前的各种动物实验或者前期的临床试验发现有一定的疗效，但由于种属差异、人种差异、个体差异或者肿瘤的异质性，新药并不一定对所有受试者都达到预期的治疗效果。

2. 发生一些副作用　正如任何一种药物都有可能有一定的副作用一样，使用临床试验的新药也可能出现一些副作用，而且有些副作用是未知的，有些是轻度的，有些可能是严重的。但是每一项严格的临床试验都要求主管医生对受试者严密监测，做好周密的准备，积极处理任何可能发生的副作用。

16.1.5　临床试验与临床常规治疗有哪些联系和区别

1. 联系　临床试验的开展源于常规治疗无效、疗效较差或副反应较重，不能够满足临床患者的治疗需求，从而促进了新药的研发或新的治疗方案的开发；临床试验的最终目的是获得普遍化的知识，使未来的患者获益，使新药或新的治疗方案成为临床常规治疗。同时，临床试验与临床常规治疗都要遵循生命伦理学的四大原则，即尊重、有利、不伤害、公正原则。

2. 区别

（1）目的不同：临床治疗的目的是为个体患者提供最佳治疗，促进患者健康。而临床试验的根本目的则在于通过人体试验，获得可普遍化的知识，以便未来患者从中获益。

（2）方法不同：临床常规治疗的基本方法是个体化治疗，针对个体的综合症状，使用常规治疗方法和伴随药物，并根据患者的病情变化对治疗方法加以调整改变。而临床试验需要按照严格的科学方案设计来进行，除非超过了设计方案规定的界限，一般不能根据受试者的病情变化而改变；同样为了保证研究的科学性，减少人为的偏倚，研究还要采取随机、对照、双盲等方法，而且严格限制剂量的改变和伴随药物的使用。

（3）风险的正当性不同：临床常规治疗的风险是患者以自身获得健康为目的的；而临床试验中受试者承担的风险不确定，其正当性并不是因为受试者从中直接获益，而是和未来患者以及社会的受益相平衡的结果，而这种平衡有时显然更加难以把握。

（4）遵循的伦理原则侧重不同：临床常规治疗强调治疗上的有利原则和不伤害原则，其主要含义是任何治疗行为一定要以个体患者的健康利益为最终目的。而临床试验在遵循不伤害原则基础上，更为强调尊重人的自主性原则，注重自愿的知情同意。

16.1.6　临床试验中随机、双盲、安慰剂、对照的概念及意义是什么

1. 随机是指将病例分配进入试验组或对照组不以人们的意志为转移，

完全按照随机编排的序号入组。其目的是为排除分配误差，使病例或试验对象均匀分配到各试验组。

2. 盲法试验分为单盲试验、双盲试验和双盲、双模拟试验。单盲试验是指医护人员不设盲，受试者设盲，即试验药与对照药外观虽有区别但受试者不知哪种为试验药哪种为对照药；双盲试验即受试者及医护人员均设盲，前提是申办单位能够提供外观与气味等均无区别的 A 或 B 两种药，医护人员与受试者均不知 A 或 B 哪个是试验药或对照药；双盲、双模拟法用于 A 或 B 两种药的外观或气味或者其他性状有不同又无法改变时，可制备两种安慰剂，外观和气味等性状分别与 A 或 B 相同，分组服药时，服 A 药组加服 B 药安慰剂，服 B 药组加服 A 药安慰剂，则两组均分别服用一种药和另一种药的安慰剂，外观与气味均无不同。

3. 安慰剂是一种模拟药物，其物理特性如外观、大小、颜色、剂型、重量、味道和气味都要尽可能与试验药物相同，但不能含有试验药的有效成分（如含乳糖或淀粉的片剂或 0.9% 氯化钠注射液注射剂）。安慰剂一是可以稳定受试者的情绪，二是进行药物试验时，对受试者和医生双盲使用安慰剂，可以排除心理作用对药物客观效果评价的影响，从而真正评判药物对受试者的效果。

4. 对照一个对照试验分为试验组和对照组，试验组是接受试验药物的受试者；对照组也称控制组，是接受对照药物（通常是常规治疗药物）或者安慰剂的受试者。目的是保证除试验药物以外的因素都保持一致，减少人为的偏倚。对照通常是和随机伴随的，即随机对照试验。

16.2 伦理原则

16.2.1 患者可以从知情同意过程或者知情同意书中获知哪些信息

1. 本研究的研究背景 试验药物在国内、国外的研究进展及临床使用情况。

2. 研究目的和过程 包括目的、预期参加人数、过程与期限、随访、检查、分组等。

3. 受试者应该履行的责任。

4. 参加研究的风险与不适。

5. 参加研究的受益。

6. 替代治疗　除了参加本研究或如果不参加此研究，患者还有哪些可选的其他医疗方案。

7. 参加研究的相关费用　与研究相关的药物或检查哪些免费，哪些需要受试者承担。

8. 补偿　参加试验是否获得补偿及数额。

9. 赔偿　在参加该项临床研究期间，如果出现任何与本研究有关的损害或发生严重不良事件时，可以获得免费治疗和（或）根据中国法律获得相应的赔偿。

10. 拒绝参加或者退出研究的权利。

11. 隐私及保密问题　在研究期间，患者的姓名、性别等个人资料将用代号或数字代替，并予以严格的保密，只有相关的医生知道患者的资料，患者的隐私权会得到很好的保护。研究结果可能会在杂志上发表，但不会泄露患者个人的任何资料。如果患者同意参加本项研究，患者所有的医疗资料都将被发起此研究的研发单位的有关人员、相关权威机构查阅或被独立的伦理委员会查阅，以检查研究的操作是否恰当。

12. 研究中如何获得帮助　知情同意书中会留有研究医生及研究中心伦理委员会的办公电话，患者有任何疑问或试验过程中出现了不知如何处理的问题，可以通过电话联系相关人员获得帮助。

13. 应告知患者参加本项研究是完全自愿的。

16.2.2　临床试验中如何公平、公正地对待受试者

1. 知情同意书的语言及研究医生在进行知情同意时，语言应通俗易懂，便于患者理解。

2. 回答受试者有关知情同意或临床试验的有关问题时，应依据试验方案客观解释，不能带有主观色彩。

3. 筛选受试者或者进行受试者随访时，应严格按照试验方案的入排标准或随访流程进行。

4. 对于产生不良事件及严重不良事件、伴随用药的受试者，应如实记录，并依据试验方案进行处理；如方案中没有描述的，研究者可与申办方沟通，根据常规治疗进行。

5. 受试者的补偿或赔偿应按照试验方案或知情同意书进行，按照相应

的流程及时发放。

6. 受试者遇到问题寻求帮助时，不能因为各种原因受到歧视或得到不平等的待遇。

7. 受试者的个人资料应给予保密。

8. 在试验任何阶段，受试者有退出的权利，且不会影响受试者的后续治疗。

16.2.3　临床试验中的保密原则是什么

1. 未经授权，不得泄露临床试验相关资料。

2. 对受试者的身份识别信息进行保密，在临床试验中受试者鉴别应当采用试验指定的受试者编码，而不是受试者的姓名、个人身份号码和（或）地址。在临床试验进行中及结束后，即便临床试验结果发表，受试者的身份识别信息仍然是需要保密的。

3. 受试者或其监护人在签署试验知情同意书后，就意味着授权了监查员、稽查员、机构审查委员会（IRB）／伦理委员会（IEC）和管理当局在不违反受试者的保密性、在适用法律与规定准许的程度下访问受试者的原始医学记录以查证临床试验程序和（或）数据。

4. 未经受试者及监护人允许不得把受试者入组临床试验的任何信息告知其他人，但出于对受试者的保护除外。例如受试者在看非研究医生门诊时可以告知医生受试者入组了临床试验及特殊用药情况。

5. 对于需要提交给申办方或者第三方的检查、检验报告需要隐去受试者的身份识别信息后方能上传或者提交。例如受试者的 CT／MRI 影像资料。

16.3　受试者的责任和义务

16.3.1　肿瘤患者参加临床试验的流程是什么

1. 肿瘤患者通过试验招募获知相应临床试验信息，到相应的医院进行就医咨询；或者患者在门诊就医过程中，医生经过初步判断认为患者可能适合筛选某项临床试验。

2. 门诊医生会根据患者的病情推荐到相应研究者或者临床研究护士处。

3. 负责相应临床试验的研究医生通过了解患者的病情及病史资料，初步判断是否有不适合参加临床试验的条件。如果没有则可以拿一份知情同意书给患者，并结合知情同意书向患者及其家属讲解临床试验的相关内容。

4. 患者和家属听完研究医生的讲解后，可以提出疑问由研究医生回答，也可以先仔细阅读临床试验知情同意书，将疑问一起找研究医生进行解答。

5. 如果患者及家属对于临床试验没有任何疑问，愿意参加，则需要跟研究医生一起签署知情同意书，签名字和日期。

6. 签完知情同意书后患者就可以进入临床试验的筛选流程。

7. 按照方案要求完成临床试验的筛选流程后，如果患者符合入组标准，不符合排除标准，则患者即可正式参加临床试验。如果筛选检查完成后患者不符合入组标准或者符合排除标准，则筛选失败，不能入组相应的临床试验。

16.3.2 受试者在临床试验中有哪些权利

1. 受试者享有知情权，有对临床试验相关的信息了解、理解并作出相关判断的权利。

2. 受试者享有自主决定权，是受试者在充分知情的条件下基于真实意愿而自主确定参加或者不参加临床试验的决定权。对于无行为能力、无法自己做出决定的受试者可由本人授权给监护人或者代理人决策。

3. 在试验过程中，试验实施程序或者关于药物有任何信息更新时，受试者有重新知情和重新自主决定是否继续参加临床试验的权利。

4. 在试验的任何阶段，受试者有随时退出临床试验而无须理由且不受歧视的权利。

5. 受试者在临床试验过程遭受与试验过程或者试验药物有关的伤害时有获得及时治疗或充分医疗照护的权利。

6. 受试者因奉献了身体、健康、精神和时间等而有权获得经济补偿或其他补偿，如交通、营养补偿等。当因临床试验受到损害时可以获得治疗费用的报销及相应的经济赔偿。

16.3.3 受试者参与临床试验过程中有哪些责任和义务

1. 如实提供个人信息和病史资料。

2. 入组临床试验后按照试验方案要求进行访视。如因特殊原因，不能按照要求进行访视，应及时告知研究医生/研究护士/临床试验协调员。

3. 严格按照医嘱使用试验用药物，并记录试验用药情况，如多服、漏服等。

4. 如实准确报告试验过程中出现的任何不良事件及使用的所有药物，无论与目前治疗的疾病或者使用的试验用药物有没有关系。具体不良事件是否与试验用药物有关由研究医生进行判断。

5. 如果临床试验用药物需要带回家使用，受试者有责任和义务按照研究者指示正确保管，并将使用后的空包装和未使用的药物连同包装一起还回医院，不得私自留存药物。

6. 受试者有尊重所有医务人员及其劳动的责任和义务。

16.3.4 受试者在临床过程中可能遇到哪些问题及解决方法

1. 受试者有获得充分知情的权利，在知情同意过程中有任何问题可以直接与研究医生沟通。

2. 受试者在临床试验过程中遇到治疗问题需要找负责相应临床试验的主要研究者或者研究医生进行咨询和解决。如果无法联系到主要研究者或者研究医生，则与相应项目的临床研究护士或者临床研究协调员联系，根据具体事宜预约或紧急联系研究医生，以保证受试者的安全。

3. 受试者在遇到随访问题时需找相应项目的临床研究护士或者临床研究协调员进行调整或者解决。临床研究护士或者临床研究协调员遇到无法回答或者解决的问题，会请示主要研究者或者研究医生。

4. 受试者在试验过程中遇到权益问题，先跟负责项目的主要研究者、研究医生或者研究护士沟通，如果得到的回答仍然不满意，可以与伦理委员会取得联系，以明确受试者在临床试验过程中的权益是否获得合理保护。

16.4 护士在临床试验中的作用

16.4.1 临床护士在临床试验中的角色和作用如何

1. 遵照医嘱正确留取标本。

2. 按照护理级别提供基础护理、病情观察、治疗处置、护理措施及康复指导等。

3. 遵照医嘱正确给药，熟悉临床试验药物给药注意事项，给药过程中密切监测，如有异常，及时通知主管医生。

4. 按照护理文件书写要求完成相应记录。

5. 与临床研究小组密切配合，保证临床试验顺利进行和患者安全。

16.4.2 研究护士在临床试验中的角色和作用如何

在临床试验过程中，研究护士与临床护士的角色有交叉，分工也各有不同。

1. 学习者 研究护士上岗前要学习药物临床试验质量管理规范（Good Clinical Practice，GCP），学习标准操作规程（Standard Operating Procedure，SOP）。参与试验中心启动前研究者会学习临床试验设计及疾病诊断、治疗等相关知识；同时对试验方案的可操作性、实施过程中可能出现的问题及如何规避提出专业见解。

2. 执行者 研究护士首先要严格执行药物临床试验质量管理规范和标准操作规程；其次是严格按照试验方案进行操作和管理。如若试验方案有新的修改，需经过伦理委员会审批后，才能依照执行。

3. 教育者 临床实验过程中，研究护士要对受试者及家属说明试验的目的、过程、疗程与各项检查的配合注意事项、受试者的收益和可能发生的风险与不便，使受试者及家属对药物临床试验有一定的认识，能够在临床试验过程中给予较好的配合。同时，研究护士需要对临床护士进行临床试验及新药相关知识培训，以保证治疗、护理过程符合法规及方案要求。此外，还需要对临床研究协调员进行培训。

4. 管理者 研究护士需要对药物、受试者、设备、文件、财务和人员进行管理；保证药物取用、配制、给药及回收准确无误；保证受试者权益和安全；保证设备处于完好备用状态；保证文件完整并得到及时更新等。

5. 资料收集者 研究护士需要收集所有的检验报告、检查报告、生活质量问卷或疼痛问卷、服药日记、疗效评价表、医嘱单或输液单、外院诊断或治疗的病历复印件等。

6. 数据录入员 按照试验的分工及授权及时、准确地将数据录入病例报告表（Case Report Form，CRF）。

7. 协调者 在临床试验过程中，首先协调国家药物临床试验机构、伦理委员会、主要研究者和申办方各方的关系，从而顺利完成临床试验的审批、启动工作。试验启动后，为了完成各项随访工作，需要进一步协调医院相关科室的工作，包括病理科、检验科、影像科、财务、住院处和急诊等；同时要协调受试者和主要研究者、研究医生、主管医生以及临床护士等的关系。

16.4.3 双盲临床试验中"盲法护士"和"非盲护士"的分工及如何保持盲法

1. 由于部分临床试验中试验药物与对照药物无法从性状上做得完全一模一样，但是又要避免研究者的主观因素引起偏倚，故研究者中需要有"盲法团队"和"非盲团队"两班人马。由于用药主要涉及药师和护士，所以这样的临床试验中需要配备"盲法护士"和"非盲护士"。

2. "非盲护士"主要负责药物的管理，职责包括按照试验要求对受试者进行随机分担，持研究医生开立的专用处方（随机结果对研究医生也是保密的，处方中写为 XXX 药/安慰剂）及随机结果至中心药房与药师核对取药。取药后回病房，在无其他人员在场符合配液要求的环境下进项药物配置，做好取药、配药记录，将配好的药物交给盲法护士给受试者输注。所有随机结果及药物管理文件（除药物输注记录外）均存放于独立的文件柜中，不得与其他文件放在一起，避免破盲。"非盲护士"不得参与其他可以接触到受试者或者家属的临床试验操作中（例如生命体征的测量、采血等），避免破盲，也不得将相关的信息透漏给其他盲法人员，包括主要研究者和研究医生。"盲法护士"主要负责除了药物管理以外其他所有临床试验相关的事务。

第 **17** 篇　护士的压力管理

17.1 在护理工作中，常见的工作压力表现形式有哪些

护士承受的压力主要表现为：紧张、哀伤、抑郁、职业倦怠、同情疲劳等。

17.2 护士工作压力的常见原因是什么

1. 护理工作负荷重、班次不固定，让护士感到工作方面的压力。
2. 患者病情复杂、护理知识和技能不断更新，让护士感到学习方面的压力。
3. 护士社会地位低下，发展前景不明，薪酬待遇不高，让护士感到生存方面的压力。
4. 医患关系紧张、患者维权意识增强，让护士感到安全方面的压力。
5. 肿瘤科护士，在工作中需同时兼任照顾者、教育者、研究者、心理咨询师等多重角色，面对患者及家属的各类需求，包括生理、心理、社会、家庭、情感、情绪等多个方面，护士很容易对自身角色的界定产生模糊感，进而出现角色冲突。

17.3 工作压力管理不良会产生哪些后果

适当的压力刺激，能够提高护士的工作积极性和工作效率，但是如果工作压力管理不良，导致工作压力过重，会影响护士的生理及心理健康，对护士的日常工作及生活产生消极影响，降低护士的工作能力和效率，严重时可能会使护士自伤、自杀甚至伤害他人的危险性增高。

护士的哀伤情绪如果得不到疏解，将严重影响工作，甚至会影响护士的生理及心理健康。长期处于抑郁状态会给人们的日常工作和学习带来消极影响甚至导致心理障碍的发生，严重影响个体的心身健康、工作能力、躯体活动和社会交往。最重要的是，抑郁障碍者的自杀、自伤甚至伤害他人的危险性增高。

17.4 如何辨别自己是否处在最佳工作状态

17.4.1 发生了职业倦怠的信号有哪些

1. 身心精力枯竭。

2. 照顾患者的工作效率下降。

3. 与家人、同事、朋友的联系减少。

4. 因患者或其家属的事而失眠。

5. 质疑自己的工作能力。

6. 感受不到自己的工作价值。

7. 对工作量、工作压力、工作时间感到不堪重负。

8. 感觉得不到上级、同事及组织的重视和支持。

9. 情绪变得不稳定、易怒。

10. 对工作感到恐惧。

17.4.2　发生同情疲劳的早期信号是什么

1. 对于患者的痛苦感同身受。

2. 遗忘与患者沟通的重要环节或干预措施。

3. 与工作相关的一些负性情绪、想法或梦境开始影响你的生活、社会交往甚至睡眠。

4. 拒绝参加一些能够让你想起曾经照顾过的某位患者的活动。

5. 提封闭式问题，不断换话题，或回答患者的问题公式化，回避一些痛苦的话题。

6. 把工作角色带回家，因工作压力导致生活的乐趣明显减少。

7. 把精力过分倾注于某些复杂的患者身上。

8. 感到压抑，想退缩。

17.5　肿瘤科护士如何进行压力调整

请牢记：如果在个人生活中遇到挫折或不幸，可向他人求助；照顾终末期患者，能使我们收获很多；学会珍视脆弱而又神秘的生命过程；可以与他人进行更深层次的沟通；积极发现生活的目标和意义；以一种健康的、平衡的方式生活；相信通过努力，每个人都可以在各种经历中获得灵性的成长。